高等院校早期教育（0—3岁）专业系列教材
中国学前教育研究会教师发展专业委员会组织编写

婴幼儿保健

主编　欧萍　刘光华

上海科技教育出版社

图书在版编目(CIP)数据

婴幼儿保健/欧萍，刘光华主编.—上海：上海科技教育出版社，2017.10（2020.6重印）

高等院校早期教育（0—3岁）专业系列教材

ISBN 978-7-5428-6568-7

Ⅰ.①婴… Ⅱ.①欧… ②刘… Ⅲ.①婴幼儿—保健—高等学校—教材 Ⅳ.①R174

中国版本图书馆CIP数据核字（2017）第156630号

责任编辑 师宇楠 陈雅璐
封面设计 符 劼

婴幼儿保健
欧 萍 刘光华 主编

出版发行 上海科技教育出版社有限公司
（上海市柳州路218号 邮政编码200235）
网　　址 www.sste.com www.ewen.co
经　　销 各地新华书店
印　　刷 常熟华顺印刷有限公司
开　　本 787×1092 1/16
印　　张 17
版　　次 2017年10月第1版
印　　次 2020年6月第2次印刷
书　　号 ISBN 978-7-5428-6568-7/G·3756
定　　价 58.00元

总　序

0—3 岁是人生的开端，是个体发展的起点，是教育的启蒙和最基础阶段。心理学、脑科学等研究表明，0—3 岁是大脑、语言、精细动作等发育最快、可塑性最强的关键期，遵循 0—3 岁婴幼儿身心发展的特点与规律，为婴幼儿提供适宜的发展与教育条件，才能起到事半功倍的效果。重视 0—3 岁儿童的早期发展与教育已逐渐成为世界学前教育发展的重要趋势。21 世纪初，我国政府开始加大对早期教育的关注程度和投入力度。《中国儿童发展纲要（2001—2010 年）》对 2001 年到 2010 年的 0—3 岁婴幼儿教育发展提出了目标和策略措施。2003 年，教育部等部委颁布的《关于幼儿教育改革与发展的指导意见》明确提出要“全面提高 0—6 岁儿童家长及看护人员的科学育儿能力”。《国家中长期教育改革和发展规划纲要（2010—2020 年）》在学前教育发展任务中也强调提出要“重视 0—3 岁婴幼儿教育”。

我国第六次人口普查数据显示，0—3 岁人口约 7 000 万。同时，二孩人口生育政策的实施，势必会带来未来几年内新生人口的增长，必然会带来社会、经济和教育等各个层面的影响；人们对 0—3 岁婴幼儿早期教育重要性的重视程度越来越高，无疑也会给 0—3 岁婴幼儿早期教育的发展提出新的要求。科学、健康的早期教育需要高素质、专业的早教教师队伍。截至 2017 年，教育部已批准 54 所高专、高职院校开办早期教育专业。如何加快推进 0—3 岁早期教育专业建设，规范 0—3 岁早期教育专业课程与教材建设，尽快培养和培训一批专业化程度较高的 0—3 岁早教教师队伍，从而引领科学和高质量的婴幼儿早期教育，是一个亟待研究解决的现实问题。

针对这一现实需求，中国学前教育研究会教师发展专业委员会组建了早教教师委员会，于 2015 年、2016 年分别召开了早期教育专业建设研讨会、早期教育课程与教材建设工作推进会，积极组织全国有关领域的专家学者，已经开设和准备开设早期教育专业的高专、高职院校相关负责人深入研究制定早期教育专业人才培养方案，并组织华东师范大学、北京师范大学、广州大学、天津师范大学、哈尔滨幼儿师范高等专科学校、福建幼儿师范高等专科学校、贵阳幼儿师范高等专科学校、国家卫健委（原国家卫计委）等有关院校和政府部门的专业人员组成了早期教育专业课程与教材建设专家委员会，组建了由部分幼高专、卫生、保健等专业人员组成的早期教育专业课程建设与教材编写委员会领导小组，围绕 0—3 岁早期教育专业的核心课程建设，精心组织研究编写了这套 0—3 岁早教系列教材，由上海科技教育出版社出版。相信这套教材的编写与出版，不仅可以为已经开设、准备开设和拟加强早期教育专业建设的有关培养院校与机构提供 0—3 岁早期教育专业课程建设的试用、使用和实验参考，也能成为在幼儿园、早教机构、社区早教基地等相关机构从事早期教育、早期保育护理工作、早期家庭教育指导、早教管理与科研的教育者和工作者的参考用书。同时，也期望使用本教材的院校、培养培训单位和教育工作者能够根据实践，不断补充、修改和完善，共同推进0—3岁早期教育专业的课程与教材建设。

中国学前教育研究会教师发展专业委员会

洪秀敏

2017年7月于北京师范大学

前　言

世界卫生组织（WHO）关于健康的定义（1996 年）：“健康不仅仅是没有疾病或不虚弱，而是身体、心理和社会适应的完好状态。”生物遗传、环境、行为与生活方式、医疗卫生服务等因素都会对健康产生影响。儿童健康的 3 要素包含：没有疾病和伤残，良好的状态和素质，以及发育潜力的充分发展。儿童是祖国的希望。儿童的健康关系到一个国家和民族的未来。自 20 世纪 90 年代以来，国际社会普遍关注妇女儿童健康问题，并将其列为优先领域。我国颁布了《母婴保健法实施办法》，其立法宗旨是保障母亲和婴儿健康，提高出生人口素质；先后出台了《新生儿疾病筛查管理办法》《托儿所、幼儿园卫生保健管理办法》等规章和儿童保健技术规范等文件，广大儿科医务人员及儿童保健工作者以维护儿童健康权益为己任，不断改善和加强儿童医疗保健工作，使儿童各项健康指标得到持续改善。2011 年，国务院颁布了《中国儿童发展纲要（2010—2020 年）》，从儿童健康、教育、福利、法律保护等 4 个领域提出了儿童发展的主要目标和策略措施，指出促进儿童发展，对于全面提高中华民族素质，建设人力资源强国具有重要战略意义。这是指导和推动我国儿童保健工作的行动纲领。

“多哈理论”和“生命 1000 天”的多项研究表明，0—3 岁是人的一生中体格发育速度最快的时期，也是人类大脑发育最快的时期，对他们今后智力、性格、社会行为的形成有着重大影响，甚至影响其一生的健康和幸福。因此，儿童早期发展受到全球各界的广泛关注。2001 年联合国儿童基金会（UNICEF）与中国教育部共同启动“儿童早期养育和发展”合作项目，在促进我国儿童早期发展的事业中取得了显著成就。随着项目的不断进展和深入，进一步提出“儿童早期发展”的理念，即因地制宜创造适宜的环境，开展科学的综合性干预活动，从孕期与产后保健、卫生、营养、护理、智力开发、疾病防治、父母科学育儿能力、环境与教育等方面进行全面、系统的监测、指导和干预，促进胎儿与婴幼儿健康成长，使其达到体格、心理、认知、情感和社会适应性的健康完美状态。可以归纳为 3 个方面：体格、心理行为和社会能力的发育（Physical, Mental and Social Development），称之为儿童早期发展的 PMS 策略。

儿童保健学是预防医学和临床儿科学在新的生物—心理—社会医学模式下整合的新学科，具体涉及发育儿科学、预防儿科学、社会儿科学、临床儿科学等多学科知识，其任务是研究胎儿至青春期儿童生长发育规律、营养、疾病防治与康复、健康管理、环境健康、卫生信息管理等内容，关注儿童的整体发展，达到保证和促进儿童身心健康的目的。

婴儿是特指出生到不满 1 周岁的儿童。该年龄段是生长发育处于最快的时期，所需的热量和蛋白质均较成人更高，易发生营养不良和发育落后；自身免疫系统不成熟，抗感染能力较弱，易患各种感染性和传染性疾病；消化吸收功能尚未完善，易发生消化不良和营养紊乱。幼儿是指1周岁到不满3周岁的儿童。该年龄段神经精神系统发育迅速，语言、动作、思维和社会交往能力明显发展，然而对危险的识别和自我保护能力不足，意外事故多发。因此，婴幼儿期的保健内容各有侧重。婴儿期以均衡膳食合理喂养、定期健康检查与发育筛查、预防接种与常见病多发病预防等为重点；幼儿期在上述基础上，更关注儿童运动、语言、认知、情绪和社会能力的开发、预防意外伤害与传染病。

为顺应时代发展和社会需求，从事0—3岁儿童早期教育专业人员的培养已迫在眉睫，亟需相应教材。本书为早期教育专业核心课程系列教材之一，适用于0—3岁婴幼儿早期教育专业，也可用于育婴员、婴幼儿家长及基层儿童保健、医疗及护理工作者。

本书将从婴幼儿各器官系统解剖生理特点、体格生长发育与测量评价、婴幼儿生活照料、用品与环境清洁卫生、五官异常问题及处理、常见症状的鉴别与处理、意外伤害的防护与处理、高危儿童识别与照料等8个章节分别阐述婴幼儿保健特点与注意事项。因教材编写和教学考虑，有关婴幼儿营养与喂养、神经心理发育与促进、保健管理等部分内容将在本系列其他教材中另作阐述。

本书的出版得到福建省妇幼保健院福建医科大学附属医院、福建幼儿师范高等专科学校和宜春幼儿师范高等专科学校的大力支持，多位长期奋斗在儿童保健、医疗、护理与幼儿教育事业并卓有成就的专家、学者共同参与，付出辛勤的努力。本书由福建省妇幼保健院福建医科大学附属医院欧萍主任和刘光华主任主编，宜春幼儿师范高等专科学校高应东教授、福建省妇幼保健院福建医科大学附属医院徐玉英副主任护师为副主编，福建幼儿师范高等专科学校的王笑梅，福建省妇幼保健院福建医科大学附属医院的熊丽春、刘云亮、何辉、刘桂华、李国凯、卢国斌和钱沁芳参与编写。其中王笑梅老师负责第一章、第二章内容的编写，熊丽春、刘云亮和何辉负责第一章、第五章内容的编写，刘桂华和徐玉英负责第三章、第四章内容的编写，刘光华和李国凯负责第六章内容的编写，卢国斌负责第七章内容的编写，钱沁芳和欧萍负责第八章内容的编写。同时，本书也得到了编辑部编审专家的悉心指导，在此一并致以崇高的谢意。

由于时间仓促，书中疏漏之处在所难免，恳请读者批评指正，以便再版时补充完善。

欧　萍

2017年7月于福建省妇幼保健院福建医科大学附属医院

目录

第一章　婴幼儿各器官系统解剖生理特点

学习目标

1. 知识目标

（1）掌握人体的分部及人体各系统的组成，主要器官的位置、形态、结构特点及毗邻关系。

（2）掌握常用的骨性及肌性标志以及重要器官的体表投影。

（3）掌握婴幼儿身体各系统的生理特点及相关保育要点。

（4）熟悉主要器官的结构与功能关系。

2. 能力目标

（1）能够指出重要的体表标志，确定重要脏器的体表投影。

（2）能够结合人体解剖学知识，初步解释具体的生理现象。

第一节　运动系统

运动系统由骨骼、骨连接和骨骼肌组成。

一、骨骼

骨是具有生命的器官，主要由骨组织构成，质地坚硬而富有弹性。全身各块骨头都具备一定的形态和结构，内含丰富的血管、神经及淋巴管，故每一块活体骨组织具备自我修复、再生和改建的能力，另有造血和贮存钙、磷的功能。

（一）骨的分类

成人共有 206 块骨头（图 1-1），约占体重的 20%。按骨的位置可分为颅骨、躯干骨和四肢骨。按骨的形态可分为长骨、短骨、扁骨，以及不规则骨，此外，还有一种大小不一、呈豆状的籽骨，主要存在于手、足和膝部肌腱内，既有改变力的方向的作用，也可减少肌腱的摩擦。

（二）骨头的构造

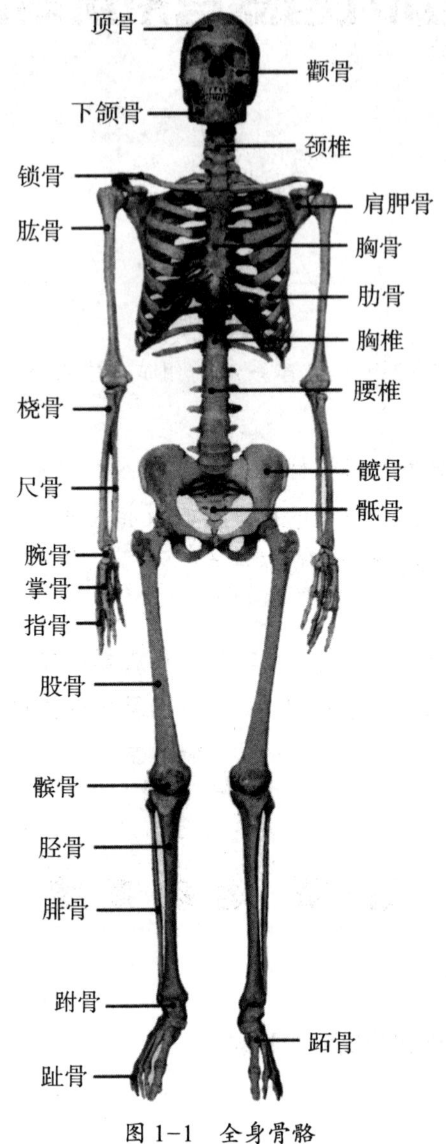

图 1–1　全身骨骼

骨由骨膜、骨质、骨髓，以及神经、血管等构成（图 1–2）。

1. 骨膜

骨膜是一层被覆于骨内、外表面（关节面除外）的致密结缔组织膜，分为骨内膜和骨外膜。骨膜含有丰富的血管、淋巴管和神经，对骨具有营养、生长及修复的作用。骨外膜内层及骨内膜的成骨细胞在婴幼儿时期生长活跃，参与新骨的形成，使骨长粗。成年后，成骨细胞转入相对静止状态，维持分裂增生能力，一旦发生骨折，可帮助骨愈合。

2. 骨质

骨质是骨的主要成分，分为骨密质和骨松质两种。骨密质分布于骨的表层，抗压性强；骨松质主要分布于长骨的两端和短骨、扁骨及不规则骨的内部，呈海绵状。颅顶（盖）骨的

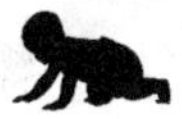

骨密质称为外板和内板，骨松质称为板障。

3. 骨髓

骨髓充填于长骨的髓腔和骨松质间隙，分为红骨髓和黄骨髓两种。胎儿和婴幼儿时期，全身骨内含有红骨髓，具有造血功能。一般5岁以后，原有红骨髓逐渐被脂肪组织代替，变成乳黄色的黄骨髓，并失去造血功能。当发生大量失血或严重贫血时，黄骨髓可逐渐转化为红骨髓，并恢复造血能力。

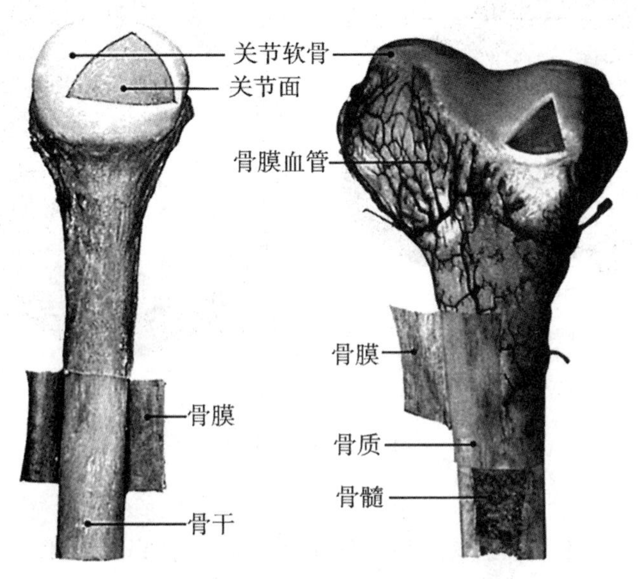

图 1-2　骨的构造

（三）骨的化学成分

骨由水、有机质和无机质组成。有机质构成骨的支架，使骨具有弹性和韧性；无机质主要是碱性磷酸钙，使骨坚硬挺实。构成骨的有机质和无机质的比例随年龄的增长而发生变化。成年人骨的有机质和无机质的比例约为3:7，骨具有较大的硬度和一定的弹性。幼儿时期，骨的有机质和无机质含量之比约为1:1，故弹性较大，柔软，易发生变形，在外力作用下不易骨折，或折而不断，称为青枝骨折。

（四）骨的发生和生长

骨发生于中胚层的间充质。骨的发育方式有两种，一种由间充质先形成膜化，再逐渐骨化，为膜化骨，如颅顶骨和面颅骨；另一种由间充质先形成软骨雏形，再由此改建成骨，为软骨化骨，如躯干骨和四肢长骨。

长骨的生长、成熟约需20年。所有初级骨化中心在胎儿时期形成，长骨干骺端次级骨化中心是出生后长骨增长的重要部位，随年龄增长按解剖部位和一定的顺序有规律地出现，次级骨化中心随年龄逐渐增大，直至骨骼成熟时整个软骨部分由骨组织替代，只剩下关节软骨，长骨即停止生长。

采用X线摄片可了解儿童次级骨化中心出现的年龄、数目、形态变化和融合时间，可推测骨龄，用于判断骨骼发育情况。

（五）人体骨骼的组成及其主要特征

根据所在部位的不同，人体骨骼分为颅骨、躯干骨和四肢骨。

1. 颅骨的特征

颅骨（29 块）除每侧的 3 块听小骨构成听骨链外，其余 23 块借骨连接相连成颅，颅骨分为脑颅和面颅两部分。

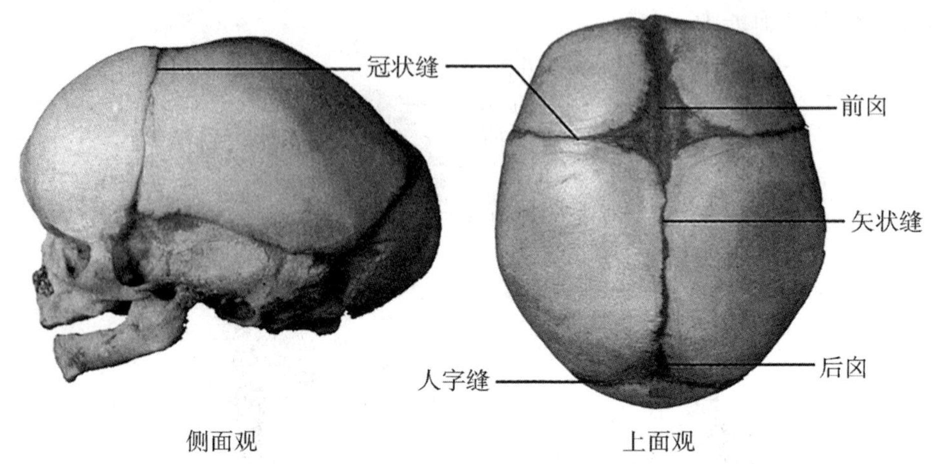

图 1-3　新生儿颅

（1）脑颅

脑颅有 8 块，围成颅腔，容纳脑。脑颅分颅顶和颅底两部分。颅顶各骨均为扁骨，各骨之间借结缔组织相连，称骨缝。颅底内面凹陷不平，有很多脑神经和血管穿行的孔、管和裂隙。

婴儿头颅骨由顶骨、颞骨、额骨、筛骨、蝶骨、枕骨构成，各骨间由较宽的、具有弹性的膜性纤维组织连接。新生儿颅骨之间较宽的间隙，称为颅囟。颅囟这一特征为产妇分娩胎儿提供结构支持，有利于新生儿顺利通过产道。

重要的颅囟有前囟和后囟（图 1-3）。前囟位于左右额骨与顶骨之间，呈菱形，一般出生后 1—2 年闭合，3 岁后闭合称为前囟闭合延迟。前囟检查很重要，如脑发育不良时，头围小、前囟小或闭合早；甲状腺功能低下时，前囟闭合延迟；颅内压增高时，前囟饱满；脱水时，前囟凹陷。后囟位于左右顶部和枕骨之间，呈三角形，一般出生后 3 个月左右即已闭合。

（2）面颅

面颅有 15 块，构成面部骨性支架，容纳视觉、嗅觉和味觉器官。由于人脑的高度发达和长期进食熟食使得咀嚼肌退化，面颅小于脑颅。面颅的眼眶呈锥体形，前宽后窄，容纳视觉器官。骨性鼻腔位于面颅中央，由鼻中隔分为左右两腔，眼眶内侧壁前方有泪囊窝，向下经鼻泪管与鼻腔相通。骨性口腔由上颌骨、腭骨和下颌骨组成，具有咀嚼、促进发音等作用。

胎儿和新生儿由于脑和感觉器官发育较早，而鼻旁窦和上、下颌骨尚未发育，眉弓和乳突不明显，故脑颅较面颅大。

2. 躯干骨的特征

躯干骨包括椎骨、肋骨、胸骨 3 部分，借骨连接构成脊柱和胸廓。

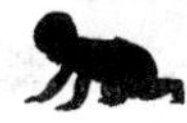

（1）脊柱

脊柱位于身体背部中央，由颈椎（7 块）、胸椎（12 块）、腰椎（5 块）、骶骨（1 块）和尾骨（1 块）构成（图 1–4）。成年后，骶骨由 5 块骶椎愈合形成，尾骨由 4—5 块尾椎愈合形成。

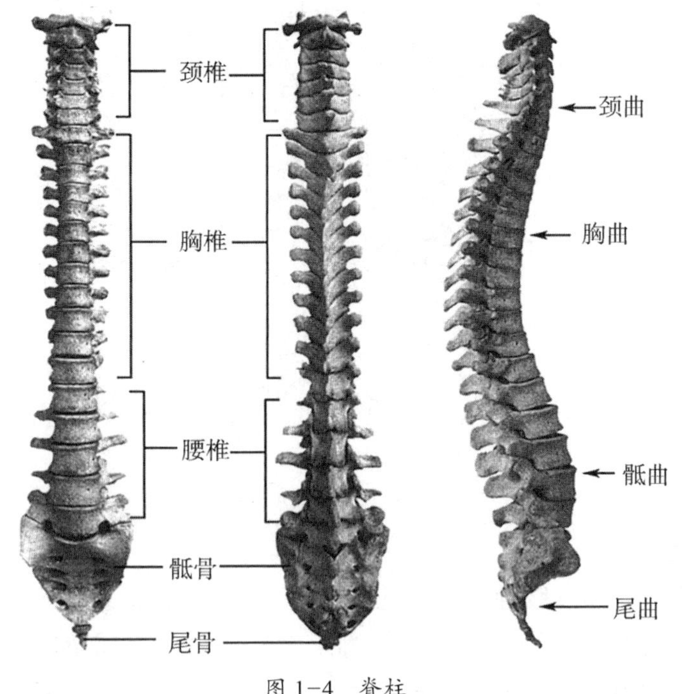

图 1–4 脊柱

脊柱是人体躯干的支架，具有支持、运动和保护功能，还参与构成胸腔、腹腔和盆腔。脊柱可做多种方向的运动，下颈部和下腰部的运动幅度较大，脊柱损伤也以这两个部位最为常见。

人体的脊柱从侧面看，有 4 个明显的生理弯曲，分别为颈曲、胸曲、腰曲和骶曲，其中颈曲和腰曲向前凸，胸曲和骶曲向后凸，这些生理弯曲加大了脊柱的弹性，增大了胸腔和盆腔的容积，对维持人体重心、减轻震荡、保护脑和腹腔内的脏器具有重要作用。

脊柱的增长反映脊椎骨的生长。婴儿出生后第 1 年脊柱生长快于四肢，以后四肢生长快于脊柱。

婴幼儿出生时脊柱几乎无弯曲，仅呈轻微后凸；3 个月左右抬头动作的出现使颈椎前凸，形成颈曲；6—7 个月能坐，胸椎后凸形成胸曲；12 个月左右开始行走，腰椎前凸，形成腰曲。婴幼儿时期颈曲、胸曲和腰曲尚未被固定，仰卧位时脊柱仍可伸平。脊柱生理弯曲的形成与直立姿势有关，生理性弯曲帮助脊柱吸收、缓冲运动过程中产生的压力，有利于身体平衡性和柔韧性的保持。儿童脊柱的生理性弯曲至 6—7 岁才为韧带所固定。注意儿童站、立、行姿势，选择适宜的桌椅，对保证儿童脊柱正常形态很重要。

（2）胸廓

胸廓呈上窄下宽、前后略扁的圆锥形，由胸椎（12 块）、胸骨（1 块）、肋骨（12 对）及其骨连接共同构成（图 1–5），具有支持和保护胸、腹腔内脏器，参与呼吸运动等功能。

婴幼儿胸廓较短，前后径较长，呈桶状，肋骨呈水平位，膈肌位置较高，故胸腔小而肺脏相对较大。由于婴幼儿呼吸肌发育较差，呼吸时，肺不能充分地扩张、通气和换气，易导致缺氧和二氧化碳潴留而出现发绀。

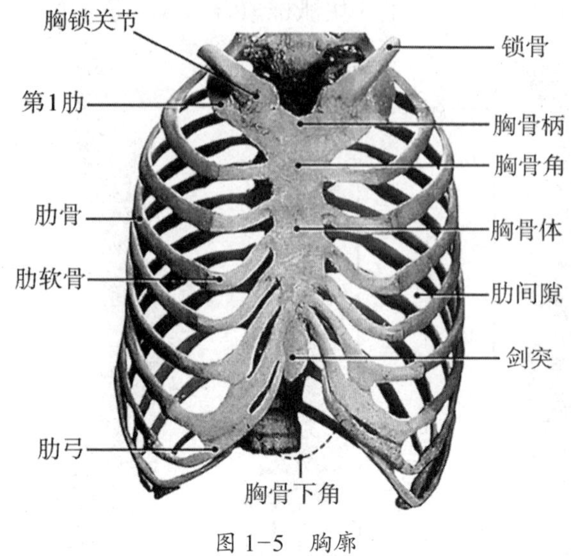

图 1-5 胸廓

（3）四肢骨

四肢骨包括上肢骨和下肢骨。人类进化过程中，由于学会直立行走，四肢的功能和形态结构也相应发生变化。上肢摆脱了支持功能，逐渐形成运动灵活的关节，骨渐细小；下肢起到人体移位、支持的作用，逐渐形成粗壮的骨。

1）上肢骨

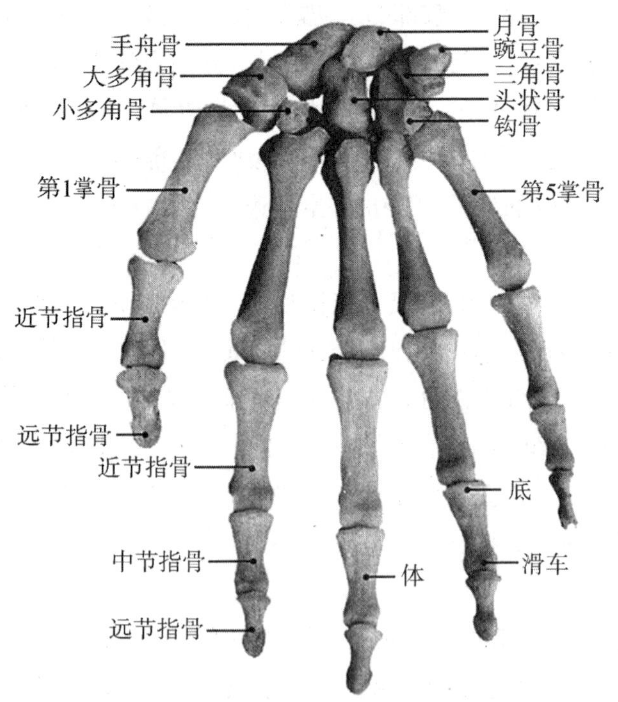

图 1-6 手骨（右侧）

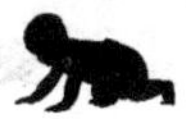

上肢骨可分为上肢带骨和自由上肢骨，包括锁骨、肩胛骨、肱骨、桡骨、尺骨、腕骨、掌骨和指骨，每侧 32 块，共 64 块。其中锁骨和肩胛骨称上肢带骨，其余称自由上肢骨。

通过儿童手腕部萌出的骨化中心数，可判断骨骼发育的成熟程度。婴儿出生时腕部尚无骨化中心，4—6 月龄婴儿腕部出现头状骨和钩骨，12 月龄出现桡骨远端的骨化中心，2—3 岁出现三角骨，4—5 岁出现月状骨、舟状骨和大、小多角骨，6—8 岁出现尺骨远端的骨化中心，9—10 岁时出现豆状骨（图 1-6）。也就是说，大约 10 岁，儿童全部腕骨的骨化方能完成，故儿童的腕部力量不足，不可拿重物，手的精细动作比较困难，不可长时间写字。

2）下肢骨

下肢骨分为下肢带骨和自由下肢骨，每侧 31 块，共 62 块。其中 1 块髋骨为下肢带骨，其余股骨、髌骨、胫骨、腓骨各 1 块，足骨 26 块（跗骨 7 块、跖骨 5 块、趾骨 14 块）为自由下肢骨。

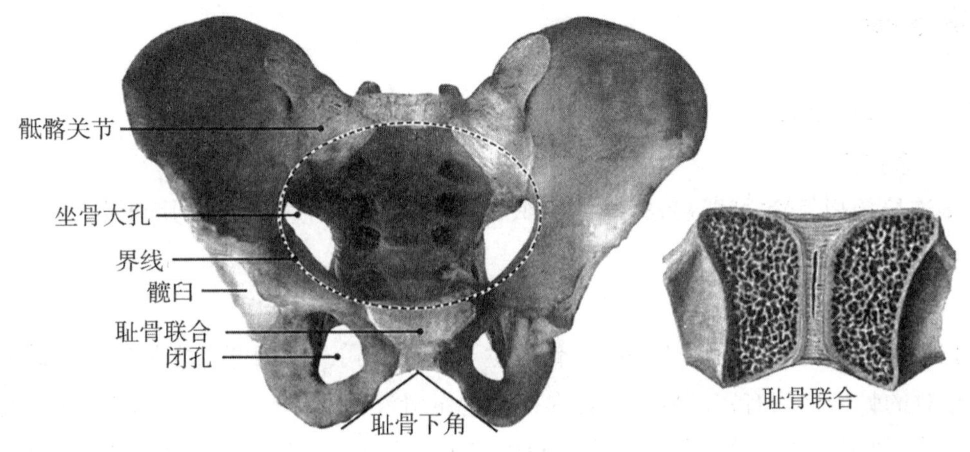

图 1-7　骨盆

两侧髋骨与骶骨、尾骨及其骨连接构成骨盆（图 1-7），骨盆容纳并保护盆腔内脏器，如直肠和泌尿生殖器官等。男性、女性骨盆在形态上具有较大差异，可作为性别区分的骨性标志。男性骨盆狭长，女性骨盆宽而短，女性骨盆的特点与分娩功能有关。

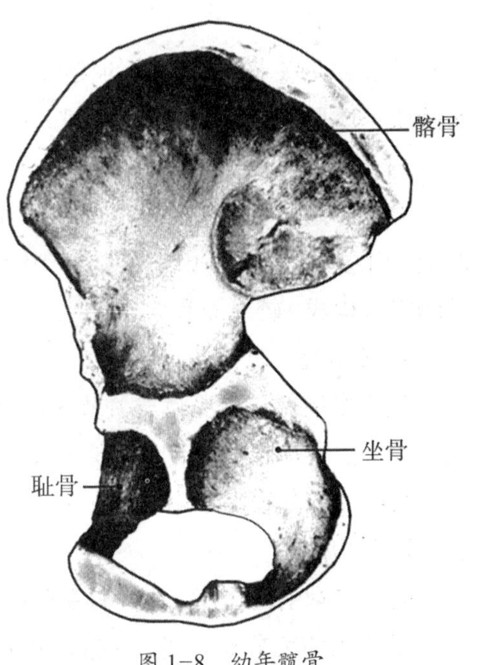

图 1-8　幼年髋骨

婴幼儿时期，构成骨盆的髋骨尚不是一块整体，由髂骨、坐骨和耻骨借软骨连结相连而成（图 1-8），软骨随年龄的增长逐渐骨化，16 岁左右 3 块骨方能骨化成为一块髋骨。在完成骨化前，髂骨、坐骨和耻骨间的连接尚不牢固，故儿童跑跳时须注意安全，避免从高处往硬质地面上跳，以防髋骨非正常愈合，进而使骨盆变形。尤其是女性儿童，更须注意，以免影响日后分娩。

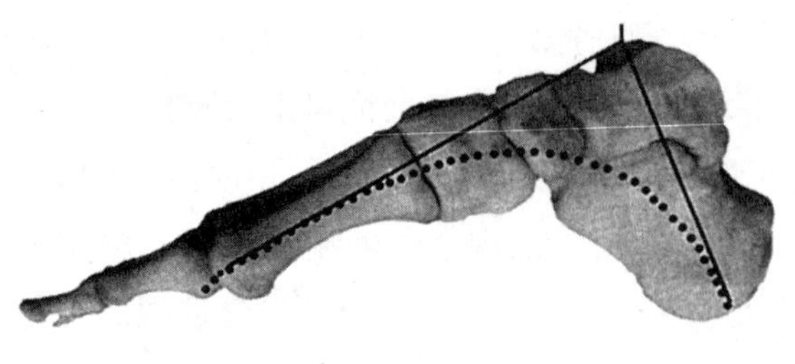

图 1–9　足弓

足骨借骨连接形成向上隆凸的弓形，称为足弓（图 1–9）。人在站立时，仅以跟骨和第 1、第 5 跖骨着地，使人体重量分散在与地面接触的 3 个点上，增加了站立的稳定性。足弓具有弹性，可缓冲运动时对身体和脑产生的震动，还可保护脚底的神经、血管免受压迫。

婴幼儿足骨、韧带及肌肉发育均不完善，故不可长期站立、行走，足底负重不可过多，若足弓长期超负荷，可塌陷形成扁平足。

二、骨连接

骨与骨之间的连接，称为骨连接，可分为直接连接和间接连接两大类。

（一）直接连接

直接连接是相邻骨之间借致密结缔组织、软骨或骨组织直接相连，其间没有腔隙，活动性小或不能活动。

（二）间接连接

间接连接又称关节，是人体大部分骨的主要连接形式。由相邻骨之间借膜性结缔组织相连，相对的骨面之间有密闭腔隙，腔内存在少量滑液，具有润滑、营养关节软骨的作用，活动性较大，如肩关节、髋关节等均属于间接连接。每个关节包括关节面、关节囊和关节腔 3 部分。

1. 关节面

关节面是关节内相邻骨的接触面，其表面覆盖一层富有弹性且光滑的关节软骨，其中略凸或呈球形的一面称关节头，另一凹面称关节窝。

2. 关节囊

关节囊是包在关节外面的纤维性结缔组织膜，附着在关节面的周缘上。关节囊分内外两层，内层为滑膜层，由疏松结缔组织构成，可分泌滑液润滑关节；外层为纤维层，由致密结缔组织构成，较厚而有韧性。

3. 关节腔

关节腔是关节囊滑膜与关节面所围成的密闭腔隙，腔内为负压，具有稳固关节的作用，腔内含有少量透明的滑液，起到润滑和减少摩擦关节软骨的作用。

某些关节除了关节面、关节囊和关节腔这 3 个基本结构以外，还有韧带、关节盘和关节唇等辅助结构。

受肌肉牵引的作用，关节的主要运动形式有屈、伸、内收、外展、旋转及环转运动等。

婴幼儿的关节囊较浅，韧带较松弛，关节牢固性较差，在较强的外力作用下容易发生

 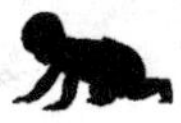

脱位，以肘关节和髋关节多发。关节脱位时常伴关节囊撕裂及韧带损伤，严重时失去运动功能。故成人牵领儿童上楼梯、过马路，为儿童穿、脱衣物时，不可用力过度，以防关节脱位。

三、骨骼肌

运动系统的肌肉均属于骨骼肌，人体全身共有 600 多块肌肉，约占体重的 40%。每块骨骼肌由许多肌束组成，具有一定的形态结构和功能，并有丰富的血管、淋巴管分布，在神经系统的支配下收缩、舒张，牵拉骨骼运动，属于运动系统的动力器官。

（一）骨骼肌的一般形态和功能

根据肌的外形，可分为长肌、短肌、扁肌和轮匝肌。长肌呈梭形，主要分布于四肢；短肌较短小，主要分布于躯干深层；扁肌呈片状，主要分布于胸、腹壁浅层；轮匝肌呈环形，分布于面部眼裂和口裂周围，收缩时关闭孔裂。

根据肌的作用，可分为伸肌、屈肌、外展肌、旋内肌和旋外肌。

（二）肌的构造

每块骨骼肌由中间的肌性部分和两端的腱性部分组成。

肌性部分位于肌的中间，由肌纤维构成肌束，色红而柔软，具有收缩、舒张功能。肌腱由致密结缔组织构成，银白色，韧性强。

儿童肌肉的发育与年龄、性别、营养状况、生活方式、运动量及疾病等密切相关。儿童肌肉纤维较细，肌肉蛋白质少，间质组织较多，肌肉较软，肌肉所含蛋白质、无机盐、脂肪、糖均较成人少，故收缩能力较弱，耐力差，易疲劳。但儿童新陈代谢旺盛，疲劳后恢复较成人快。

儿童出生后最初几年肌肉发育较缓慢，4 岁以后肌肉增长明显，肌肉占体重的百分比随着年龄的增长而增加。儿童各肌肉群的发育不平衡，因支配大肌肉群活动的神经中枢发育较早，故支配四肢的大肌肉动作发育较早，3—4 岁时上、下肢的活动已经较协调；因支配小肌肉群活动的神经中枢发育较晚，故手、腕部的小肌肉群发育亦较晚，5—6 岁时方能做较精细的动作，但时间不可过久，避免疲劳。

第二节　呼吸系统

呼吸系统由呼吸道和肺两大部分组成（图 1-10）。通过呼吸，机体从外界环境中吸入新陈代谢需要的氧气，排出代谢产生的二氧化碳。

呼吸道包括鼻、咽、喉、气管、支气管等，是传送气体的通道。通常称鼻、咽、喉为上呼吸道，气管和各级支气管为下呼吸道。鼻、咽、喉除了对空气起着清洁、湿润和加温的作用，还具有嗅觉、吞咽、发声的功能。

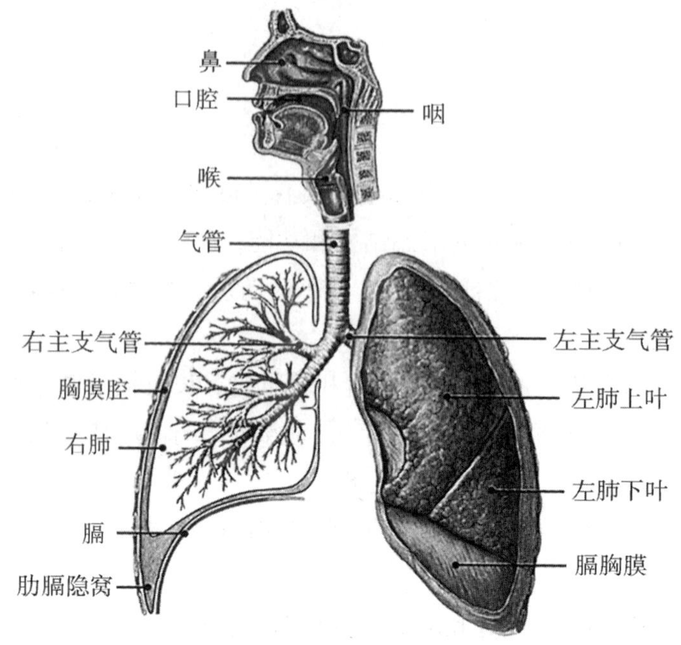

图 1-10　呼吸系统概况

肺是进行气体交换的器官，同时也参与体内多种物质的代谢及排泄过程。

一、呼吸道

（一）鼻

鼻是呼吸道的起始部，也是嗅觉器官，并有辅助发音的作用。它分为外鼻、鼻腔和鼻旁窦 3 部分。

1. 外鼻

外鼻位于面部中央，由鼻骨和软骨为支撑，分为骨部和软骨部，外覆皮肤和少量皮下组织，内衬黏膜，呈三棱锥体形。软骨部因皮肤较厚，富含皮脂腺和汗腺，是痤疮、疖肿的好发部位。

外鼻上端位于两眼之间狭窄的部分称为鼻根，中间称鼻背，下端称鼻尖，鼻尖向两侧扩大称鼻翼，鼻翼游离下缘围成的孔称鼻孔，从鼻翼向外下方到口角的浅沟称鼻唇沟。

2. 鼻腔

鼻腔是由骨和软骨及其内面附着的皮肤和黏膜构成（图 1-11）。鼻腔被鼻中隔分为左、右两腔，鼻腔向前经鼻孔与外界相通，向后经鼻后孔与鼻咽部相通，每侧鼻腔又分为鼻前庭和固有鼻腔。

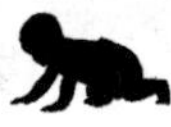

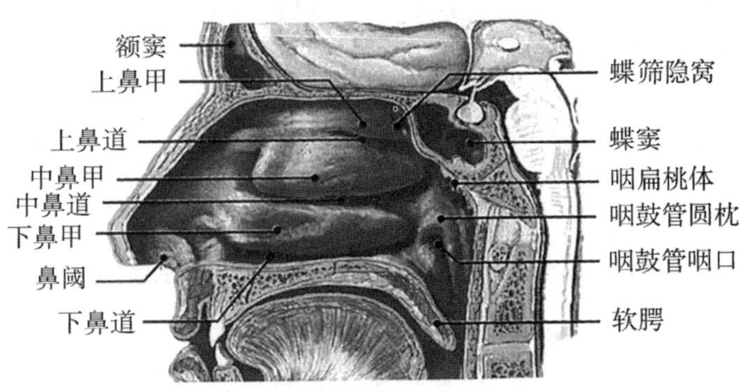

图 1-11　鼻腔外侧壁

（1）鼻前庭

位于鼻腔前下部，由鼻翼围成的内腔，内表面覆有皮肤，生有鼻毛，具有阻挡灰尘、净化空气的作用，也是过滤吸入气体的第一道屏障，由于此处缺乏皮下组织，是疖肿的好发部位。

（2）固有鼻腔

位于鼻腔的后上部，由骨和软骨内衬黏膜构成，固有鼻腔外侧壁自上而下有 3 个鼻甲，分别称为上鼻甲、中鼻甲和下鼻甲。各鼻甲的下方各有一裂隙，依次为上鼻道、中鼻道和下鼻道。

下鼻道前部有鼻泪管的开口，由于婴幼儿鼻泪管短，开口接近于内眦部，且瓣膜发育不全，故鼻腔感染易上行侵入眼结膜引起炎症，而婴幼儿咽鼓管较宽，且直而短，呈水平位，因此，婴幼儿患鼻咽炎时易致中耳炎。

鼻黏膜按生理功能分为嗅区和呼吸区。上鼻甲及上鼻甲所对应的鼻中隔的黏膜，内含嗅细胞，具有嗅觉功能，称为嗅区；固有鼻腔内除嗅区以外的区域为呼吸区，呈淡红色，内含丰富的血管和腺体，具有湿润、净化、温暖吸入气体的作用。由于婴幼儿面部颅骨发育不够完全，鼻腔相对狭窄，位置较低，鼻黏膜柔嫩并富于血管，易发生感染，感染时黏膜肿胀，易造成鼻腔堵塞，导致呼吸困难或张口呼吸。

鼻中隔是左、右鼻腔的共同内侧壁，垂直居中者较少，往往偏向一侧。鼻中隔前下部有一易出血区（Little 区），此处黏膜血管丰富且位置表浅，受外伤或干燥空气刺激，血管易破裂出血，约 90% 的鼻出血发生于此处。

3. 鼻旁窦

鼻旁窦是鼻腔周围含有空气的骨腔隙，内衬黏膜，能够湿润、温暖吸入的气体，并对发音起共鸣作用。鼻旁窦共 4 对，即上颌窦、额窦、筛窦和蝶窦（图 1-12），由于鼻旁窦的黏膜有开口，与鼻腔黏膜相连，故鼻腔黏膜一旦发生炎症，则可引起鼻旁窦发炎。

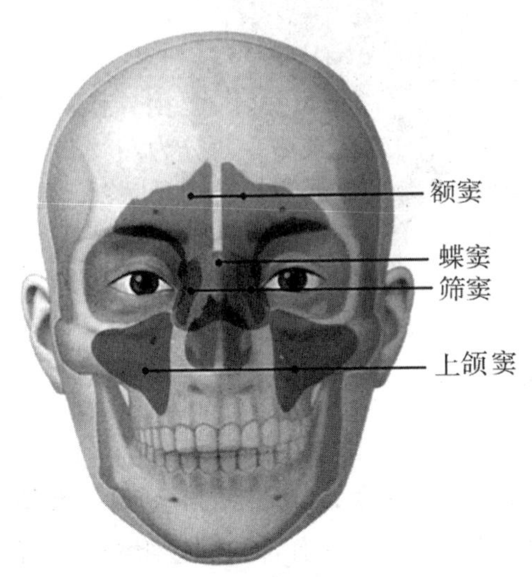

图 1-12　鼻旁窦的体表投影位置

新生婴儿只有上颌窦和筛窦，且很小，2 岁以后迅速增大，至 12 岁时发育完全。额窦 2—3 岁后开始出现，12—13 岁时才发育。蝶窦 3 岁时方与鼻腔相通，6 岁时很快增大。鼻窦黏膜和鼻腔黏膜相连续，故急性鼻炎常累及鼻窦，易引发鼻窦炎，且儿童的鼻窦口较小，相对较轻的水肿即可造成显著阻塞，又因儿童的免疫系统不成熟，易频繁感染。

（二）咽

咽是消化道和呼吸道的共同通道，详见本章第四节消化系统。

（三）喉

喉既是呼吸的管道，又是发音的器官。喉位于颈前部正中，位置表浅可触及，它以软骨为支架，借关节、韧带和肌肉连结而成。

1. 喉软骨

喉软骨作为喉的支架，包括甲状软骨、环状软骨、会厌软骨和一对杓状软骨（图 1–13）。

甲状软骨是最大的喉软骨，由左右两块方形的甲状软骨板构成。两板的前缘愈合处向前突出，称喉结，成年男子尤为明显，也是男性第二性征的标志。

环状软骨位于甲状软骨下方，形似指环，前窄后宽，是呼吸道中唯一完整的软骨，对呼吸道的通畅具有重要作用。

会厌软骨形似树叶，位于甲状软骨后上方，当吞咽时，喉部肌肉收缩，喉上提，会厌盖住喉口，防止食物流入喉腔和气管。

杓状软骨，左右各一，形似三棱锥形，尖向上，顶向下，底的前端与甲状软骨内面有声韧带相连。声韧带是发音的基本结构。

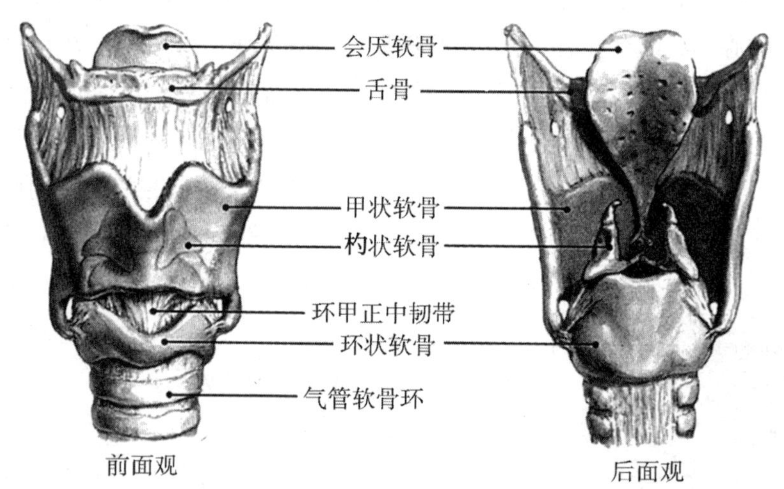

图 1–13　喉软骨及连结

2. 喉腔

喉的内腔称喉腔，喉腔的入口称喉口，向上经喉口与喉咽相通，向下与气管相接。婴幼儿喉部呈漏斗形，喉腔狭窄，声门狭小，软骨柔软，黏膜柔嫩而富有血管和淋巴组织，故轻微炎症即可引起声音嘶哑和呼吸困难。

 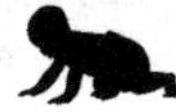

（四）气管和支气管

1. 气管

气管会于食管前方，为后壁略扁的圆筒状管道，向上与喉相连，下行入胸腔。在胸骨角平面（平对第 4 胸椎体下缘）分为左、右主支气管，分叉处称为气管杈。气管由 14—16 个呈“C”字形的气管软骨以及连接各软骨之间的平滑肌和结缔组织构成，气管内衬黏膜。

根据气管的位置分为颈部和胸部，颈部位置表浅，临床上常在第 3—5 气管软骨环处进行气管切开术。

2. 支气管

支气管是由气管分出的各级分支，由气管分出左、右主支气管，分别经左、右肺门入肺。左主支气管细而长，走行横平，平均长 4—5 cm；右主支气管粗而短，走行陡直，平均长 2—3 cm，因此，有异物误入气管时，最易坠入右主支气管。

婴幼儿的气管、支气管较成人短且狭窄，黏膜柔嫩，富有血管，软骨柔软，肌肉发育不完善，缺乏弹性组织，黏液腺分泌不足，纤毛运动差。故婴幼儿易发生呼吸道感染，一旦感染则易发生充血、水肿致呼吸道阻塞，出现呼吸困难。

3. 气管和主支气管的微细结构

气管和主支气管的管壁，自内向外由黏膜、黏膜下层及外膜 3 层构成。黏膜层的上皮是假复层纤毛柱状上皮，上皮由纤毛细胞、杯状细胞等组成。纤毛细胞的纤毛不断向咽部摆动，尘粒与细菌等经咳嗽反射排出。黏膜下层由疏松结缔组织构成，有开口于黏膜表面的气管腺，可分泌黏液，具有保持黏膜表面润滑的作用。外膜主要由“C”形透明软骨和结缔组织构成，软骨缺口处的平滑肌收缩时，气管管径缩小。

二、肺

肺位于胸腔内，纵隔两侧，左右各一（图 1-14），肺表面光滑，质地柔软而富有弹性。肺分为实质和间质两部分，肺实质是由肺内各级支气管和肺泡构成；肺间质由结缔组织、血管、神经和淋巴管等构成。肺实质根据其功能不同分为导气部和呼吸部。导气部是主支气管入肺后反复分支形成的支气管树，包括肺叶支气管至终末细支气管的各级分支；呼吸部是由呼吸性细支气管、肺泡管及肺泡等构成，是进行气体交换的场所。

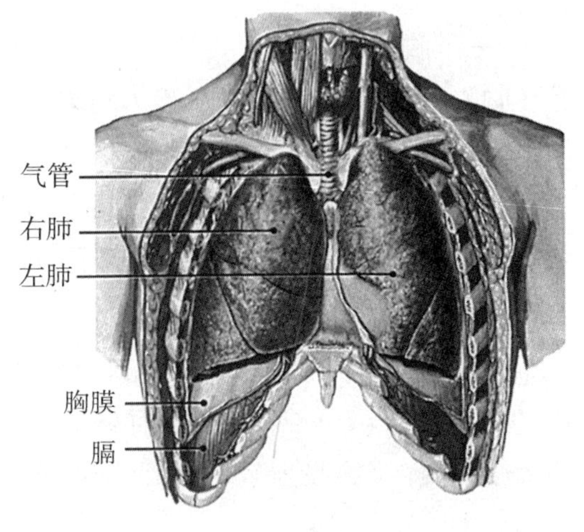

图 1-14 肺的位置

右肺因膈肌下有肝脏，较左肺宽而略短；左肺因心脏偏左，较右肺窄而狭长。左、右两肺均呈圆锥形，左肺有一斜裂，将左肺分为上叶和下叶两叶；右肺除斜裂外，还有一水平裂，两裂将右肺分为上、中、下三叶。与纵隔相临的面为纵隔面，纵隔面中央向肺内凹陷形成肺门，有支气管、血管、神经及淋巴管出入。

肺的表面覆以脏胸膜，故光滑、湿润，有光泽。肺的颜色因年龄及吸入尘埃的多少而不同，婴幼儿肺呈淡红色，随着年龄增长，肺的颜色逐渐变为灰色或蓝黑色，部分可混有棕黑色斑点。

婴幼儿肺泡数量较成人少，弹力纤维发育较差，血管丰富，肺间质发育旺盛，故肺含血量多而含气量少，易于感染。感染时容易出现黏液堵塞，引起肺气肿、肺不张和间质性肺炎等。儿童肺活量约为 50—70 mL/kg，按体表面积计算，仅相当于成人的 1/4，然而儿童新陈代谢旺盛，而同时期的肺不能充分扩张、通气和换气，故要依靠加快呼吸频率来满足机体对氧气的需求，即儿童年龄越小，呼吸频率越快（表 1–1），且婴儿期呼吸中枢调节能力差，易出现节律不齐。

婴幼儿呼吸肌发育不全，呈腹膈式呼吸。随着年龄增长，膈肌和腹腔脏器逐渐下降，肋骨由水平位变为斜位，逐渐转为胸腹式呼吸。

表 1–1　不同年龄呼吸次数的平均值

年龄	每分钟呼吸次数
新生儿	40—44
4 周—1 岁	30
1—3 岁	24
4—7 岁	22

三、胸腔、胸膜和胸膜腔

（一）胸腔

胸腔由胸廓与膈围成，上界为胸廓上口与颈部相通，下界借膈与腹腔分隔。

（二）胸膜

胸膜是一层薄而光滑的浆膜，可分为脏胸膜和壁胸膜两部分。脏胸膜紧贴于肺的表面，壁胸膜贴附于胸壁内面、膈上面和纵隔两侧。

（三）胸膜腔

胸膜腔是由脏、壁胸膜在肺根处相互移行，形成潜在的密闭腔隙，左右各一，互不相通，腔内为负压，不含气体，仅有少量浆液，由于液体分子较强的内聚力，使脏、壁两层胸膜紧密相贴，当胸膜张缩时，保证肺也随胸廓张缩。另外，浆液具有润滑作用，可减少呼吸时两层胸膜间的摩擦。

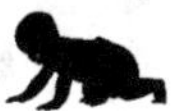

第三节　循环系统

循环系统是封闭的管道系统，又称脉管系统（图 1–15），包括起主要作用的心血管系统和起辅助作用的淋巴系统。

心血管系统由心脏、血管和存在于心腔与血管内的血液组成，血管部分又包括动脉、静脉和毛细血管。在生命存续期间，心脏不停地跳动，推动血液在心血管系统内循环流动，称为血液循环。血液循环的主要功能是物质运输，即将消化系统吸收的营养物质和呼吸系统吸收的氧运送到全身器官的组织和细胞，同时将组织和细胞的代谢产物、多余的水及二氧化碳运送到肾、肺、皮肤等处排出体外，以保证身体持续不断的新陈代谢。

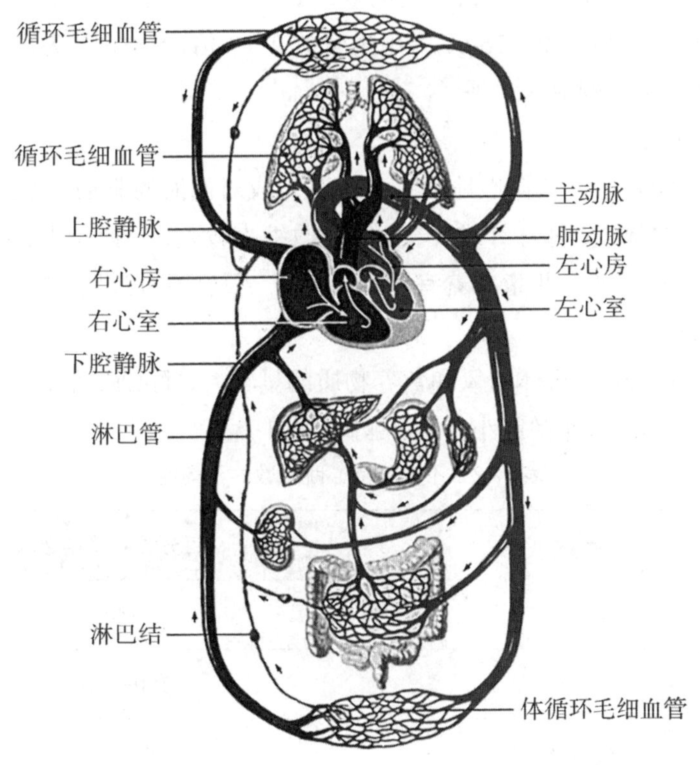

图 1–15　脉管系统

淋巴系统由淋巴管道、淋巴组织和淋巴器官组成，主要功能是运输全身淋巴液进入静脉，是心血管系统的辅助系统，协助静脉引流组织液。淋巴器官和淋巴组织还具有产生淋巴细胞、滤过淋巴液和进行免疫应答的功能。淋巴器官包括淋巴结、胸腺、脾和扁桃体。

一、心

（一）心的位置和外形

心是一个中空的肌性纤维性器官，呈前后稍扁的倒置圆锥形。心位于胸腔的中纵隔内，约 2/3 位于正中线的左侧，1/3 位于正中线的右侧，前方对向胸骨体和第 2—6 肋软骨，后方平对第 5—8 胸椎。心有时可以反位，成为右位心，常同时伴有腹腔内脏器官的反位。

心可分为一尖、一底、两面、三缘。心尖由左心室构成，朝向左前下方，在左第 5 肋间隙锁骨中线内侧 1—2 cm 可触及心尖搏动。心底朝右后上方，与出入心的大血管相连，主要由左心房和小部分的右心房构成。心的胸肋面即前面，朝向前上方，大部分由右心房和右心室构成，小部分由左心耳和左心室构成。心的膈面即下面，几乎呈水平位，大部分由左心室，小部分由右心室构成。心的下缘由右心室和心尖构成，左缘主要由左心室和左心耳构成，右缘主要由右心房构成。

成年人心脏重 210—330 g，约占体重的 0.5%；新生儿出生时心脏重 20—25 g，约占体重的 0.8%；1 岁时，心脏重 60—75 g，为出生时的 2—3 倍；5 岁时，为出生的 4 倍；9 岁时为出生的 6 倍；青春期达到成人水平。

（二）心脏的功能

心脏的主要功能是通过节律性地收缩和舒张完成对血液的驱动，使血液在血管中不停流动。儿童心肌纤维较细，弹性纤维少，心脏的收缩力较差，每搏量少，负荷力较差，故儿童不宜长时间或剧烈运动。儿童衣着宜宽松，腰带、领口不可过紧，椅子前缘不要压迫胸部，以免影响血液循环。

婴幼儿新陈代谢旺盛，机体需氧和营养物质的量较大，而心脏容量小，因此，为满足需要，须加快心率来补偿，且年龄越小，心率越快（表 1–2）。

表 1–2　不同年龄心跳次数的平均值

年龄	每分钟心跳次数
新生儿	140
1—2 岁	100—120
3—6 岁	90—110
7—10 岁	80—100
11—14 岁	70—90
成人	60—100

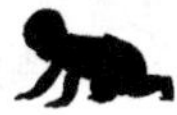

二、血管

（一）血管的分类

血管分为动脉、静脉和毛细血管 3 类。

输送血液离开心脏的血管均称为动脉；静脉是运送血液回心的血管，起于毛细血管，止于心房；毛细血管是连接动、静脉末梢间的管道，管径极小，一般为 6—8 μm。毛细血管彼此吻合成网，几乎遍布全身。毛细血管数量多，管壁薄，通透性大，血流缓慢，是血液与组织液进行物质交换的场所。

儿童血管内径相对较成人大，血管长度较短，毛细血管丰富。因此，血流量大，血液在体内循环一周耗时较成人少，可保证供给身体各器官组织足够的氧气和营养物质。

儿童年龄越小，血管壁越薄，血管弹性也越小。随着年龄的不断增长，血管壁亦逐渐加厚，弹性纤维增多，约到 12 岁时达到成人水平。

（二）血压

血管内流动的血液对血管侧壁的压强，即单位面积上的压力，称为血压。儿童血压较成人低，且年龄越小，血压越低。儿童心脏发育较差，心排血量较小，血管内径又较大，血液在血管内流动时阻力较小，故血压较低。

（三）血液

儿童血容量相对较成人多。成人血容量约占体重的 6%—8%；新生儿血容量约占体重的 10%；儿童约占体重的 8%—10%。

儿童血液所含水分及浆液较多，凝血物质及盐类较少。儿童血液中血小板数与成人类似，约 150×10^9/L—250×10^9/L，但血浆中的凝血物质如纤维蛋白较少，故儿童出血时血液凝固时间较慢，新生儿 8—10 分钟，幼儿 4—6 分钟，成人 3—4 分钟。

正常人血液中白细胞数目可因年龄和机体处于不同功能状态而有变化。出生时中性粒细胞约占 65%，淋巴细胞约占 30%。婴幼儿白细胞吞噬病菌的能力较差，发生感染时很容易扩散。

三、淋巴器官

淋巴器官包括淋巴结、胸腺、脾和扁桃体。

（一）淋巴结

淋巴结为大小不等的圆形或椭圆形灰红色小体，一般为 0.2—0.5 cm 大小。淋巴结常成群分布，数目不恒定，青年人全身约有 400—450 个之多。淋巴结按位置分为浅淋巴结和深淋巴结。淋巴结多沿血管排列，在四肢多位于关节屈侧，在体腔多位于器官的门或大血管周围。

淋巴结是淋巴回流中的重要滤器，还能产生淋巴细胞和进行免疫应答。了解淋巴结的位置、淋巴引流范围和途径，对诊断和治疗某些疾病有重要意义。扁桃体和胸腺分别在消化系统和内分泌系统进行阐述，在此不再赘述。

婴幼儿时期淋巴结发育尚未成熟，屏障作用差，局部轻度感染即可引起淋巴结发炎、肿大甚至化脓。新生儿淋巴结不易触及，正常学前儿童可触及颈部、颌下、腋下等处单个黄豆大小的淋巴结，无压痛。学前儿童淋巴组织发育很快，12—13 岁时淋巴结发育完善，其防御功能显著。

（二）脾

脾是人体最大的淋巴器官，呈暗红色，扁椭圆形，质软而脆，位于左季肋部，胃底与膈之间，第 9—11 肋的深面，长轴与第 10 肋一致。正常脾在左肋弓下不能触及。

脾可分为膈、脏两面，上、下两缘和前、后两端。膈面平滑隆凸，与膈相贴。脏面凹陷，中央处有脾门，是血管、神经和淋巴管出入部位。脾的上缘尖锐，前部有 2—3 个脾切迹，是脾肿大时触诊脾的标志，下缘较钝，朝向后下方。脾前端较宽，达腋中线，后端钝圆，距正中线 4—5 cm。脾主要具有储血、造血、清除衰老红细胞及进行免疫应答的功能。

第四节 消化系统

人体需要不断从外界摄取营养，为生长发育、修补组织等活动提供能量，同时体内又通过不断分解以释放能量，满足新陈代谢所需。消化系统完成消化和吸收两个重要的生理过程。消化是指食物在消化管内被分解为可吸收成分的过程。吸收是指食物经消化后，经消化管黏膜上皮，进入血液和淋巴循环的过程。

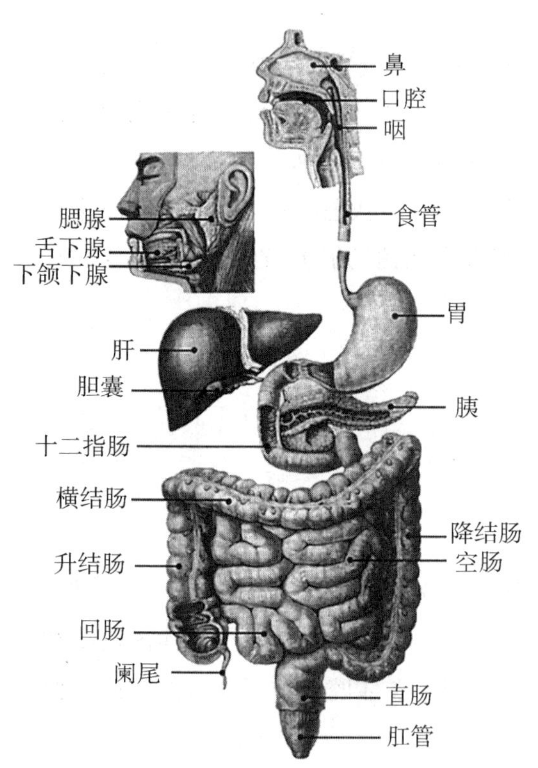

图 1–16　消化系统概况

一、消化系统的组成

消化系统由消化管和消化腺两部分组成（图 1–16）。

消化管是口腔至肛门的一条肌性管道，包括口腔、咽、食管、胃、小肠和大肠，其中小肠分为十二指肠、空肠和回肠，大肠分为盲肠、阑尾、直肠和肛管。通常把口腔到十二指肠的一段称为上消化道，将空肠以下的管道称为下消化道。

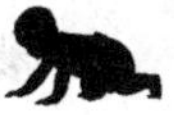

消化腺可分泌消化液，对食物进行分解消化。消化腺有两种，分为小消化腺和大消化腺。小消化腺包括食管腺、胃腺、肠腺等，直接开口于消化管的管腔中；大消化腺位于消化管外，是独立存在的器官，借导管与消化管相通，包括唾液腺、肝脏和胰。

食物在消化管内被蠕动、磨碎并与消化液充分混合，称为机械消化；食物经消化液中消化酶的作用，被分解为可吸收的小分子物质的过程，称为化学消化。

二、消化管的共同结构特征

除口腔、咽外，消化管各段具有一些共同的结构，其管壁的组织结构由内向外可分为黏膜、黏膜下层、肌层和外膜 4 层。

（一）黏膜

位于管壁最内层，表面保持湿润黏滑，便于食物的转运、消化和吸收。

（二）黏膜下层

由疏松结缔组织组成，内含小血管、淋巴管和神经丛，此层血管被侵蚀可引起消化道大出血。

（三）肌层

除口腔、咽、食管上段和肛门外括约肌为骨骼肌，其余均为平滑肌。肌层的收缩与舒张，可使食物被消化液充分混合而形成食糜，不断向消化管下方推进。

（四）外膜

是消化管壁的最外层，在食管和大肠末端，为薄层结缔组织，称纤维膜，与周围的组织无明显界限，主要起连接作用。胃、小肠和大肠处的外膜，有一层间皮覆盖，称浆膜，表面光滑，有利于胃肠活动。

三、消化管

（一）口腔

口腔是消化管的起始部，主要完成吸吮、咀嚼、吞咽、感受味觉、初步消化食物和辅助发音等功能。

口腔以骨性口腔为基础形成，前方的开口称口裂，口腔经口裂与外界相通；前壁为上、下唇，两唇间的裂隙称口裂，两唇结合处称口角，上唇外面前正中处有一纵行的浅沟，称人中；两侧壁为颊，在平对上颌第二磨牙的颊黏膜处有腮腺导管的开口；上壁是口腔

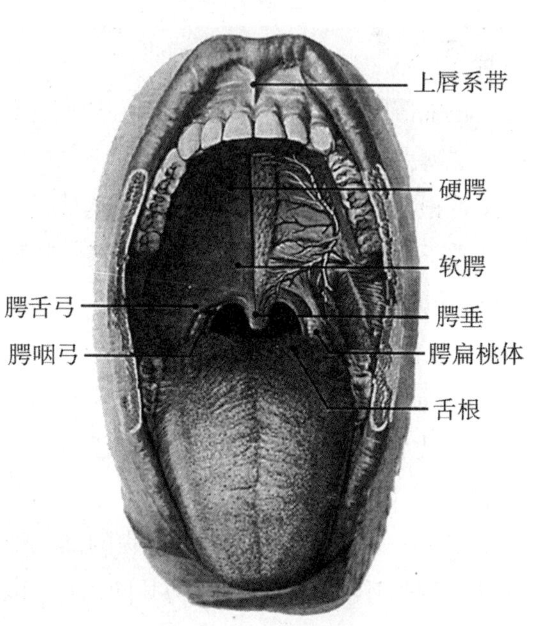

图 1-17 口腔

的顶，呈穹隆状，分隔口腔和鼻腔，腭前2/3称硬腭，主要由骨构成，后1/3称软腭，主要由肌和腱构成，软腭后缘正中部有一向下垂的突起，即腭垂（俗称小舌头），腭垂前方的一对连于舌根，称腭舌弓，后方一对连于咽侧壁，称腭咽弓，两弓之间的凹陷，容纳腭扁桃体（图1–17）；下壁为口腔底。口腔内有牙齿和舌，并有3对唾液腺（腮腺、下颌下腺、舌下腺）开口于口腔黏膜表面。

新生儿及婴幼儿口腔黏膜薄嫩，血管丰富，唾液腺不够发达，口腔黏膜干燥，因此易受损伤和局部感染。

1. 舌

位于口腔底，是肌性器官，表面覆以黏膜，呈淡白色，具有搅拌食物、感受味觉、协助吞咽、辅助发音等功能。

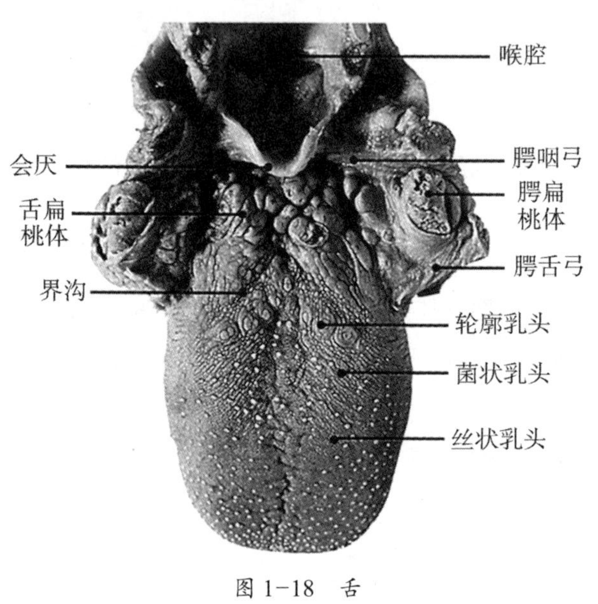

图1–18　舌

舌分为上、下两面，上面为舌背，借助人字形的界沟，将舌分为前2/3的舌体和后1/3的舌根，舌体前端称舌尖。舌背黏膜上有许多小突起，称舌乳头，按形状可分为4种（图1–18）：丝状乳头，数量最多；菌状乳头，鲜红色，散在于丝状乳头之间；轮廓乳头，最大，排列于界沟前方；叶状乳头，呈皱裂状，人类不发达。

除丝状乳头感受一般感觉，其他3种乳头均含有味蕾，可感受味觉。舌的不同部位味蕾感受不同的味觉。舌尖负责甜味，舌头两侧前半部负责咸味，后半部负责酸味，舌根负责苦味。

正常情况下，舌乳头的浅层上皮细胞不断角化、脱落，和食物残渣共同附着在舌黏膜形成一层薄白的舌苔。

舌根部黏膜内有许多淋巴组织构成的突起，称舌扁桃体。

舌下面正中，有一纵行黏膜皱裂，连于口腔底，称舌系带。儿童舌系带过短使舌的运动受限，包括舌系带的结构异常，如过短（短于2 cm）、过厚、过宽、过紧，使口腔肌肉运动不协调，致使进食或说话困难。

2. 牙齿

详见本章第十一节眼、耳、口腔。

（二）咽

咽是一条上宽下窄、前后略扁的漏斗形肌性管道，上起颅底，下端至第6颈椎下缘续于食管。咽是呼吸道和消化道的共同通道，以软腭和会厌上缘平面为界，分为鼻咽、口咽和喉咽3部分（图1–19）。

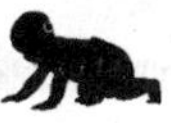

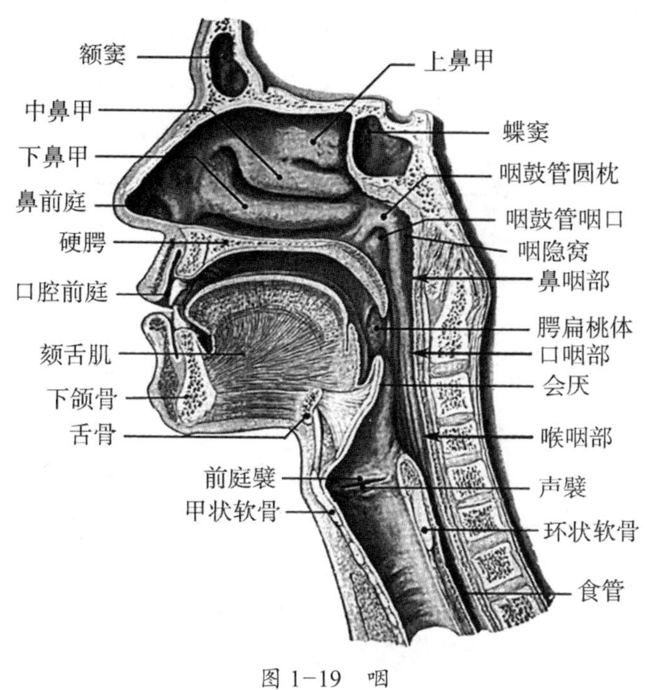

图 1-19　咽

1. 鼻咽

位于鼻腔的后方，向前经鼻后孔通鼻腔，鼻咽后上壁黏膜内有淋巴组织，称咽扁桃体，幼儿时期发达，10 岁左右退化。鼻咽侧壁上正对下鼻甲后方有咽鼓管咽口，借咽鼓管与中耳鼓室相通，咽部感染时，细菌易经咽鼓管进入中耳引起中耳炎。咽鼓管后上方有一凹陷称咽隐窝，是鼻咽癌的好发部位。

2. 口咽

位于口腔后方，其外侧壁腭舌弓与腭咽弓之间的腭扁桃体窝内，容纳腭扁桃体。腭扁桃体、咽扁桃体、舌扁桃体在鼻腔和口腔通咽处，共同形成一个淋巴环，称咽淋巴环，具有防御功能。

咽扁桃体又称腺样体，出生 6 个月时已发育。儿童 2—6 岁时腺样体增生，10 岁后逐渐萎缩，成人基本消失。部分儿童腺样体增生过度，可致腺样体肥大，鼻咽腔长期堵塞，表现打鼾、张口呼吸、流涕、流涎、闭塞性鼻音等。

腭扁桃体即大家俗称的扁桃体。腭扁桃体 1 岁末才逐渐长大，4—10 岁发育达高峰，14—15 岁逐渐退化，故扁桃体炎在学前期和学龄期儿童中多见，婴幼儿中少见。

3. 喉咽

位于喉的后方，向前经喉口通喉腔，向下与食管相续。在喉口的两侧各有一深窝，称梨状隐窝，是异物易滞留的部位。

（三）食管

以咽下口为起始，至胃的贲门的一条前后略扁的肌性管道，是消化管最狭窄的部分，

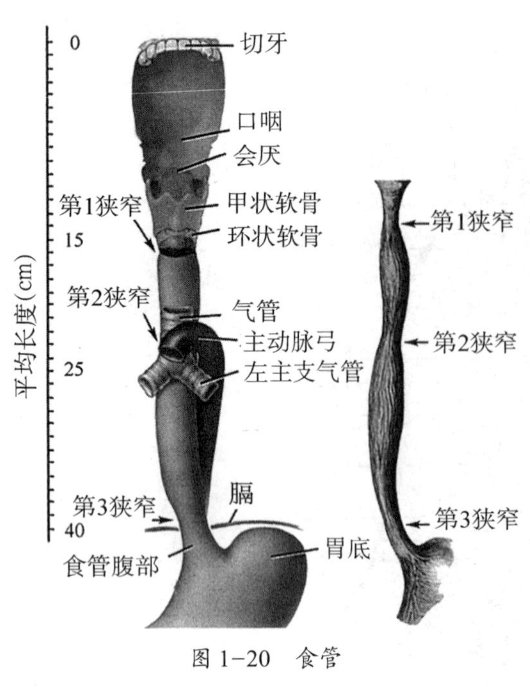

图 1-20　食管

全长约 25 cm，食管全长粗细不一，有 3 处生理性狭窄：第一处狭窄在食管的起始处，第二处狭窄在食管与左主支气管交叉处，第三处狭窄在食管通过膈的食管裂孔处，这些狭窄处是异物容易滞留之处，也是食管癌好发的部位。

新生儿的食管长 10—11 cm，1 岁时 12 cm。婴幼儿食管呈漏斗状，黏膜纤弱、腺体缺乏、弹力组织及肌层尚不发达，下食管括约肌发育不成熟，控制能力差，常发生胃食管反流，绝大多数在 8—10 个月时症状消失。婴儿吸奶时常吞咽过多空气，易发生溢奶。婴幼儿食管较成人狭窄，管壁肌肉组织和弹性纤维发育差，易发生食管异物滞留而致食管损伤。

（四）胃

胃是消化管最膨大的部分，上接食管，下接十二指肠，除具有分泌胃液、贮存食物的功能之外，还具有内分泌功能。

1. 胃的形态

胃的形态、大小、位置因充盈食物的多少、性别、体位和体型不同而有差异。胃分为上、下两缘，前、后两壁，出、入两口。上缘凹而短，朝向右上方，称胃小弯，其最低点转折处称角切迹；下缘凸而长，朝下方，称胃大弯；两壁即胃前壁和胃后壁；两口为入口贲门，与食管相续，出口为幽门，与十二指肠相通。

婴儿胃略呈水平位，当开始行走时其位置变为垂直。由于胃平滑肌发育尚未完善，在充满液体食物后易使胃扩张。婴幼儿贲门括约肌和胃底部肌张力低，幽门括约肌发育较好，故年龄较小婴儿在吸奶时若吸入空气或吸奶后震动胃部，易发生幽门痉挛而出现呕吐、漾奶。

新生儿胃容量约 30—60 mL，1—3 个月时 90—150 mL，1 岁时 250—300 mL，5 岁时为 700—850 mL，成人约为 2000 mL。婴幼儿胃容量小，故年龄越小，每天喂养的次数越多。

胃排空时间随食物种类不同而异，稠厚且含凝乳块的乳汁排空慢，水的排空时间约 1.5—2 小时，母乳约 2—3 小时。早产儿胃排空更慢，易发生胃潴留。

2. 胃的分部

胃可分为 4 部分，即贲门部、胃底、胃体和幽门部。贲门平面向左上方膨出的部分称胃底；胃底与角切迹之间的部分称胃体；角切迹与幽门之间的部分，称幽门部；幽门部大弯侧有一不明显的浅沟，称中间沟，将幽门又分为右侧的幽门管和左侧的幽门窦两部分（图

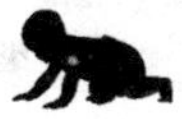

1-21)。幽门窦和胃小弯是胃溃疡和胃癌的好发部位。

3. 胃的位置和毗邻

胃在中等充盈状态下，大部分位于左季肋区，小部分位于腹上区。贲门位于第11胸椎体左侧，幽门位于第1腰椎体右侧；胃前壁大部分被肝、膈、左肋弓所覆盖，只剩下剑突下小部分直接与腹前相贴，是临床触诊的部位；胃后壁与胰、横结肠、左肾上腺和左肾相邻；胃底与膈和脾相邻。

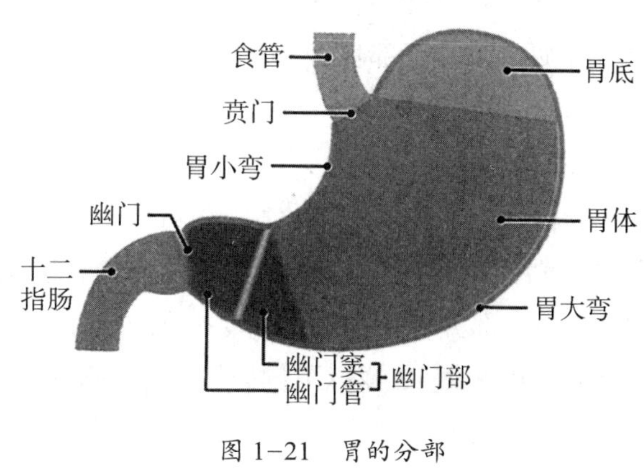

图 1-21 胃的分部

（五）小肠

小肠是消化管中最长的一段，是食物被消化、吸收的主要部位，上接幽门，下连盲肠，成人全长约5—7 m，分为十二指肠、空肠和回肠3部分。

小儿肠管相对较成人长，一般为身长的5—7倍，或为坐高的10倍，而成人的肠管为身长的4.5倍。由于小儿肠管长，消化道面积相对比成人大，肠黏膜富含血管和淋巴管，小肠绒毛发育良好，故吸收能力强。

小儿肠黏膜肌层发育差，肠系膜柔软而长，结肠无明显结肠带与脂肪垂，升结肠与后壁固定差，易发生肠扭转和肠套叠。

小儿肠壁肌层及弹力纤维发育不完善，蠕动功能差，故消化能力较差，加之小儿大脑皮层功能发育不完善，进食时常引起胃结肠反射，产生便意，所以大便次数较成人多。由于肠壁薄，屏障功能差，肠内毒素、消化不全产物及过敏原可经肠黏膜进入体内，易引起全身感染和变态反应性疾病。

（六）大肠

大肠是消化管的末端，在右髂窝处接于回肠，止于肛门，分为盲肠、阑尾、结肠、直肠和肛管5部分。大肠的主要功能是吸收水分、维生素和无机盐，分泌黏液，使食物残渣形成粪便，排出体外。

四、消化腺

（一）唾液腺

分大、小两种，分泌的唾液具有清洁口腔、消化食物的作用。小唾液腺数量众多，如唇腺、颊腺、腭腺；大唾液腺有腮腺、下颌下腺和舌下腺。腮腺是最大的唾液腺，呈三角形，位于耳廓前下方，上至颧弓，下达下颌角。舌系带两侧各有一个小隆起，为舌下内阜，即为下颌下腺和舌下腺的导管开口。

新生儿唾液腺发育未成熟，唾液分泌较少，口腔黏膜干燥、薄嫩、血管丰富，故易受损伤和感染。3—4 个月时唾液分泌开始增加，5—6 个月时明显增多。但婴儿口底浅，尚不能及时吞咽分泌的全部唾液，因此常发生生理性流涎。随着唾液量的增加，婴幼儿消化淀粉类食物的能力逐步增强。

（二）肝

肝脏是人体最大的消化腺，呈红褐色，具有分泌胆汁，参与体内物质代谢、合成和贮存糖原、解毒和防御等功能，胎儿时期还具有造血功能。肝呈楔形，可分为前、后缘和上、下两面，肝大部分位于右上腹部、横膈之下，成人在右肋弓下缘不应触及到肝，但在剑突下 3—5 cm 可触及。3 岁以下健康婴幼儿由于腹腔容积较小，而肝体积相对较大，于肋弓下缘可摸到肝脏的下缘，距肋弓 1—2 cm。肝的位置可随呼吸运动而上下移动。

儿童肝脏结缔组织发育较差，血液供应丰富，肝细胞再生能力强，故不易发生肝硬化。但儿童因肝细胞发育不全，肝功能不完善，故解毒能力差，影响到肝功能的药物须慎用。婴儿时期分泌胆汁较少，胆囊小，对脂肪的消化能力差，这亦是婴幼儿容易出现脂肪泻的原因之一。另外，儿童肝糖原贮存较少，故饥饿时易发生低血糖。

（三）胰

胰是人体第二大消化腺，位于胃的后方，呈长棱锥状，质地柔软，分为胰头、胰体和胰尾 3 部分。胰的实质分为内分泌部和外分泌部，内分泌部即胰岛，主要分泌胰岛素，参与调节糖代谢，调节血糖浓度；外分泌部分泌胰液，胰液中含有多种消化酶，是最重要的消化液，参与糖、蛋白质和脂肪等的消化。

出生后 3—4 个月时胰腺发育较快，胰液分泌量也随之增多。出生后 1 年，胰腺外分泌部生长迅速，为出生时的 3 倍。新生儿所含脂肪酶活性不高，直到 2—3 岁时才接近成人水平，故年龄较小的婴幼儿易出现脂肪泻。婴幼儿时期胰腺液及其消化酶的分泌易受炎热天气和各种疾病的影响而被抑制，容易发生消化不良。

第五节 泌尿系统

泌尿系统由肾、输尿管、膀胱及尿道组成，其主要功能是将机体新陈代谢过程中产生的代谢产物、多余的水分和无机盐，以及进入体内的异物，以尿液的形式经尿道排出体外。肾不仅是机体主要的排泄器官，对于调节体液、维持体内电解质平衡也具有重要作用。

一、肾

（一）肾的解剖

肾左右各一，形似蚕豆，肾位于腹腔的后上部，脊柱两侧。右肾因受上方肝的影响，位

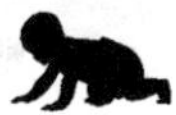

置较左肾低。左肾上端平第 11 胸椎下缘，下端平第 2 腰椎下缘；右肾上端平第 12 胸椎上缘，下端平第 3 腰椎上缘。一般女性肾的位置低于男性，新生儿肾的位置更低。新鲜肾呈红褐色，质柔软，表面光滑。每个肾分上、下两端，前、后两面，内、外侧两缘，肾的上端宽而薄，下端窄而厚。肾内缘中部凹陷，深入肾内形成一个空腔，称肾窦。肾窦的开口称肾门，是肾动脉、肾静脉、肾盂、神经及淋巴管出入肾的部位。当肾患有疾病时，叩击或触压此处，患者可感觉到疼痛。

儿童年龄越小，肾脏相对越重，新生儿双肾重量约为体重的 1/125，以后逐渐长大，到成人时约为体重的 1/220。新生儿肾脏位置较低，下极可低至髂嵴以下第 4 腰椎水平，以后随着躯体长高，肾脏位置逐渐升高，2 岁以后达髂嵴以上，最后到达腰部。

（二）肾脏的功能

肾脏具有许多重要功能，包括排泄体内代谢终末产物（如尿素），调节水、电解质平衡，维持内环境稳定。肾脏还有内分泌功能，产生激素和生物活性物质，如促红细胞生成素、肾素、前列腺素等。

儿童肾脏发育是由未成熟逐渐趋向成熟，出生后虽已基本具备上述功能，但调节能力较弱，储备能力差，在喂养不当、应急状态或疾病时易出现肾功能紊乱。婴幼儿年龄越小，肾小球滤过率越低，肾小管重吸收和排泄功能越差，尿浓缩功能越差。因此，婴幼儿水摄入量不足时易发生脱水甚至诱发急性肾功能不全，而大量水负荷或输液过快时又容易出现水肿。

二、输尿管

输尿管为一对细长的肌性管道，上接肾盂，下连膀胱，位于腹膜后，沿腰大肌内侧的前方垂直下降进入骨盆。

根据其走行输尿管全长可分为 3 部，即输尿管腹部、输尿管盆部、输尿管壁内部。输尿管全长有 3 处狭窄：一个在肾盂与输尿管移行处，一个在越过小骨盆入口处，最后一个在进入膀胱壁的内部，这些狭窄是结石、血块及坏死组织容易停留的部位。

婴幼儿输尿管长而弯曲，管壁肌肉和弹力纤维发育不成熟，容易受压及扭曲而导致梗阻，发生尿潴留，继而诱发感染。

三、膀胱

膀胱是贮存尿液的肌性囊状器官，膀胱与尿道的交界处有括约肌，可以控制尿液的排出。婴儿膀胱位置较年长儿高，尿液充盈时膀胱顶部易升入腹腔，随年龄增长逐渐下降至盆腔内。

膀胱的形状、大小及壁的厚度均随尿液的充盈程度、年龄、性别不同而异。新生儿膀胱容量约为 50 mL，成人膀胱容量为 300—500 mL，最大容量可达 800 mL，老年人由于膀胱肌的紧张力下降，容积增大，女性膀胱容量较男性略小，正常人的膀胱当有 250 mL 尿液贮存时，就会有胀满感。

儿童新陈代谢旺盛，进水量较多，而膀胱黏膜柔弱，肌肉层及弹性组织不发达，膀胱容量小，储尿功能差，故年龄越小，每日排尿次数越多。出生 1 周后每日排尿 20—25 次，1 岁时每日排尿 15—16 次，学龄前后学龄期每日排尿 6—7 次。

儿童神经系统发育不健全，对排尿的控制能力差。在婴儿期，排尿由脊髓反射完成，当膀胱内尿液充盈到一定程度时就会不自觉地排尿，年龄越小，表现得越突出，常出现夜间遗尿，以后逐渐建立脑干—大脑皮层控制机制，3 岁时已能控制排尿，几乎无遗尿现象。

四、尿道

尿道是从膀胱通向体外的管道，是排尿器官。男、女性尿道有较大差异，男性尿道是尿道和生殖的共用通道，兼有排尿和排精的功能；女性尿道粗而短，仅有排尿功能。

新生女婴尿道很短，长度仅 1 cm（性成熟期 3—5 cm），且尿道外口暴露又接近肛门，若不注意外阴部的清洁则易发生尿路感染而引起炎症。男婴尿道虽较长，约 5—6 cm，但常有包茎，尿垢集聚时同样容易引起细菌感染。

男、女婴幼儿尿路受到细菌感染后，均可以经尿道上行到膀胱、输尿管和肾脏，引起膀胱炎、肾盂肾炎等，称为“上行性泌尿系统感染”。

第六节　生 殖 系 统

生殖系统的功能是繁衍后代和保持第二性征。生殖系统包括内生殖器和外生殖器两部分。内生殖器包括生殖腺、生殖管道和附属腺，外生殖器露于体表。在人类，生殖系统又分为男性生殖系统和女性生殖系统。

一、男性生殖系统

（一）男性内生殖器

男性内生殖器由睾丸、输精管道（生殖管道）和附属腺组成（图 1-22）。睾丸是生殖腺，主要功能是产生精子和分泌雄性激素。输精管道包括附睾、输精管、射精管、男性尿道。精子由睾丸生成后先贮存于附睾内，当射精时经输精管、射精管和尿道排出体外。附属腺包括精囊、前列腺、尿道球腺，三者分泌液参与精液的组成，供给精子营养，有利于精子的活动。

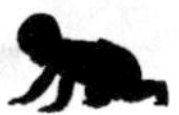

1. 睾丸

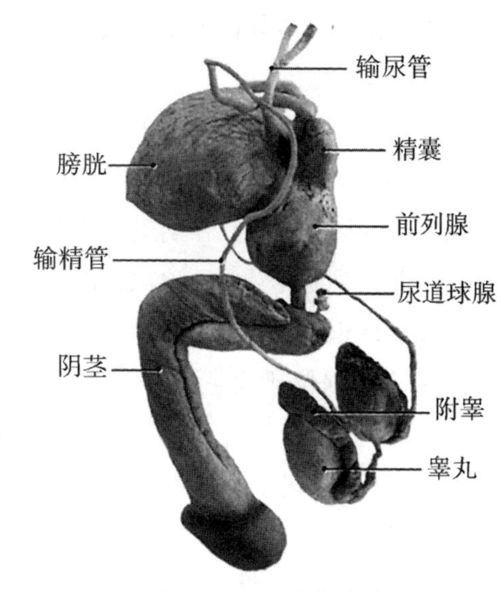

图 1-22 男性生殖器

睾丸位于阴囊内，左右各一，一般左侧略低于右侧。睾丸呈微扁的卵圆形，表面光滑，分前、后两缘，上、下两端和内、外两侧面。睾丸表面覆有一层坚韧致密的结缔组织，称为白膜。白膜在睾丸后缘增厚，进入睾丸，形成睾丸纵隔。睾丸纵隔发出许多睾丸小隔将睾丸实质分为100—200个睾丸小叶。每个睾丸小叶有2—4条盘曲的生精小管，精子就是由其生精上皮产生。生精小管之间的结缔组织内分布有间质细胞，能产生雄激素。

睾丸在出生时已下降至阴囊内，少数在出生后1年内逐渐降入阴囊。若一侧或双侧睾丸未降至阴囊为隐睾症。新生儿的睾丸相对较大，10岁以前发育缓慢，随着性成熟发育迅速，到成人时两睾丸约重10—15 g。

2. 输精管道

（1）附睾

附睾紧贴睾丸上端和后缘，呈新月形，分附睾头、附睾体和附睾尾3部分。附睾尾向后上反折移行为输精管。附睾暂时储存精子，还能分泌附睾液营养精子，促进精子的进一步成熟。

（2）输精管

如上所述，输精管由附睾尾移行而成，长约50 cm，管壁厚而管腔小，活体触摸时呈坚实的圆索状。输精管分为4部分，包括睾丸部、精索部、腹股沟管部和盆部。两侧输精管在盆部逐渐靠拢并膨大形成输精管壶腹，输精管壶腹末端变细，穿过前列腺，与精囊的排泄管汇合成射精管。

（3）射精管

输精管壶腹末端与精囊排泄管汇合成射精管，长约2 cm，穿过前列腺实质后开口于尿道前列腺部。

（4）男性尿道

男性尿道有排精和排尿的双重功能，起自膀胱的尿道内口，止于阴茎头的尿道外口。尿道分前列腺部、膜部和海绵体部，常将海绵体部称为前尿道，膜部和前列腺部合称为后尿道。

男性尿道有3个狭窄、3个膨大和2个弯曲。3个狭窄分别是尿道内口、尿道膜部和尿道外口，其中外口最窄。尿道结石易嵌顿在上述狭窄部位。3个膨大是尿道前列腺部、尿道球部和舟状窝。2个弯曲是凸向下后方、恒定的耻骨下弯和凸向上前方、可变化的耻骨前弯。

3. 附属腺

（1）精囊

精囊又称精囊腺，位于膀胱底的后方，左右各一，为长椭圆形的囊状器官。精囊分泌黄色黏稠状液体，参与精液的形成。

（2）前列腺

前列腺为实质性器官，形如栗子，重 8—20 g，位于膀胱与尿生殖膈之间。前列腺分为前、中、后叶和两个侧叶。前列腺的分泌物直接排入尿道，参与精液的组成。儿童前列腺较小，腺部不甚明显，青春期迅速生长发育成熟，中年后腺部逐渐退化，结缔组织增生，可形成老年性前列腺增生，压迫尿道时可引起排尿困难。

（3）尿道球腺

尿道球腺位于会阴深横肌内，为一对豌豆大小的球形腺体，其分泌物亦参与精液的形成。

（二）男性外生殖器

1. 阴茎

阴茎为男性的性交器官，分为头、体、根 3 部分。阴茎根埋藏于阴囊和会阴部皮肤深面。阴茎体在中部，呈圆柱形，为可动部。阴茎前端膨大称阴茎头，尖端有呈矢状位的尿道外口，头与体交界的狭窄处称为阴茎颈。

阴茎皮肤薄而柔软，颜色较深，富有伸展性。在阴茎前端，皮肤形成双层游离的环形皱襞，包绕阴茎头，称为阴茎包皮。婴幼儿包皮较长，包裹整个阴茎头。随着年龄的增长，包皮逐渐向后退缩，阴茎头显露于外。

2. 阴囊

阴囊是位于阴茎后下方的皮肤囊袋，主要由皮肤和肉膜两部分组成。阴囊皮肤薄而柔软，颜色深暗，有少量阴毛。阴囊肉膜内含有平滑肌纤维，随外界温度变化而舒缩，以调节阴囊内的温度，适应精子的发育和生存。肉膜沿阴囊正中线向深部发出形成阴囊中隔，将阴囊分为左、右两腔，容纳两侧的睾丸、附睾及精索等。

二、女性生殖系统

（一）女性内生殖器

女性内生殖器包括卵巢、输卵管、子宫、阴道和前庭大腺（图 1–23）。卵巢是生殖腺，产生卵子并分泌雌激素、孕激素和少量雄激素。卵子成熟后由卵巢排出进入输卵管，在管内受精迁徙至子宫，植入内膜，发育成胎儿。胎儿在子宫内发育成熟后由子宫经阴道娩出。

1. 卵巢

卵巢是成对的实质性器官，位于盆腔卵巢窝内，左右各一。卵巢呈扁卵圆形，性成熟期卵巢最大，一般每个月经周期（约 28 天）两侧卵巢只排出一个卵子，以后由于多次排卵，卵巢表面出现瘢痕，凹凸不平，更年期卵巢缩小至 2.0 cm × 1.5 cm × 0.5 cm，到绝经期更是萎缩至 1.5 cm × 0.75 cm × 0.5 cm。幼女的卵巢较小，发育亦缓慢，月经初潮时其重量只相当于成人的 30%，18 岁时可达成人重量，约 5—6 g。

 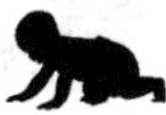

2. 输卵管

输卵管是输送卵子的肌性管道，左右各一，长 10—14 cm。输卵管从卵巢上端连于子宫底的两侧，位于子宫阔韧带上缘内。输卵管由内向外分为 4 部：①输卵管子宫部，位于子宫壁内的一段，通子宫腔。②输卵管峡部，短、直、厚而狭窄，血管少，是输卵管结扎术的常选部位。③输卵管壶腹部，粗而长，壁薄腔大，血供丰富，卵子多在此受精，若受精卵未移入子宫而滞于输卵管内发育，则为宫外孕。④输卵管漏斗部，为输卵管末端的膨大部分，卵巢排出的卵子由此进入输卵管。

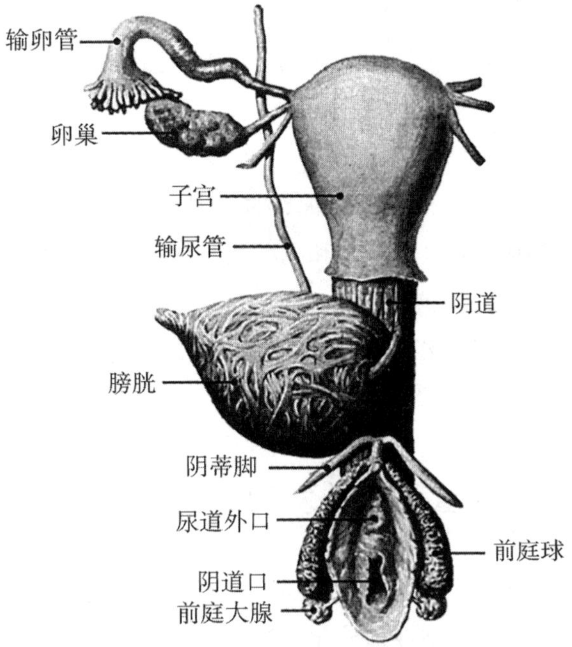

图 1-23 女性生殖器

3. 子宫

子宫位于盆腔中央，介于膀胱与直肠之间，下端接阴道，两侧有输卵管和卵巢。子宫壁厚、腔小，富有伸展性，是孕育胎儿和产生月经的肌性器官。成年未孕子宫呈前后稍扁的倒置梨形，长 7—9 cm，最宽径约 4 cm，厚 2—3 cm。子宫可分为底、体、颈 3 部分。两侧输卵管子宫口连线上方的圆凸部分为子宫底，向下延续呈圆柱状，称子宫颈，为肿瘤的好发部位。子宫颈与子宫底之间部分称为子宫体。

4. 阴道

阴道为连接子宫和外生殖器的肌性管道，富有伸展性，是性交器官，也是月经排出和胎儿娩出的管道。阴道位于盆腔中央，前邻膀胱和尿道，后邻直肠，有前、后壁和两个侧壁。处女阴道口周围附有一层菲薄的黏膜皱襞称处女膜，呈环形、半月形、伞状或筛状。处女膜上有孔，月经经此孔排出。处女膜破裂后，阴道口周围留有处女膜痕。

（二）女性外生殖器

女性外生殖器即女阴，包括阴阜、大阴唇、小阴唇、阴道前庭、阴蒂和前庭球。

1. 阴阜

阴阜是位于耻骨联合表面的皮肤隆起，富含大量皮下脂肪和结缔组织。青春期后阴阜皮肤长有阴毛，分布呈尖端向下的三角形。

2. 大阴唇

大阴唇是一对从阴阜向后延展的纵形皮肤皱襞，外侧面颜色较深，前部长有阴毛，内侧面皮下有大量皮脂腺，光滑湿润。

3. 小阴唇

小阴唇是位于大阴唇内侧的一对较薄的皮肤皱襞，光滑无毛。两侧小阴唇向前端延伸形成阴蒂包皮和阴蒂系带，后端汇合成阴唇系带。

4. 阴道前庭

阴道前庭是位于两侧小阴唇之间的菱形裂隙，前部有较小的尿道外口，后部有较大的阴道外口。

5. 阴蒂

阴蒂由两个阴蒂海绵体组成，阴蒂海绵体与男性的阴茎海绵体同源，可勃起。阴蒂可分为阴蒂脚、阴蒂体和阴蒂头。阴蒂头露于表面，富有血管和神经末梢，感觉敏锐。

6. 前庭球

前庭球相当于男性的尿道海绵体，位于大阴唇皮下，形似马蹄铁，由具有勃起性的静脉丛构成。

三、生殖系统的发育

生殖系统是最后成熟的系统，经历胚胎期（性别、性腺性别分化）、儿童期（静止期）和青春期（表型性别分化）3 个阶段。

新生儿出生后，母体性激素水平下降，婴儿本身性腺未发育，很少有雌激素的刺激作用，故生殖系统没有特殊的发育。儿童期下丘脑—垂体促性腺激素—性腺轴无活动，因此，生殖系统为幼稚状态，发育非常缓慢，功能处于静止期。

男性儿童 1—10 岁时睾丸长得很慢，附属物相对较大，阴茎的海绵体腔较小，包皮包住龟头，包皮口狭窄，包皮系带粘连。睾丸在出生时已下降至阴囊内，少数在出生后 1 年内逐渐降入阴囊。若一侧或双侧睾丸未降至阴囊为隐睾症。新生儿的睾丸相对较大，10 岁以前发育缓慢，随着性成熟发育迅速，到成人时两睾丸约重 10—15 g。

女性的生殖腺是卵巢，产生卵子，分泌雌激素、孕激素和少量雄激素。幼女的卵巢较小，发育亦缓慢，月经初潮时其重量只相当于成人的 30%，18 岁时可达成人重量，约 5—6 g。女性儿童的卵巢滤泡在胎儿期最后几个月已经成熟，但在性成熟后才开始排卵。

第七节　内分泌系统

内分泌系统是机体的功能调节系统，通过分泌各种激素发布调节信息，与神经系统和免疫系统相辅相成，共同维持机体内环境的平衡与稳定，调节机体的生长发育和各种代谢活动，并调控生殖，影响各种行为。

内分泌系统由内分泌腺和内分泌组织组成（图 1–24）。内分泌腺的毛细血管丰富，分泌的物质称为激素。激素直接进入血液循环，作用于对应的器官。内分泌腺包括脑垂体、甲状腺、甲状旁腺、肾上腺、胸腺、生殖腺和松果体等。内分泌组织包括胰腺内的胰岛、

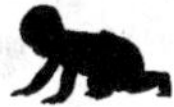

睾丸内的间质细胞、卵巢内的卵泡和黄体等。

一、脑垂体

脑垂体位于颅底的垂体窝内，为灰红色椭圆形小体，在出生时已充分发育，4 岁前及青春期生长最为迅速。脑垂体在下丘脑控制下能分泌多种激素，支配甲状腺、肾上腺及性腺（生殖腺）的活动，是人体最重要的内分泌器官。

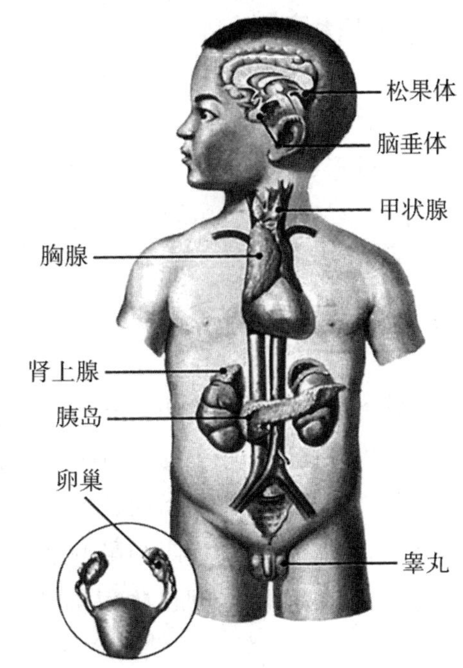

图 1-24 内分泌系统概况

脑垂体分泌的生长激素可促进肌肉、内脏的生长和多种代谢过程，尤其是刺激骺软骨生长，使骨增长。在人的一生中，青春期生长激素分泌率最高，随年龄的增长而逐渐减少。血液中生长激素水平还受睡眠（入睡后分泌明显增加）、体育锻炼、血糖及性激素水平等多种因素的影响。所以儿童应劳逸结合，养成良好的睡眠习惯，保证睡眠时间充足，合理安排饮食，保证营养充分，才能有效促进生长激素的分泌。

幼年时若生长激素分泌不足，可导致垂体性侏儒症，表现为智力发育正常而身材矮小；如果该激素分泌过多，在骨骼发育成熟前则引起巨人症，在骨骼发育成熟后可引起肢端肥大症。

二、甲状腺

甲状腺为红褐色的腺体，位于颈前部，喉与气管的两侧，呈“H”形。甲状腺侧叶位于喉下部和气管颈部的前外侧。当吞咽时，甲状腺可随喉的活动而上下移动。甲状腺是人体最大的内分泌腺，能分泌甲状腺素，提高神经兴奋性，促进生长发育，可增强能量代谢，调节物质代谢，并调节体温。它是维持机体基础性活动的激素，对各器官系统功能几乎都有不同程度的影响。碘是合成甲状腺素的主要成分。

甲状腺素是胎儿和新生儿脑发育的关键激素。甲状腺素还与生长激素协同调控幼年期的生长发育。甲状腺素可刺激骨化中心发育成熟，加速软骨骨化，促进长骨和牙齿生长。若甲状腺素缺乏，可导致长骨生长缓慢和骨骺闭合延迟。妇女孕期若严重缺碘，可致甲状腺机能不足，婴儿出生后可患先天性甲状腺发育不全，在出生后 3—4 个月开始表现出明显的智力迟钝和身材矮小（克汀病，又称呆小症）。

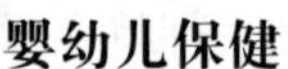

三、甲状旁腺

甲状旁腺位于甲状腺侧叶的后方，有时也埋藏在甲状腺实质内，呈棕黄色、黄豆大小的扁椭圆形，通常有上、下两对。甲状旁腺分泌甲状旁腺激素，主要作用是调节钙、磷的代谢，使血钙升高，血磷降低。

四、肾上腺

肾上腺位于肾的上方，呈淡黄色，左右各一，左侧呈半月形，右侧呈三角形，肾上腺实质由周边的皮质和中央的髓质两部分组成。

外周的肾上腺皮质呈浅黄色，主要分泌盐皮质激素、糖皮质激素和性激素，分别调节体内水盐代谢、化合物代谢和影响第二性征。中央的髓质呈棕色，可分泌肾上腺素和去甲肾上腺，使心跳加快、心肌收缩力加强、小动脉收缩以维持血压等。

五、松果体

松果体位于上丘脑的后上方，是一灰红色的椭圆形腺体，松果体在儿童期较发达，一般7岁以后开始退化，成年后可有钙盐沉积，出现大小不一的脑砂。松果体合成和分泌褪黑素，参与调节生殖系统的发育、月经周期的节律及其他许多神经功能活动。若儿童期松果体病变导致其功能不全时，可出现性早熟或生殖器官过度发育。

六、胸腺

胸腺位于胸骨柄的后方，上纵隔的前部，由左、右两叶构成。胸腺属于淋巴器官，又兼具内分泌功能，可分泌胸腺素和促胸腺生成素，参与机体的免疫反应。

新生儿和幼儿的胸腺相对较大；性成熟后胸腺发育到最高峰，随后逐渐萎缩，多被结缔组织取代。儿童胸腺肿大时可压迫大动脉、大静脉和气管，出现发绀和呼吸困难。幼年时若胸腺发育不全，会影响机体的免疫功能，常反复出现呼吸道感染或腹泻等疾病。

七、生殖腺

男性生殖腺是睾丸，女性生殖腺是卵巢，两者在本章第六节生殖系统中均已详细阐述。

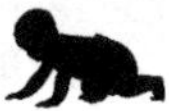

八、胰岛

胰岛是胰的内分泌部分，是许多大小不等、形状不一的细胞团，散在于胰实质内。胰岛分泌的主要激素是胰岛素和胰高血糖素，可调节血糖浓度，维持血糖稳态。胰岛素分泌不足是引起糖尿病的主要原因。

第八节　神经系统

神经系统是人体各系统中结构和功能最为复杂，并占主导地位的调节系统。神经系统控制着全身其他各系统的功能活动，使机体成为一个有序的整体，以适应内外环境的各种变化。神经系统分为中枢神经系统和周围神经系统两部分，前者包括脑和脊髓，后者包括脊神经、脑神经和内脏神经（图 1–25）。

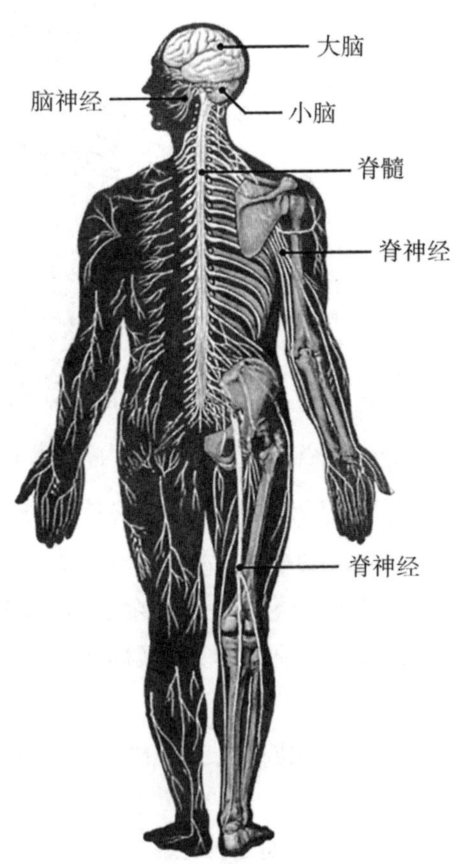

图 1–25　神经系统概况

一、神经系统的结构和功能

（一）神经元

神经元即神经细胞，是神经系统结构和功能的基本单位，具有感受刺激和传导神经冲动的功能。每个神经元都可以分为胞体和突起两部分（图 1–26）。胞体是神经元的代谢中心，并且能整合信息。突起按形态结构分为树突和轴突。树突是神经元胞体向外伸出的树枝状突起，是接受信息的装置。轴突是神经元胞体发出的一条细长突起，主要功能是将神经冲动从细胞体发出。

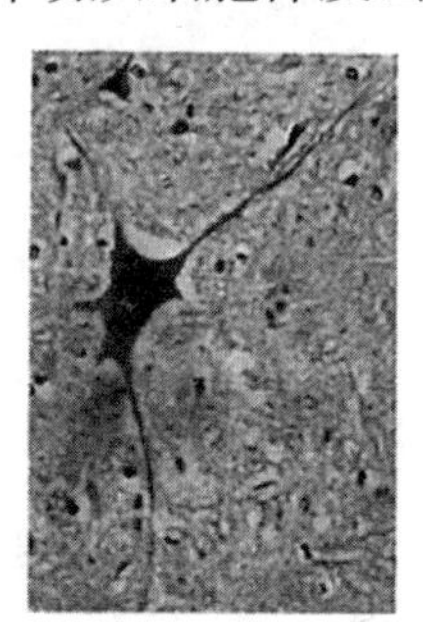
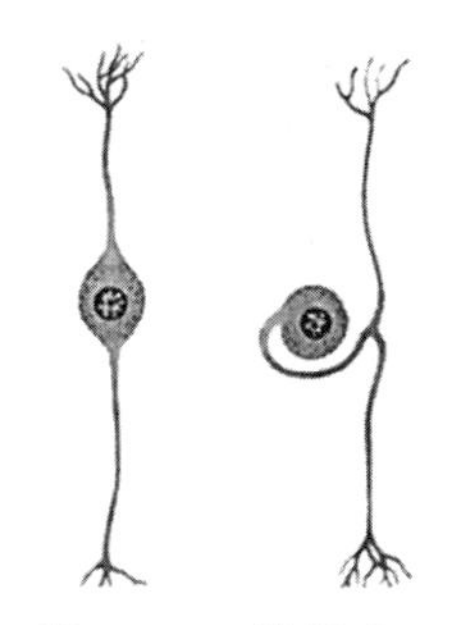
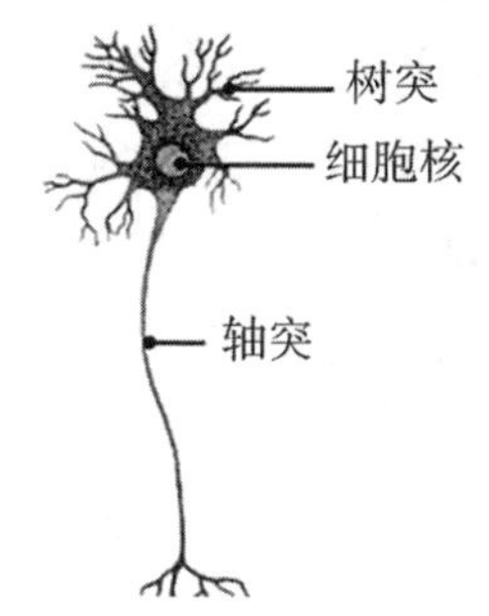

图 1–26　神经元

（二）脊髓

脊髓是中枢神经的低级部分，位于脊柱的椎管内，上连脑干，下达腰椎，全长约 42—45 cm（图 1-27）。脊髓发出许多神经，分布于躯干、四肢及内脏，称为脊神经，共 31 对。

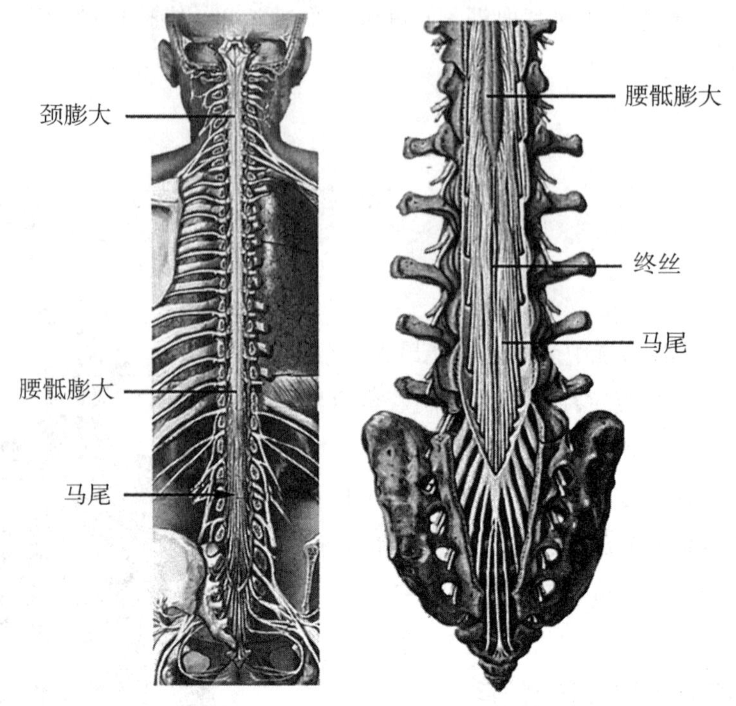

图 1-27　脊髓的位置和形态

脊髓具有以下功能：接受大部分区域的躯体和内脏感觉信息，经整合后传递至高级中枢；发出运动纤维，管理躯体运动和内脏活动，是躯体和内脏运动的低级中枢。

当外伤致脊髓突然完全横断后，横断面以下全部感觉和运动丧失，反射消失，处于无反射状态，称为脊髓休克，又称截瘫。

（三）脑

脑位于颅腔内，是中枢神经系统的高级部位。一般将脑分为大脑、小脑、间脑和脑干 4 部分。

婴幼儿时期是神经系统发育最快的时期，表现为脑的迅速发育。新生儿脑重约为成人脑重的 25%，2 岁半到 3 岁时约为成人的 75%，6 岁时已相当于成人的 90%。伴随着脑重量的增加，脑的功能也逐渐成熟和完善，为建立各种条件反射提供了生理基础。

在基础代谢状态下，成人脑的耗氧量约占全身耗氧量的 25%，而婴幼儿脑的耗氧量占全身耗氧量的 50%。可见儿童脑组织对缺氧较成人敏感，对缺氧的耐受力也较成人差。故在日常生活中须保持儿童所处环境空气清新、氧气充足，以保证儿童脑部对氧气的需要。

1. 大脑

大脑又称端脑，是脑的最高级部位，亦是人类进行思维和意识活动的器官，由左、右大脑半球和半球间连合及其内腔构成。

 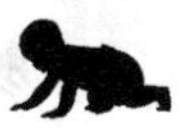

大脑半球内各部分发育速度不均，发育快的则隆起，发育慢的则陷入，因而形成凹凸不平的外表，凹陷处称为大脑沟，沟之间长短大小不一的隆起称为大脑回，沟与回使大脑的面积大大增加。主要的沟有中央沟、外侧沟和顶枕沟，这些沟将大脑表面分成额叶、颞叶、枕叶、顶叶和岛叶。

大脑表面集中了许多神经元胞体，称为大脑皮质。大脑皮质是脑的最重要部分，是高级神经活动的物质基础。大脑皮质存在着广泛的对各种信息进行加工和整合的脑区，它们不局限于某种功能，而是完成高级神经精神活动，称联络区，包括视区、听区、平衡觉区、嗅觉区、味觉区、语言中枢及内脏活动的皮质中枢。

左、右大脑半球的发育情况不完全相同，呈不对称性。左侧大脑半球与语言、意识、数学分析等密切相关，故语言中枢主要在左侧大脑半球；右侧大脑半球则主要感知非语言信息、音乐、图形和时空概念。两侧大脑半球各有优势，互相协调完成各种高级神经精神活动。

儿童大脑皮层发育迅速，但尚不完善。大脑皮层髓鞘化晚，故儿童对外界刺激引起的神经冲动传入大脑速度较慢，容易泛化，不易在皮层形成明显兴奋灶，主要表现为对事物保持注意的时间较短，注意力常随兴趣的转变而转移，动作缺乏准确性等。

2. 小脑

小脑位居颅后窝，借其上、中、下 3 对小脑脚连于脑干的背面。小脑是机体重要的躯体运动调节中枢之一，主要功能是维持身体平衡、调节肌张力，以及调控骨骼肌的随意运动和精细运动。

小脑损伤会出现平衡失调，走路时东摇西摆，状如醉汉；共济失调，不能闭眼指鼻；意向性震颤，肢体运动时产生不随意的有节奏的摆动。

儿童 2—3 岁前小脑尚未发育完善，随意运动不准确，共济运动较差，故儿童 3 岁前走路尚不平稳，摆臂与迈步不似成人般协调。6 岁时小脑发育基本达到成人水平，此时儿童能协调地进行各种动作，并能很好地维持身体平衡，能单独过平衡木。

3. 间脑

间脑位于中脑与大脑之间，连接大脑半球和中脑，包括背侧丘脑、后丘脑、上丘脑、底丘脑和下丘脑 5 部分。丘脑结构和功能十分复杂，是仅次于大脑的中枢高级部位。

下丘脑是间脑中最重要的一部分，它既是神经内分泌的调控中心，也是内脏活动的高级调节中枢。下丘脑能调节脑垂体对激素的分泌，从而调节儿童生长发育的速度；能调节体温，可根据机体内、外环境变化来启动机体的散热、产热机制；能对进食行为进行调节，损伤时可出现过度饮食而肥胖或厌食而消瘦；能调节机体昼夜节律的变化；还参与情感、学习与记忆等脑的高级神经活动。

4. 脑干

脑干位于颅后窝前部，上接间脑，下续脊髓，自下而上分为延髓、脑桥和中脑。脑干中存在着许多调节内脏活动的神经元，构成呼吸中枢、心血管运动中枢等重要的生命中枢。

当脑干损伤，会导致呼吸、循环障碍，甚至危及生命。

（四）周围神经系统

周围神经系统是指除中枢神经系统以外，分布于全身各处的神经结构和神经组织，包括脊神经、脑神经和内脏神经。

脊神经为连接于脊髓的周围神经部分，共 31 对。根据脊神经与脊髓的连接关系，可将其分为 5 部分，分别为颈神经 8 对、胸神经 12 对、腰神经 5 对、骶神经 5 对、尾神经 1 对。

脑神经是与脑相连的周围神经，共 12 对，主要分布于头、面部的器官，如眼、耳、鼻、舌、咽、喉等。

内脏神经分为感觉性和运动性两种神经。内脏运动神经调节内脏、心血管的运动和腺体的分泌，通常不受人的意志控制，是不随意的，故又称为自主神经。内脏感觉神经传递的信息经中枢整合后通过内脏运动神经调节相应器官的活动，从而调节机体的呼吸、循环、内分泌、排泄及生殖等生理活动。

根据形态和功能特点，自主神经分为交感神经和副交感神经两部分，两者常共同支配一个器官，作用相反，相互制约，形成对内脏器官功能的双重神经支配。当机体运动时，交感神经兴奋性增强，副交感神经兴奋减弱，机体的代谢加强，能量消耗加快、心跳加快、血压升高、支气管扩张、瞳孔放大、消化活动收抑制。当机体处于安静或睡眠状态时，交感神经相对抑制，副交感神经兴奋性增强，出现心跳减慢、血压下降、支气管收缩、瞳孔缩小、消化活动增强等现象，这样有利于体力的恢复和能量的贮存。

二、运动发育与脑功能的发育密切相关

运动发育可分为大运动（包括平衡）和精细运动。大运动指身体对大动作的控制，包括抬头、翻身、坐、爬、站、走、跑、跳等。精细运动是指较小的动作活动，如抓握物品、叠放积木、涂画、翻书、写字等。

（一）平衡与大运动

1. 抬头

新生儿俯卧时能抬头 1—2 秒钟；3 个月时能抬头约 45°，已较稳；4 个月时抬头很稳，能自由转动。

2. 翻身

1—2 个月时婴儿可伸展脊柱从侧卧位到仰卧位；4—5 个月时可较有意地以身体为一体从侧卧位到仰卧位；5—6 个月时能从仰卧位翻至侧卧位，或从俯卧位至仰卧位；6—8 个月时可有意识地从上肢、躯干，进而到下肢进行分段运动，从而连续从仰卧位翻至俯卧位，再翻至仰卧位。

3. 坐

3 个月时婴儿扶坐腰背呈弧形；4 个月时扶坐能竖颈；6 个月时双手向前撑住能独坐片

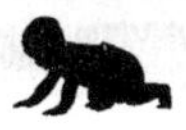

刻；8—9 个月时已能坐稳，背部竖直，左右转动，活动范围大时会双手伸出维持身体倾斜时的平衡；1 岁左右身体倾斜时会做出向后伸手的保护性动作；1 岁后能自己爬上椅子，转身坐下；1.5 岁后可独坐小凳，弯腰取物。

4. 爬

2 个月时婴儿在俯卧位时能交替踢腿；3—4 个月时可用手支撑上身数分钟；7 个月时俯卧位时可后退或原地转动；9 个月时可跪爬并伸手取物；10 个月后能熟练爬行。

5. 站、走、跳

5—6 个月时婴儿扶立时双下肢可负重，并上下跳动；8—9 个月时可扶站片刻；10—12 个月时可独站片刻和扶走；18—24 个月时会跑和倒退走；24—30 个月时可单足站立 1—2 秒，原地并足跳；3 岁时会上下楼梯，并足跳远，单足跳；4 岁时能沿直线走；5—6 岁时能在较宽的平衡木上走，会跳绳、溜冰。

（二）精细运动

精细运动是指手精细运动的发育，需视觉参与，使眼—手协调，发展具有过程性。3 个月时会注视双手，胸前玩物，企图双手抓、拨物品；4 个月时会双手掌握物，动作不超过肢体中线，全手抓握动作逐渐精细化和准确化；5 个月时大拇指参与握物，会抓住物品放入口中探索；6 个月时开始单手活动，伸手活动范围可超过身体中线；7 个月时拇指会协调其他手指捋起小物品，出现将物品换手与敲、捏等探索性动作；9 个月时拇指、示指协调拾物，喜欢撕纸；12 个月时在伸手接触物品前，能将手定位在合适的方向，手运动精细化，手腕参与旋转，会玩搭积木游戏；16 个月时逐渐会使用工具，会用笔乱涂画，学用钥匙；18 个月时能叠 2—3 块积木，拉脱手套或袜子；2 岁时可叠 6—7 块积木，逐页翻书，拿住杯子喝水，模仿画直线和圆；3—4 岁时会玩泥胶、拧瓶盖、用小锤子敲打小柱钉等；4—5 岁时能自己剪纸、穿鞋带；5—6 岁时能用笔学习写字、折纸、剪复杂图形等。

（三）神经反射

神经反射是最基本的神经活动，分为非条件反射和条件反射。

非条件反射是不受大脑高级中枢控制的特有反射，包括终生存在的生理性非条件反射（吞咽反射、腱反射等）及婴儿早期特有的非条件反射（拥抱反射、觅食反射、吸吮反射、握持反射等）。

婴儿特有的非条件反射举例：握持反射，手指或笔触及新生儿手掌时，立即被新生儿的手抓紧，握力甚至可使其整个身体悬挂。

条件反射是大脑的高级功能之一，是高级神经活动的基本方式。条件反射以非条件反射为基础，经过出生后的反复习得和训练而形成。条件反射可以帮助儿童建立良好的生活习惯，如进食、如厕、睡眠等训练。条件反射的基本原理还应用在儿童情绪学中。

婴幼儿的条件反射举例：母亲每次以一定姿势哺乳新生儿时，新生儿感觉器官受到固定姿势的刺激，2 周左右后，只要母亲以特定的哺乳姿势搂抱新生儿，新生儿即做出吸吮动作。

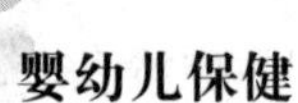

第九节 免疫系统

免疫系统具有免疫监视、防御、调控的作用，是防御病原体入侵最有效的武器，它能发现并清除异物、外来病原微生物等引起内环境波动的因素，但免疫反应超过正常也会对自身器官或组织产生损害。

一、免疫系统的组成

免疫系统主要由免疫器官、免疫细胞及免疫分子组成。

（一）免疫器官

1. 骨髓

骨髓存在于骨髓腔中，分为红骨髓和黄骨髓。红骨髓具有活跃的造血功能，因此，骨髓是各类血细胞和免疫细胞发生及成熟的场所，是人体重要的免疫器官。

2. 胸腺

胸腺是发生最早的免疫器官，位于胸骨后，人胸腺的大小和结构随年龄的不同而具有明显差异。在胎儿期及新生儿期，胸腺生长旺盛；青春期后，胸腺随年龄增大而逐渐萎缩。

3. 脾脏

脾脏是体内最大的免疫器官，是血液的仓库，是 T 细胞和 B 细胞的定居场所，也是机体免疫应答发生的场所。

（二）免疫细胞

免疫细胞是指受抗原物质刺激后，能产生免疫反应，具有免疫功能的细胞，主要有淋巴细胞、单核—巨噬细胞、粒细胞、肥大细胞及其他抗原呈递细胞等。

胎龄 15 周时，T 细胞从胸腺通过血液迁移至全身周围各淋巴组织，并参与细胞免疫反应，然而功能欠成熟。出生时，T 细胞功能已近完善，但由于之前尚未接触过抗原，故须较强抗原刺激才有反应。T 辅助淋巴细胞功能在新生儿期尚不成熟，因此，辅助 B 淋巴细胞合成抗体的能力较弱。

（三）免疫分子

免疫分子广义上是指具有免疫能力的物质，主要由免疫球蛋白、补体等组成，免疫球蛋白是一些抗体，主要有 5 类，分别称为 IgA、IgD、IgE、IgG、IgM。IgG 是人体最主要的抗体，对细菌、病毒等具有免疫活性。

1. IgG

IgG 是免疫球蛋白含量最高者，也是唯一可以通过胎盘传给胎儿的免疫球蛋白，产后初

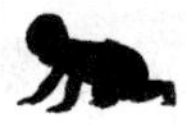

乳中也含有 IgG，对防御白喉、麻疹、脊髓灰质炎等感染起着重要作用。出生后 IgG 逐步消耗，母体传递给胎儿的 IgG 于出生后 6 个月几乎全部消失，而婴儿自身产生 IgG 从 3 个月时才逐渐增多，故出生后 6 个月易患感染。

2. IgA

IgA 在正常人血清中的含量仅次于 IgG，不能通过胎盘，新生儿出生 4—6 个月后，血中可出现 IgA，以后逐渐升高，到青少年期达到高峰。

3. IgM

IgM 不能通过胎盘，出生时约为成人的 10%，以后逐渐上升，1—2 岁达到成人水平，宫内感染时 IgM 含量升高。因此，若脐血 IgM 含量升高，则提示宫内感染。

4. IgD

IgD 在血清中含量很低，约占正常血清总免疫球蛋白含量的 0.2%，其中 75% 存在于血管中，IgD 经常同 IgM 同时存在。

5. IgE

IgE 在正常人血清中含量最少，可以引起 I 型超敏反应，7 岁左右达成人水平，合胞病毒感染及哮喘患儿均出现 IgE 含量升高。

二、免疫系统的功能

（一）免疫预防

机体具有抵抗和清除病原微生物或其他异物的功能。免疫预防功能发生异常可引起疾病，如反应过高可出现超敏反应，反应过低可导致免疫缺陷病。

（二）免疫稳定

机体及时清除损伤或衰老的细胞，维持其生理平衡的功能。

（三）免疫监视

某些免疫细胞能识别和清除体内出现的突变异常细胞，具有防止发生肿瘤的功能。若免疫监视功能低下，易患恶性肿瘤。

第十节　皮　　肤

皮肤覆盖于人体表面，与人体所处的外界环境直接接触，是人体的第一道防线，对维持人体内环境稳定极其重要。

一、皮肤的构造

皮肤由表皮、真皮和皮下组织构成（图 1-28），其中含血管、淋巴管、神经、肌肉，以及各种皮肤附属器如毛发、皮脂腺、汗腺及指（趾）甲等。皮肤是人体面积最大的器官，总重量约占个体体重的 16%。

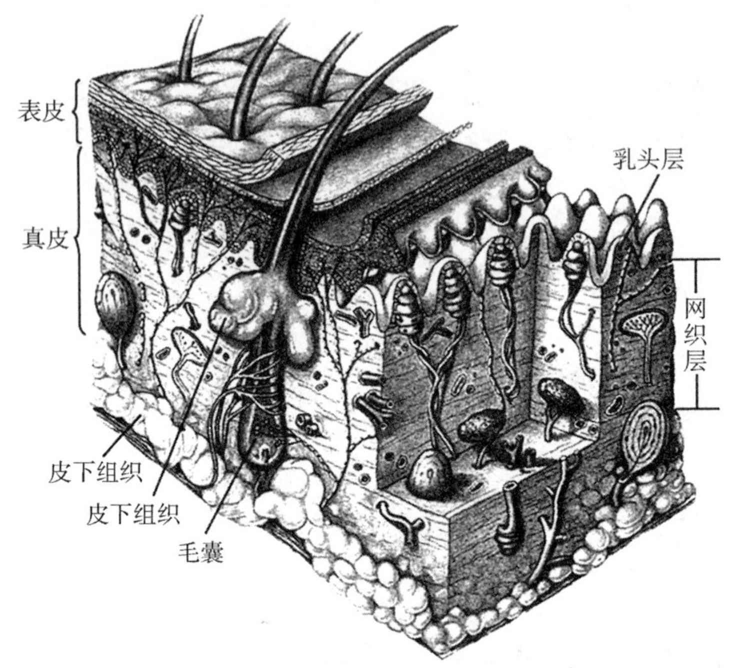

图 1−28　皮肤结构模式图

（一）表皮

表皮位于皮肤最外层，人体各部位表皮厚薄不一，表皮内没有血管，但有丰富的感受痛觉的神经末梢，表皮可分 5 层，由外到内依次分为角质层、透明层、颗粒层、棘层、生发层。

儿童皮肤最外层起耐磨作用的角质层较成人薄，真皮中的胶原纤维也很稀少，薄而缺乏弹性，容易被外来的有刺激性及有毒物质渗透，而且容易摩擦受损，抵抗干燥环境的能力也较差，易发生过敏、红肿等。

（二）真皮

真皮位于表皮深层，由致密结缔组织构成，真皮内含有大量胶原纤维和各种结缔组织细胞，使皮肤具有弹性和韧性。真皮的深部是皮下组织，由疏松结缔组织和脂肪组织构成。

婴儿真皮层较薄，且体温调节中枢发育不完善，故在寒冷环境下皮肤血管收缩反应较弱，易丢失热量，须经常参加体育锻炼，改善皮肤的血液循环，使皮肤调节体温的能力增强。

婴儿出生时，皮下脂肪已相当丰富，尤其面部及四肢发育较充分，皮下脂肪含固体脂肪酸，随年龄增大而逐渐减少。因其熔点低，婴幼儿的皮下脂肪较成人显得坚实，尤其是新生

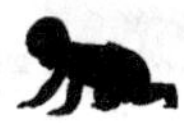

儿在温度过低时，皮下脂肪较易凝固，所以新生儿常常会发生硬肿症。

二、皮肤的附属结构

（一）毛发

人体表面，除手掌、足底、嘴唇、乳头等少数部位，均有毛发分布。暴露于体表的部分称毛干，埋于皮肤以内的部分称毛根，包在毛根外面的称毛囊，毛根和毛囊下端膨大部分称毛球，是毛发和毛囊的生发基础。毛发的生发受遗传、性别、激素、健康等多种因素影响。

毛根与表皮之间存在竖毛肌，受交感神经支配，遇寒冷或情绪激动时，毛发竖起，表皮可见“鸡皮疙瘩”。

新生儿出生时体表存在胎毛，出生后 1 个月内脱落换成新毛。新生儿头发大多短细而稀少，色素较少。睫毛多数发育旺盛，眉毛发育较差，3—5 岁时长度与成年人相等。

（二）皮脂腺

皮脂腺位于毛囊和竖毛肌之间，导管开口于毛囊内，分泌皮脂，由毛孔排出，具有润滑、保护毛发和皮肤的作用。

胎儿出生前因受母体雄激素的影响，皮脂腺增生，出生后至 1 个月皮脂分泌量与成人相似，故皮脂腺增生和新生儿痤疮在足月新生儿常见。3—4 个月时皮脂腺的活跃度下降，分泌减少，儿童期进入静止阶段，仅分泌少量皮脂，到青春期时因雄激素的刺激而再次活跃，分泌量急剧增加。

（三）汗腺

汗腺遍布于全身皮肤内，手掌、足底和头部分布较多。腋窝、会阴部等处有一种大汗腺，可分泌黏稠的乳状液，分泌物被细菌分解后可产生臭味，称“狐臭”。

新生儿刚出生时具有分泌功能的汗腺相对较少，诱导出汗的温度阈值高，故热性出汗能力差。2—3 岁幼儿小汗腺的神经调节发育基本成熟，功能性出汗与成人相似。

（四）指（趾）甲

指（趾）甲由多层紧密的角质细胞构成。露在体表的称甲板；覆盖甲板周围的皮肤称甲廓；埋于皮肤内的称甲根；甲板下方的皮肤称甲床；甲根下的甲床称甲母质，是甲体的生长区；近甲根处新月状白色区称甲半月。

三、皮肤的功能

（一）屏障功能

皮肤的屏障功能具有双向性，既能保护体内各种器官和组织免受外界有害因素的损伤，又能防止体内水分、电解质和营养物质的丢失。

婴幼儿皮肤薄嫩，渗透作用强，皮下脂肪较少，保护功能差。故外界的化学性物质易经皮肤吸收引起中毒，物理性刺激如摩擦、挤压、冲击及紫外线辐射等易致皮肤损伤。儿童宜经常洗澡、洗发，保持干净、整洁。给儿童修剪指（趾）甲时，手指甲剪成圆弧状，足趾甲宜剪平，不可修剪过短，防止甲沟炎的发生。

（二）吸收功能

皮肤具有吸收外界物质的能力。皮肤主要通过以下 3 种途径进行吸收：一是角质层，二是毛囊、皮脂腺，三是汗管。

皮肤的吸收能力受多种因素影响。一般而言，皮肤角质层越薄的部位，吸收能力越强；水溶性物质不易被吸收，而脂溶性物质（如脂溶性维生素、脂溶性激素）吸收良好；环境温度越高，皮肤血管越加扩张，血液流动越快，皮肤吸收能力越强。

儿童皮肤表面积大，皮肤薄嫩，且渗透性很强，有机农药、酒精等都可能经皮肤被吸收到体内，引起中毒反应，因此，凡是盛过有毒物品的容器一定要妥善处理和安放，绝对不能让儿童触碰，以免中毒。

（三）感觉功能

皮肤内含各种感觉神经末梢和特殊感受器，因而皮肤是感觉器官。皮肤的感觉可以分为两类，一类是单一感觉，如触觉、痛觉、压觉、痒觉、冷觉和温觉；一类是复合感觉，如湿、糙、硬、软、光滑等。一般认为，触觉和痛觉、痒觉密切相关，若触觉不发达，往往对痛觉的定位亦不灵敏，故我们要注重发展儿童的触觉，让儿童多玩玩具，触摸日用品及各种自然物质。

（四）分泌和排泄功能

皮肤主要通过汗腺和皮脂腺来完成分泌和排泄功能。

婴幼儿由于体格发育快，身体代谢旺盛，活动量大，交感神经兴奋性高，所以年龄越小，越容易出汗。晚上刚入睡时，婴幼儿的交感神经兴奋性较高，引起汗液分泌较多，特别多汗的部位是上半身和头部。但等到婴幼儿熟睡以后，交感神经兴奋性受到抑制，汗液也会逐渐减少。所以，在婴幼儿刚入睡时，不必给他（她）盖太厚，待熟睡后，则须防止他（她）踢被子而着凉。

（五）体温调节功能

皮肤对体温保持恒定具有重要的调节作用。皮下脂肪可保存体内热量，维持体温；体温过高或外界环境温度过高时，皮下血管扩张，皮下血流量显著增多，汗腺分泌增强，使体热散发；在寒冷环境中，皮肤血管收缩，血流量减少，汗腺分泌减弱，有利于保持恒定的体温。

婴幼儿皮肤面积与体重之比是成人的 2.5—3 倍，故婴幼儿经皮肤吸收和散热的面积相对较大。由于婴幼儿体表面积相对成人大，环境温度过低时散热较成人多，易受凉或致皮肤冻伤；体温调节中枢发育不完善，环境温度过高时易受热中暑。故日常生活中要注意季节和气候变化，及时为婴幼儿增减衣物，注意保暖和散热。

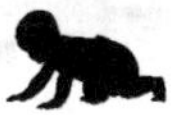

（六）代谢功能

皮肤中的葡萄糖可通过酵解为机体提供能量。表皮中含有丰富的花生四烯酸，在日光作用下可合成维生素 D，从而促进钙的吸收，有利于预防佝偻病。皮肤还是机体重要的贮水库，儿童皮肤含水量高于成人。真皮层中的水分对整个机体的水分调节起到一定作用，当机体脱水时，皮肤可提供其水分的 5%—10% 以维持血容量的稳定。

第十一节　眼、耳、口腔

一、眼

（一）眼的结构

视觉系统包括眼球、眼眶及眼的附属器、视路，以及眼球的相关血管和神经结构等。

眼球由眼球壁和眼球内容物组成（图 1–29）。眼球壁：除前部角膜外可分为 3 层，外层纤维膜、中层葡萄膜和内层视网膜。眼球内容物：包括房水、晶状体和玻璃体 3 种透明物质，光线进入眼内通过它们到达视网膜，它们与角膜一并称为眼的屈光介质。

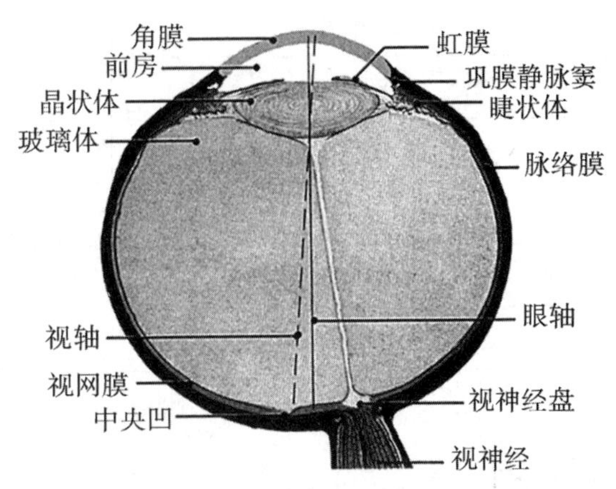

图 1–29　眼球横断面

（二）各年龄段视觉发育

人眼的屈光系统相当于一组凸透镜，睫状肌的收缩及舒张可调节其屈光力，儿童期此调节力最强，另外，儿童晶状体弹性很好，调节范围广。眼球的晶状体在睫状肌的配合下，使眼睛能看清远近不同的物体。儿童期正是身体的各项生理结构成长旺盛期，由于晶状体的弹性很好，晶状体可依靠自身的可塑性和弹力进行不断调节，而睫状肌的肌力也很充足，因而即便长时间近距离看书，眼睛也不会感觉疲劳，但长此以往，造成睫状肌疲劳，于是形成了近视眼。所以，教育儿童保持眼与书本的适当距离，持续近距离注视每次不宜超过 30 分钟，每天累计时间建议不超过 1 小时。

视觉发育是有一定规律的，儿童眼球的前后径距离短，物体成像于视网膜后面，5 岁以前可以有生理性远视。出生后，随着年龄不断增长，视觉功能不断完善，3 岁之前为视觉发育关键期，4—6 岁为敏感期，7 岁以后儿童视觉发育逐渐成熟（表 1–3）。

表 1–3 视力变化的规律性

年龄	表现
初生	有光感，被手电筒光照后，有皱眉动作
2 周	对 50cm 灯光移近可引起少量辐辏反射
1 个月	开始有保护性瞬目反射
2 个月	能注视大的物体
3 个月	眼可追随目标，头也随之转动，会认识母亲
4 个月	少数能看自己的手，有时能用手去接触物体
5—6 个月	持续注视一物体时间延长，且双眼协调一致地转动
7—8 个月	能较好地分辨人，能稳定注视，准确地拿东西
9 个月	可看清 5mm 直径的白圆板
12 个月	具有躲避外来刺激的能力，视力 0.1
18 个月	喜欢红色及玩具，视力 0.3
2 岁	对天空的飞机有兴趣，视力 0.4
3 岁	视力可达 0.6
4—5 岁	大部分孩子视力 0.8—1.0
6 岁	视力发育已接近完成

二、耳

（一）耳的结构

耳从部位及功能上分为外耳、中耳及内耳 3 部分。

1. 外耳

外耳由耳廓及外耳道组成，人们俗称的“耳朵”通常只是指“耳廓”，为肉眼可见的部分，俗称的“耳洞”即为“外耳道”。耳廓呈喇叭状，具有收集声音的功能，双侧耳廓同时收集，可以辨别声源的方向。外耳道主要起到传声作用，同时由于共振作用能够对 3000 Hz 频率的声音起到放大作用。

2. 中耳

外耳道以内为中耳，可分为鼓室、鼓窦、乳突和咽鼓管。鼓室和咽鼓管与听力相关性强，这里重点讲解。鼓室外侧为鼓膜，内侧为内耳，前面有咽鼓管，后面是乳突，内含 3 个听小骨组成的听骨链和鼓室肌肉。鼓膜即人们俗称的“耳膜”，正常的耳膜呈毛玻璃样半透明状。其与听骨链连接，鼓膜的振动可通过听骨链传到内耳的“窗户”——前庭窗，进而将

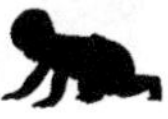

声波传到内耳。因为鼓膜的振动面积是前庭窗的17倍，所以通过杠杆作用，中耳除了将声音传进内耳外，还将声波放大了17倍，能基本抵消声音从空气传导内耳消耗的能量。咽鼓管，顾名思义，是一条一边连着鼓室一边连着咽部的管道，其主要功能有排除中耳的分泌物、平衡中耳腔和外界的气压。

3. 内耳

内耳极其复杂及精细，主要由耳蜗、前庭和半规管组成。耳蜗形似蜗牛，其内的毛细胞可将中耳传入的声音转变成生物电，通过听神经传导到大脑，大脑听觉中枢再通过分析处理转变成人听到的声音。前庭和半规管主要与人体的平衡有关系。

（二）听觉的产生

了解了听力学的应用解剖，就知道了人是如何听到声音的，也就是听觉的产生（图1–30）。

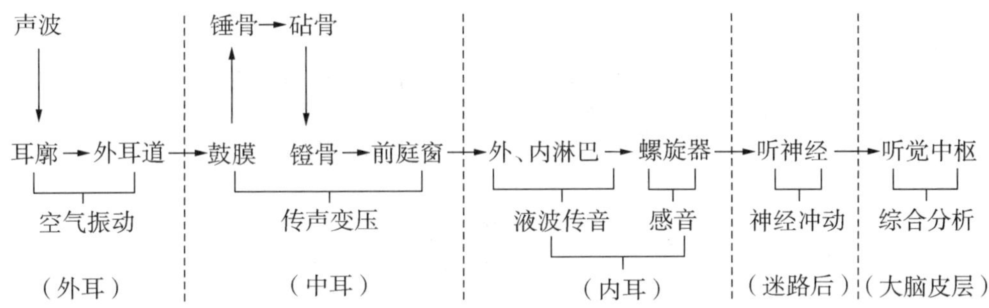

图1–30 听觉的产生示意图

（三）听力的重要性

正常听力是产生语言的必要条件。没有听力的儿童，是学不会说话的，所谓“十聋九哑”就是这个道理。即使有轻度听力障碍的儿童，因为其听不清楚，往往也是学话慢、学话少、口齿不清。听力有问题的儿童还往往伴有心理问题，如脾气暴躁、暴力倾向、孤独症等。因此，听力对于儿童的语言发育、智力发育和心理发育均极其重要。

三、口腔

口腔内有牙齿和舌，并有3对唾液腺（腮腺、下颌下腺、舌下腺）开口于口腔黏膜表面。舌和唾液腺内容详见本章第四节消化系统，本节重点介绍乳牙。

（一）牙齿的结构

牙是人体最坚硬的结构，镶嵌于上、下颌骨的牙槽内。每个牙分为牙冠、牙颈和牙根3

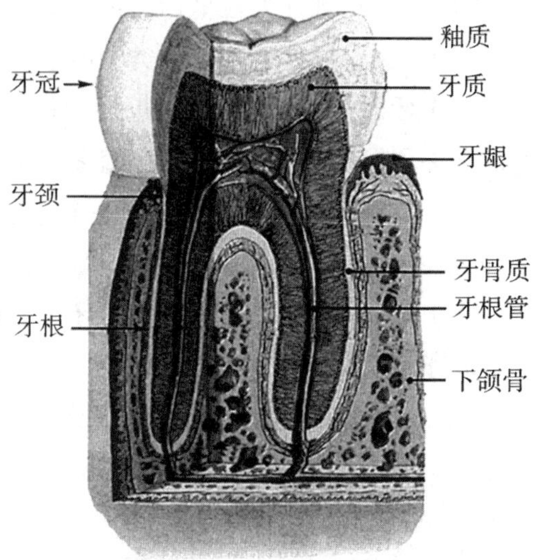

图1–31 牙的构造

部分。露出于口腔内的称牙冠，嵌于牙槽内的称牙根，牙冠与牙根交界部分称牙颈。牙主要由牙质构成，牙冠的外面覆以光亮坚硬的釉质，牙根和牙颈表面包有牙骨质，牙质内部的腔隙称牙腔，腔内有牙髓，由神经、血管和结缔组织构成，当牙髓感染，常引起剧烈疼痛（图 1–31）。

（二）乳牙

1. 乳牙的命名及位置

人的一生有两套牙齿，一套是乳牙，另一套是恒牙。乳牙于婴儿出生后 6 个月左右开始陆续萌出，2.5—3 岁左右全部萌出，全口共 20 颗乳牙，分为上、下、左、右 4 个区域，自中线向远中分别命名为乳中切牙、乳侧切牙、乳尖牙、第 1 乳磨牙和第 2 乳磨牙。乳牙的临床记录符号常用英文字母或罗马数字表示，即为 A、B、C、D、E 或 Ⅰ、Ⅱ、Ⅲ、Ⅳ、Ⅴ（图 1–32）。

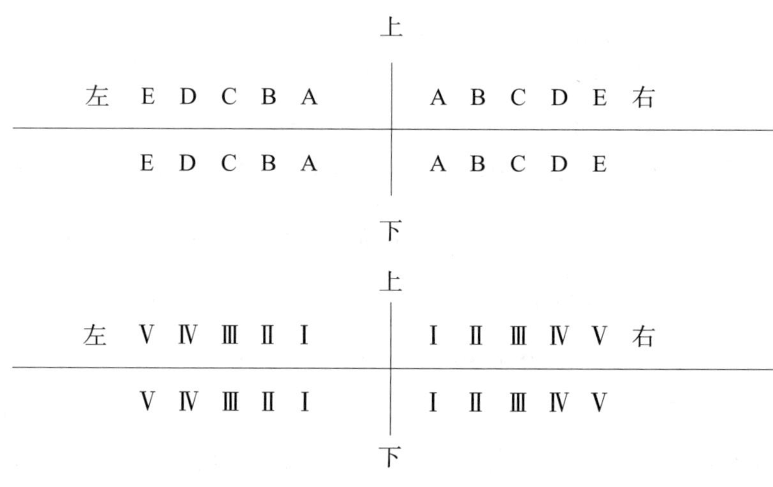

图 1–32 牙位的标记

2. 乳牙牙体形态特点

（1）色泽：乳牙牙冠呈青白色或近白色。

（2）大小：乳牙均小于同类的恒牙。

（3）牙冠外形：乳牙牙冠近远中径较大，高度较短；乳牙牙颈部明显缩短；乳磨牙牙合面的牙尖和发育沟较复杂，且小窝多。

（4）牙根形态：乳前牙均为一个牙根，唇舌向呈扁平状，自根中部开始稍向唇侧弯曲；上颌乳磨牙有一个腭侧根、两个颊侧根；下颌乳磨牙有两个根即近中根和远中根。

（5）冠根比例：乳牙的牙根与牙冠的长度比例较恒牙大。

3. 乳牙牙髓腔形态特点

乳牙的髓腔形态与牙的外形一致，表现为髓室大、髓角高、根管粗大、髓腔壁薄及根尖孔大等特点。

4. 乳牙的组织结构特点

乳牙的组织结构分为牙釉质、牙本质、牙骨质、牙髓。

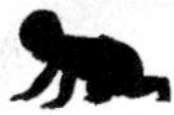

（1）牙釉质：其化学组成主要是羟磷灰石的结晶，化学分子式为 $Ca_{10}(PO_4)_6(OH)_2$，乳牙釉质比恒牙易受酸的作用而脱钙，也易受氟化物的作用而增强抗酸性。

（2）牙本质：其厚度约为恒牙的 1/2 且矿化不如恒牙良好、硬度低而易磨耗。

（3）牙髓：乳牙牙髓细胞丰富，胶原纤维较少且细，神经纤维分布稀疏故乳牙感觉不如恒牙敏感。

5. 乳牙的发育

乳牙在胚胎 6 周时已逐渐开始发育，出生时有 20 枚乳牙胚，被牙龈覆盖。多数婴儿乳牙在 4—10 个月（平均 6 个月）时开始萌出，到 3 岁左右出齐，共 20 个，上下颌各 10 个（表 1–14）。乳牙萌出顺序、萌出时间个体差异很大。但若 13 个月时仍未萌牙，则称为萌牙延迟，可能是特发性的，也可能与遗传、疾病及食物性状相关，家长须及时带幼儿就医。萌牙为正常生理现象，但可伴有低热、流涎、烦躁及睡眠不安等。牙齿的健康生长和蛋白质、钙和磷等矿物质、维生素 C、维生素 D 等营养素和甲状腺素有关。

表 1–4　乳牙萌出和脱落时间表

乳牙名称	萌出时间	脱落时间
乳中切牙	6—8 个月	7 岁
乳侧切牙	6—10 个月	8 岁
乳尖牙	16—20 个月	12 岁
第 1 乳磨牙	12—16 个月	10 岁
第 2 乳磨牙	20—30 个月	11—12 岁

婴幼儿颌骨发育未成熟，口腔较小，20 枚乳牙只能完成半固体食物的咀嚼；儿童期颅面骨和颌骨发育逐渐成熟，乳牙亦逐渐过渡为恒牙。乳牙间距较大，有益于恒牙的萌出。乳牙还有保留恒牙位置的作用，有助于恒牙健康发育，如第 2 乳磨牙的存在有助于第 1 恒磨牙的发育。乳牙发生龋齿或感染可致恒牙萌出以后黑斑。2—5 岁儿童食物质地太软，咀嚼不足可导致换牙期出现双排牙（恒牙萌出，乳牙未脱落）。因此，乳牙不仅是婴儿期、幼儿期和学龄期咀嚼器官的主要组成部分，有助于儿童的生长发育，也引导恒牙的萌出及恒牙列的形成，对于辅助发音、美观及心理健康等都起重要的作用。幼儿园教师在日常工作中要注意观察幼儿牙齿发育情况，及时与家长沟通，建议家长在幼儿牙齿异常时及时带其就医。

本章小结

本章按人体器官功能系统（运动、呼吸、消化、泌尿、内分泌、神经、心血管、免疫、感觉器官等）阐述各系统、器官的组成、形态、位置、结构与功能，并由浅入深地侧重介绍各局部组成结构的形态与毗邻关系。掌握学前儿童各系统、器官的发育规律及与成人相比的不同之处，即可以根据各系统“生理特点—发育规律—保健要点”的逻辑思路进行学习，为后续学习奠定专业基础。

延伸学习

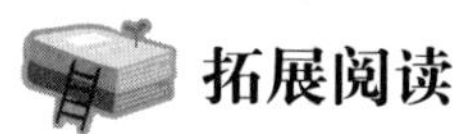

拓展阅读

新生儿呼吸窘迫综合征

胎儿在发育30周左右才有肺泡表面活性物质的分泌，到分娩前达高峰。临床上有些早产儿，尤其是胎龄小于32—33周的早产儿，因其肺泡Ⅱ型上皮细胞尚未发育成熟，肺表面活性物质缺乏而导致的进行性肺泡不张、肺液转运障碍、肺毛细血管—肺泡间高通透性渗出性病变，出生后不久即出现进行性呼吸困难、发绀、呼气性呻吟、吸气性三凹征和呼吸衰竭，严重者甚至死亡。

胃结肠反射

胃结肠反射是指每当胃部有食物进入时，会刺激消化道活动，引起结肠蠕动。人们常说，“孩子是直肠子，吃完就想拉”，这是因为婴儿有明显的胃结肠反射，食物进到胃里，就会反射性地引起肠子加快蠕动，将粪便推向直肠、肛门。所以婴儿进食时，就可能发生一边吃一边拉的情况。

儿童糖尿病

儿童糖尿病，大多属于胰岛素依赖型糖尿病（Ⅰ型），其病因与遗传、病毒感染及免疫因素有关，需终身用胰岛素治疗。由于胰岛素分泌不足，内分泌代谢紊乱，以碳水化合物、蛋白质及脂肪代谢紊乱为主，引起高血糖及尿糖，最早出现的症状是“三多一少”，即多饮、多食、多尿，体重不增或减轻，儿童易出现酮症酸中毒，后期常有血管病变，眼及肾脏受累。儿童糖尿病以5—6岁及10—14岁儿童多发，5岁以下儿童少见。目前，儿童Ⅱ型糖尿病发病率也在提高，早发现、早诊断、早治疗，对于促进儿童健康成长具有重要意义。

学习活动

1. 合理运用实物、标本、录像、多媒体课件等，帮助学生学会观察和描述各器官肉眼结构的正常形态，学会将知识按系统进行串联、归纳、总结提高的综合能力。

2. 通过开展研讨活动，初步锻炼学生的思维能力，理解学前儿童身体各系统、各器官的发育特点及如何开展保健措施。

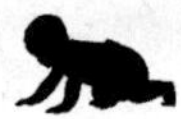

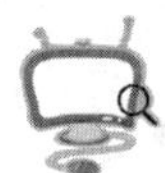

复习与思考

1. 骨有几种连接方式？
2. 为什么说小肠是消化、吸收的主要场所？
3. 为什么女性更容易发生泌尿道感染？
4. 皮肤有哪些生理功能？
5. 学前儿童为何容易发生低血糖？
6. 乳牙的生理功能有哪些？

第二章 婴幼儿体格生长发育与测量评价

学习目标

1. 知识目标

（1）掌握婴幼儿体格生长发育的基本规律、各系统的生理特点，以及影响婴幼儿体格生长发育的因素。

（2）熟悉体格生长发育的测量指标（形态指标和功能指标）及测量方法，以及体格生长发育评价（要求、标准、方法）。

2. 能力目标

能够在教育活动中灵活应用，解决婴幼儿卫生保健实践中所存在的具体保育问题及生长发育的测量、评价问题。

第一节 婴幼儿体格生长发育

婴幼儿与成人的最大区别在于婴幼儿处于不断生长发育的过程中。这一过程相当复杂，既存在个体、地区、国家或种族的差异，又有共同规律可循。婴幼儿生长发育的规律是指婴幼儿群体在生长发育中的一般现象。

一、婴幼儿体格生长发育总规律

（一）生长发育的连续性和阶段性

从受精卵到长大成人，婴幼儿的生长发育不断进行，即体格生长发育是一个连续的过程。在这一过程中量变和质变常同时进行，因而形成了不同的生长阶段，各个阶段各有特点，但前后阶段又相互紧密衔接，后一阶段的发展必须以前一阶段为基础，不可跳跃。例如进食，是一个从流质食物进而半流质食物再到固体食物的过程；再如行走，亦须先经抬头、转头、上肢取物、翻身、直坐、爬行、站立等步骤。任何一个阶段的发育障碍都会对下一阶段的发育产生不良影响。

 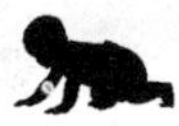

（二）生长发育的程序性

婴幼儿身体各部分的生长发育有一定的程序，这一程序由基因控制。就身体各部形态发育而言，遵循躯干先于四肢，肢体近端先于远端的程序。从妊娠到出生，头颅生长最快；从出生到 1 岁，躯干生长最快。因此，胚胎 2 个月时头长占总身长的 1/2，出生时头长占身长的 1/4，到成人时头长只占身高的 1/8。

（三）生长发育的不均衡性

人体体格发育虽是一个连续的过程，但连续过程中生长速度并不完全相同，呈非匀速性生长，即不均衡性。这种不均衡性主要表现在以下 3 个方面。

1. 身高、体重增长的不均衡性

出生后的第 1 年是第 1 个生长高峰，身长约增加 25 cm，体重约增加 6 kg，第 2 年后生长速度趋于稳定，青春期生长速度又加快，为出生后的第 2 个生长高峰。整个儿童期体格生长速度呈波浪式，其体格生长速度曲线大致呈一个横“S”形。

2. 身体各部分发育的不均衡性

身体各部分的生长速度不一致，因此，身体各部分的增长幅度也不一样。从出生到长大成人，头只长了 1 倍，躯干增长了 2 倍，上肢增长了 3 倍，下肢增长了 4 倍（图 2-1）。

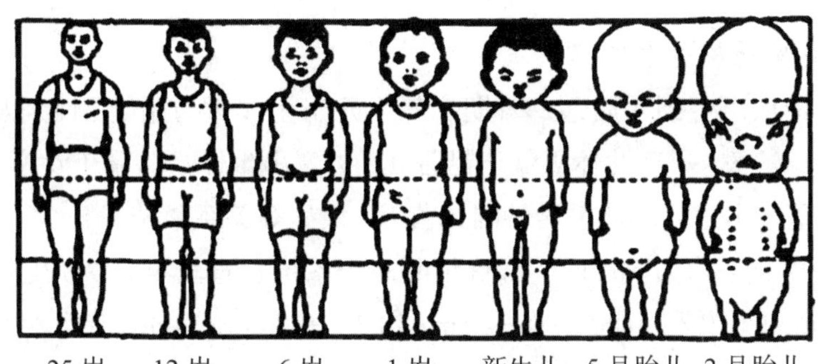

25 岁　12 岁　6 岁　1 岁　新生儿　5 月胎儿　2 月胎儿

图 2-1　人体从出生到成年的生长发育规律

3. 身体各系统发育趋势的不均衡性

神经系统发育较早。神经系统在出生后 2 年内发育最快。新生儿脑重约为成人脑重的 25%，2.5—3 岁时的脑重约为成人的 75%，6 岁时的脑重已相当于成人的 90%。

淋巴系统发育较快。婴儿出生后淋巴系统生长迅速，青春期前（约 10 岁前）即达顶峰，以后逐渐萎缩，降至成人水平。

生殖系统发育较晚。生殖系统在出生后 10 年里处于静止状态，几乎无发育，青春期迅速发育，很快达到成人水平。

婴幼儿期其他系统或组织器官，如呼吸、循环、消化、泌尿、骨骼、肌肉及脂肪的发育趋势大致与身高、体重的增长平行。

（四）生长发育的相互关联性

婴幼儿期人体各部分的生长发育在时间和速度上虽不均衡，但人体是统一完整的机体，各系统的发育并不是孤立的，而是相互联系，相互影响的。某一系统的发育常可促进其他系统的发育，如各个系统的发育均以机体摄入充分的氧气和营养物质为前提，而氧气的吸入依赖呼吸系统，营养物质的摄入依赖消化系统，氧气与营养物质的运输又依赖循环系统。故各个系统间是相互协调的，从而使机体能很好地适应内、外环境的变化。

（五）生长发育的个体差异性

婴幼儿生长发育虽按一定的总规律进行，但正常的个体之间在一定的范围内受遗传与环境的影响。因此，婴幼儿的生长发育存在个体差异。如同性别、同年龄的儿童群体中，每个儿童的体型特点、生长水平、生长速度、心理特点均不尽相同，即使在一对同卵双生子之间亦存在细微差别。

正因为没有两个婴幼儿的发育水平和发育过程会一模一样，所以在评价某个婴幼儿的生长发育状况时须避免将“正常值”作为评价的唯一依据，或是简单地将一个婴幼儿与其他婴幼儿比较，并据此得出片面的结论。评价时必须考虑到个体发育的差异性，才能作出正确的判断。

二、婴幼儿各时期体格生长发育特点

（一）新生儿期体格生长特点

新生儿期是指从出生到 4 周这一时期。新生儿出生体重与胎龄、性别及母亲妊娠期营养状况密切相关。一般，早产儿体重低于足月儿，男童出生体重略高于女童，宫内发育亦影响新生儿出生体重。出生后的体重增长则与营养、疾病等关系紧密。

正常新生儿身长平均为 50 cm。因胎儿期神经系统发育较早，故新生儿出生时平均头围可达 34—35 cm，胸围较头围略小 1—2 cm，约 32—33 cm，以便于胎儿娩出。

（二）婴儿期体格生长特点

婴儿期是指从出生到 1 周岁之前这一时期。婴儿在 1—4 个月时体格生长虽较新生儿期略微下降，但仍非常迅速。调查资料显示，3—4 个月的婴儿体重约为出生时体重的 2 倍；身长约 62—63 cm，较出生时增长约 12—13 cm；头围约 41 cm，较出生时增长 6—7 cm。3—4 个月以后婴儿的体重、身长与头围增长均减慢，12 个月时体重约为出生时体重的 3 倍，身长及头围约为出生时的 1.5 倍。胸围增长较快，12 个月时胸围约等于头围。

（三）幼儿期体格生长特点

幼儿期是指 1—3 岁这一时期。幼儿期生长速度逐渐减慢，1—2 岁时体重增加约 2.5—3 kg，身长增加约 13 cm；2—3 岁时体重增加约 2—3 kg，身长增加约 7—8 cm；2 岁时头围约 48 cm，达成人头围的 90%，以后头围增长缓慢，3—18 岁共增长约 5 cm；幼儿期开始胸围生长速度大于头围，至青春期前胸围将大于头围。

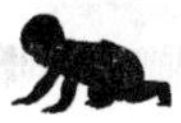

三、影响婴幼儿体格生长发育的因素

婴幼儿的生长发育是一个极其复杂的过程，是个体在生物学、体内环境及外界环境等因素相互作用下的结果。

（一）年龄

年龄与生长速度有关，年龄越小生长速度越快。出生后第 1 年是体格生长增长最快的时期，为第 1 个生长高峰。幼儿期后儿童生长速度逐渐减慢，至青春期儿童生长出现第 2 个生长高峰。进入学龄期，尤其在青春期性成熟时因性激素的影响，男童肌肉占体重的比例明显高于女童，肌力在 14 岁时几乎是女童的一倍，平均身高、体重均较同龄女童高。

（二）种族和遗传

一般来说，不同种族的儿童生长发育存在一定的差异。就全世界而言，黑色人种儿童身材较白色人种儿童高，白色人种儿童身材较黄色人种儿童高。就我国不同民族而言，身高差异亦较显著，如藏族、维吾尔族、朝鲜族、蒙古族身材较汉族、彝族等高大。而遗传物质是影响体格生长的重要原因，故儿童生长发育的特征、潜力、趋向等受父母双方遗传因素的影响。儿童生长发育的多种生理指标，如身高、体重、血压等都有不同程度的遗传趋向。最典型的是身高发育，在良好的生活环境中，身高发育 75% 取决于遗传因素，父母身材高的，子女身材也高，反之亦然。遗传还决定正常儿童的身高生长速度、青春期生长高峰到来的年龄、面部特征、肤色、毛发颜色、体型等。

（三）母亲因素

1. 产前因素

胎儿在宫内的生长发育受孕母生活环境、营养、情绪、疾病等多种因素影响。妊娠期母亲营养丰富、心情愉悦、身体健康，则胎儿发育良好。若母亲妊娠期吸烟，则可能影响婴儿生长发育，甚至导致胎儿早产；孕母长期酗酒，可能引起胎儿酒精综合征，导致胎儿在宫内生长迟缓，可能出现面部畸形；母亲妊娠早期感染风疹病毒、巨细胞病毒或弓形虫等，可导致胎儿先天畸形；妊娠期严重营养不良亦可引起流产、早产和胎儿体格生长及脑的发育迟缓；母亲妊娠早期受到某些药物、X 线照射、精神创伤的影响，可使胎儿发育受阻。

2. 围产因素

胎儿出生时若发生产伤、窒息或败血症等情况，会严重影响出生后的生长发育。早产儿及低体重儿生长发育较正常足月儿迟缓。

（四）营养

儿童尤其是婴幼儿生长发育迅速，营养素是儿童体格生长的物质基础，年龄越小，受营养的影响越大。儿童须摄取蛋白质、脂肪、矿物质、维生素等各种营养素来满足生长的需要。婴幼儿期营养素的缺乏可导致生长迟缓，甚至影响重要器官的发育，使身体免疫、内分泌、神经调节等功能低下，增加发生某些慢性疾病的危险。营养过剩则会导致儿童超重，甚至肥胖，同样影响生长发育。

（五）疾病

疾病对儿童生长发育的影响非常直接。急性细菌感染发热时，营养物质消耗增加，常使体重减轻。某些急性传染病，如流脑、乙脑、脊髓灰质炎等，不仅会导致严重后遗症，甚至危及儿童生命。长期慢性疾病如肺结核、慢性腹泻、先天性心脏病等则影响儿童身高和体重的增长。内分泌疾病常引起骨骼生长和神经系统发育迟缓。

（六）体育锻炼

机体缺乏体育锻炼时可致体能降低，从而增加发生慢性疾病的机会，如心血管疾病、糖尿病、肥胖等。相反，中、高强度的体育活动可加快机体新陈代谢，刺激或改善呼吸、循环、运动系统各器官组织的适应功能。适当的体育锻炼可使人心情愉快，食欲增加，促进营养物质的吸收。因此，体育锻炼是促进儿童身体发育，增强体质的有效手段。

（七）环境

1. 家庭环境

儿童的生长发育和父母文化程度、家庭经济水平及家庭氛围密切相关。受教育程度高的家长更加会积极支持母乳喂养，使婴儿体格生长发育有充足的营养。家长有好的养育态度、科学喂养及卫生保健知识均会对儿童体格生长产生积极影响。文化程度高的父母更注重儿童养成有规律、有节奏的生活习惯。好的生活习惯可保证儿童适当的体育锻炼、定时进餐、充足的睡眠时间，这些均是儿童健康成长的必要条件。

经济水平较高的家庭能给儿童提供较好的医疗条件、营养、生长环境，使儿童的生长潜力得到充分发挥。

父母稳定的婚姻关系造就和睦的家庭氛围。研究表明，生活在愉快家庭氛围中的儿童生长激素水平明显较情感剥夺的儿童高。

2. 自然环境

清新的空气、充足的阳光、清洁的水源及丰富的植被组成良好的自然环境，有益于儿童健康的生长发育。一般而言，儿童在春季和秋季生长发育较夏季快，这与春、秋季气温适宜，儿童户外活动量较大，食欲较旺盛有关。

3. 社会环境

社会整体经济水平的提高可使人民生活水平提高，医疗条件得到改善，儿童预防接种更普及，使部分危害儿童健康的传染病得到有效控制，儿童生长发育水平相应得到明显提高。

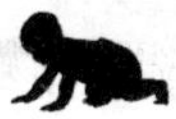

第二节 体格生长发育的测量

一、生长发育的测量指标

评价儿童的生长发育情况有一定的指标，主要包括形态指标和生理功能指标。掌握这些指标的正确测量方法，通过与发育正常标准值比较分析，能对儿童的身体生长发育情况作出正确的评价，为家长及幼教工作者科学育儿提供指导。

（一）形态指标

生长发育的形态指标是指身体及其各部分在形态上能够测量出的各种量度，主要包括体重、身高（身长）、坐高（顶臀长）、头围、胸围、腰围、上臂围等，其中以身高（身长）和体重最为重要，也最常用。以上指标测试均较方便，能为准确评价儿童生长发育水平及速度提供重要信息。

1. 体重

体重是指人体各器官、系统、体液的总重量。体重易于准确测量，是最易获得的能综合反映儿童骨骼、肌肉、皮下脂肪及内脏器官的发育、增长情况的指标，还能作为医生计算儿童药量的依据。

新生儿出生体重与胎次、胎龄、性别及宫内营养状况相关。世界卫生组织公布的正常足月新生儿体重参考值为男婴 3.3 kg，女婴 3.2 kg。随年龄的增加儿童体重的增长速度逐渐减慢。正常足月新生儿第 1 个月体重增加 1—1.5 kg，生后 3 个月体重约为出生时体重的 2 倍。第 1 年内婴儿前 3 个月体重的增加值约等于后 9 个月体重的增加值，也就是说婴儿 1 岁时体重约为出生时的 3 倍（9 kg），是出生后体重增长最快的时期，是第 1 个生长高峰。出生后第 2 年体重增加 2.5—3.5 kg，2 岁时体重约为出生时的 4 倍（12 kg）。2 岁后到青春期前，体重增长减慢，约每年增长 2 kg。

2. 身高（身长）

身高（身长）指头部、脊柱与下肢长度的总和，即人体站立时颅顶至脚跟的垂直高度。多数 3 岁以下儿童立位测量身高不易准确，常取仰卧位测量，故婴幼儿的身高又称身长。身长是最基本的形态指标之一，能反映全身生长的水平和速度。

身高（身长）有较大的个体差异，受遗传、内分泌、宫内生长水平的影响比较明显，短期的疾病及营养波动一般不会影响身高（身长）的生长。身高（身长）的增长规律与体重相似，年龄越小，增长越快。新生儿出生时身长平均为 50 cm，生后第 1 年增长最快，为第 1 个生长高峰，前 3 个月约增长 11—12 cm，约等于后 9 个月增长值，故出生第 1 年身长增长约 25 cm，达 75 cm。出生后第 2 年身长增长速度减慢，约增加 10 cm，即 2 岁时身长约

85 cm。2 岁以后身高每年增长 5—7.5 cm。

3. 坐高（顶臀长）

坐高是头顶到坐骨结节的长度。3 岁以下儿童坐姿测量不易准确，常取仰卧位测量，故坐高又称顶臀长。坐高增长代表头颅与脊柱的生长。

4. 头围

头围反映脑和颅骨的生长发育情况。足月新生儿出生时头围约 32—34 cm，出生后第 1 年前 3 个月头围的增长（6 cm）约等于后 9 个月头围的增长（6 cm），1 岁时头围约 46 cm。出生后第 2 年头围增长减慢，约 2 cm，即 2 岁时头围约 48 cm。2—15 岁头围增长缓慢，共增长 6—7 cm。因此，头围的测量在 2 岁以内最有意义。

5. 胸围

胸围反映胸廓、胸肌、背肌、皮下脂肪及肺的生长发育情况，因此在一定程度上说明身体形态和呼吸器官的发育状况，以及体育锻炼的效果。

新生儿出生时胸围约 32 cm，略小于头围 1—2 cm。出生后第 1 年胸围增长最快，约 12 cm，1 岁时胸围约等于头围，1 岁至青春前期胸围大于头围，约为头围 + 年龄 − 1 cm。

6. 腰围

腰围反映腰部肌肉、骨骼及皮下脂肪的生长发育情况。

7. 上臂围

上臂围代表肌肉、骨骼、皮下脂肪和皮肤的生长。1 岁以内上臂围增长迅速，1—5 岁增长缓慢，约 1—2 cm。有人认为，若无条件测量身高和体重，可用上臂围测量来筛查 5 岁以下儿童营养状况：＞ 13.5 cm 为营养良好；12.5—13.5 cm 为营养中等；＜ 12.5 cm 为营养不良。

（二）生理功能指标

生理功能指标是指身体各器官、系统在生理功能上可测出的各种量度。反映骨骼肌肉系统的指标有握力和背肌力；反映呼吸功能的指标有呼吸频率、肺活量、肺通气量等；反映心血管系统功能的指标有血压、脉搏等。

1. 肺活量

肺活量是尽力吸气后，从肺内所能呼出的最大气体量。肺活量能在一定程度上反映呼吸肌的力量、肺的容量及其发育情况。肺活量有较大的个体差异，与身材大小、性别、年龄、体位、呼吸肌强弱等因素有关。

2. 呼吸频率

呼吸频率是指每分钟呼吸的次数，年龄越小，频率越快。

3. 脉搏

为体表可触摸到的动脉搏动。血液经由心脏的左心室收缩而挤压流入主动脉，随即传递到全身动脉。动脉为富有弹性的结缔组织与肌肉所形成的管路。当大量血液进入动脉将使动脉压力变大而使管径扩张，在体表较浅处动脉即可感受到此扩张，即所谓的脉搏。脉搏反映心血管系统的功能状况。

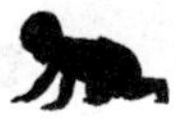

4. 血压

血管内流动的血液对血管侧壁的压强，即单位面积上的压力，称为血压。平时所称血压是指动脉血压，是反映心血管系统功能的另一重要指标。

二、测量生长发育指标的方法

（一）测量形态指标

1. 测量体重

体重测量应在儿童排空大小便、空腹、裸体或仅穿内衣的情况下进行，也可在测量后减去衣物重量。称体重时，1 岁以下婴儿宜取卧位，1—3 岁幼儿可坐位测量，3 岁以上可取站立位，双手自然下垂，避免摇动或接触其他物体，以确保测量的准确性。

体重测量常用工具有电子秤、盘式杠杆秤、坐式杠杆秤、立式杠杆秤及中式木杆式钩秤等。测量前应先校正“零”点，使用杠杆秤测量时通过放置砝码及调整游锤位置使杠杆平衡，记录读数。读数时须以千克（kg）为单位，1 岁以内精确到 0.01 kg，1—3 岁精确到 0.05 kg，3 岁以上精确到 0.1 kg。

当无条件测量体重时，可用以下公式估算正常儿童体重（表 2–1）：

表 2–1　正常儿童体重估算公式

年龄	体重
6 个月以内	出生体重（g）+ 月龄 ×700g
7 个月—1 岁	6000 g + 月龄 ×250g
2—7 岁	年龄 ×2 + 8（kg）

2. 测量身高（身长）

多数 3 岁以下婴幼儿立位测量身高不易准确，常取仰卧位测量，放置于标准的量床，由两位测量者来测量其身长。婴幼儿脱去鞋、袜、帽，仰卧于量床底板中线，一测量者将儿童头扶正，面向上，两耳在一水平线上，头顶接触头板。另一测量者立于儿童右侧，左手握住儿童双膝固定，使其双下肢伸直并紧贴量床底板，右手移动足板，使足板紧贴儿童两足跟部。量床上两侧刻度读数一致时读取刻度，以厘米（cm）为单位，精确到 0.1 cm。若儿童上、下肢不等长，须分别测量。

3 岁以上儿童常用身高计或固定于墙壁上的立尺或软尺测量身高，宜清晨进行。受测儿童脱去鞋帽，条件允许可只穿背心和短裤，取立正姿势站在身高计的平台上，头部保持正中位置，双目平视前方，挺胸收腹，双臂自然下垂，足跟靠拢，足尖分开成 60°。待受测儿童头、两肩胛间、臀部和足跟同时靠于立柱后，测量者将测量板轻轻向下滑动，使测量板与受测者头部顶点接触，读取测量板与立柱刻度交叉数值，精确到 0.1 cm。

2—12 岁正常儿童身高（cm）估算公式为：年龄（岁）×6 + 77。

3. 测量坐高

3 岁以下婴幼儿测量顶臀长，同测量身高一样，使用标准量床进行。受测婴幼儿脱去鞋、袜、帽，仰卧于量床底板中线，一测量者将婴幼儿头扶正，面向上，两耳在一水平线上，头顶接触头板。另一测量者立于婴幼儿右侧，左手握住受测婴幼儿小腿并提起，使骶骨紧贴底板，膝关节弯曲后小腿与大腿成直角，大腿与底板成直角，移动足板紧贴臀部，量床两侧读数一致时读取刻度，精确到 0.1 cm。

3 岁以上儿童采用坐高计或固定于墙壁的立尺或软尺测量坐高。受测儿童坐于坐高计的坐板上或高度适宜的矮凳上，先身体前倾，骶部紧贴立柱或墙壁，然后坐直，大腿与坐板或凳面完全接触，使躯干与大腿成直角，大腿与小腿成直角，头部及两肩胛间贴于立柱或墙壁。测试者下移测量板与儿童头部顶点接触，读取刻度，精确到 0.1 cm。

4. 测量头围

测量头围时常使用无伸缩性的软尺进行。受测儿童取坐位，测量者位于儿童前方或右侧，左手拇指将软尺零点固定于儿童右侧眉弓上缘处，右手持软尺紧贴儿童头部皮肤（头发）经右侧耳上、枕骨粗隆（突起）与左侧眉弓上缘回至右侧眉弓上缘零点处。读出软尺与零点交叉的刻度即为头围，精确到 0.1 cm。

婴幼儿期连续追踪测量头围比一次测量头围更重要。头围大小与父母双方头围有关。较小的头围常提示脑发育不良，头围增长过速常提示脑积水。

5. 测量胸围

测量胸围亦采用无伸缩的软尺为工具。受测儿童取立位或卧位，双足分开与肩同宽，双肩放松，双上肢自然平放或下垂，保持平静，均匀呼吸。测量者位于儿童前方或右侧，左手拇指将软尺零点固定于受测者右侧乳头下缘，右手持软尺紧贴儿童胸壁，经右侧腋下、背部肩胛下角下缘、左侧腋下、左侧乳头下缘回至零点处，读取软尺与零点交叉处刻度，精确至 0.1 cm。

6. 测量腰围

测量腰围同样采用无伸缩的软尺为工具。受测儿童取立位，双足分开与肩同宽，双臂环抱于胸前，保持平静，均匀呼吸。测量者以受测者腋中线肋骨下缘和髂脊连线中点的水平位置为测量点，并在双侧测量点作标记，将皮尺下缘通过双侧测量点测量腰围，在平静呼气末读数，精确到 0.1 cm。

7. 测量上臂围

受测儿童取立位，双手自然下垂。测量者位于儿童左侧，左手将无伸缩性软尺零点固定在儿童左侧肩峰至尺骨鹰嘴连线的中点，右手将软尺贴皮肤绕臂一圈，读与零点交叉的刻度，精确到 0.1 cm。

（二）测量生理功能指标

1. 测量肺活量

测量肺活量时常使用湿式肺活量计。受测者取立位，先做一两次扩胸动作或深呼吸，

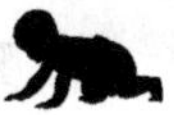

然后尽力深吸气，吸满后向肺活量计的吹嘴内以中等速度尽力深呼气，直到不能再呼气为止。此时，测试者立即关闭进气管的开关，待浮筒平稳后读数。对每位受测儿童测量 3 次，取最大值，单位为毫升（mL）。

2. 测量呼吸频率

测试应在安静状态下进行，可通过听诊或观察儿童腹部起伏情况获得，亦可将棉花少许置于小儿鼻孔边缘，观察棉花纤维的摆动而得。

3. 测量脉搏.

脉搏的个体差异较大，与体力活动和情绪变化相关，须在安静休息 15 分钟后测量。婴幼儿需通过检查股动脉或心脏听诊来检测脉搏数，年长儿一般选择较浅的动脉如桡动脉来检测。以桡动脉为例，受测者将右前臂置于桌上，测试者用食、中、环指触摸儿童腕部桡动脉，适当加压即可感受到桡动脉的搏动。连测 3 个 10 秒钟的脉搏数，若其中两次相同，并与另一次相差不超过 1 下，可认为是安静状态。此时再测量 1 分钟的脉搏数，予以记录。

4. 测量血压

血压高低易受情绪变化、体力活动、体位变化的影响，故须在受测者安静休息 15 分钟后再行测量。测量血压时应根据不同年龄选择不同宽度的袖带，一般而言，袖带的宽度应为上臂长度的 1/2—2/3。袖带过宽，测得的血压值较实际值低，袖带过窄，所测值较实际值为高。7 岁以下儿童常用 8 cm 宽袖带，新生儿多采用心电监护仪测定血压。

不同年龄小儿血压的正常值可用公式推算：收缩压（mmHg）= 80 +（年龄）× 2，舒张压约等于收缩压的 2/3。

第三节 体格生长发育的评价

儿童处于快速生长发育阶段，身体形态及各部分比例变化较大。充分了解儿童各阶段生长发育的规律、特点，正确评价儿童生长发育状况，及早发现问题，给予适当的指导和干预，对促进儿童的健康生长十分重要。

一、评价标准

生长发育标准是评价个体或集体儿童生长发育状况的统一尺度。一般通过一次性大样本横断面的人体测量，获得某几项生长发育指标的大量数据，并对这些数据进行统计学处理，所得的资料即可作为该地区儿童的生长发育评价标准。

评价标准一般分为现状标准和理想标准。现状标准又称参照值。因为未对其所选用的样本做严格筛选，只剔除患有各种明显可能影响生长发育的疾病或畸形的样本，故现状标准只能描述性地反映所代表人群生长发育的现实状况，即只代表一个地区一般儿童的生长发育水平，而非生长发育最好儿童的水平。

最好的标准是有前瞻性的，预示着儿童最佳生长所应达到的目标值。理想标准所选样本应来自于健康的、营养良好的、护理周到的儿童，测试数据应精确，研究人群应足够大，且能反映近期的生长方式。

通常来说，生长发育标准都是相对的、暂时的，只能在一定时间内适用于一定地区的一定人群。因为在各个不同的历史年代，社会生活水平和医疗条件不同，每过一段时间，儿童的生长发育水平会产生显著差异；同一历史年代，各个地区的经济水平有差异，致使不同地区的儿童生长发育水平也有一定的差异。另外，目前所实际运用的标准均不能达到理想标准的所有条件，且现实中参照值与标准值的区别难以界定。

二、评价内容

要对儿童的体格生长状况进行正确的评价，必须采用准确的测量用具及统一标准的测量方法，同时有适宜可用的参照标准，并定期纵向观察。儿童体格生长发育评价包括生长发育水平、生长速度及匀称程度 3 个方面。

（一）生长发育水平

将儿童某一年龄时点所获得的某一项体格生长发育指标测量值与参照值比较，得到该儿童在同性别、同年龄阶段人群中所处的位置，即为该儿童此项体格生长发育指标在此年龄的生长水平，评价结果通常以等级表示。生长水平包括所有单项体格生长指标，如身高（身长）、体重、头围、胸围、上臂围等。

生长发育水平评价的优点是简单、易于掌握和应用，可以准确反映群体或个体儿童所达到的体格发育水平，但不能反映个体儿童生长的获得过程或轨道，即不能说明过去存在的问题，也不能预示该儿童的生长趋势。

有些单项测量值也能反映生长发育水平，如骨龄可反映发育成熟度。体格测量值也可以发育的年龄来代表发育水平或成熟度，如一名 2 岁男童身高 76 cm，则其 2 岁时的身高发育水平为下等，身高的发育年龄相当于 1 岁。

早产儿体格生长有一允许的“落后”年龄范围。在对早产儿进行生长发育水平评价时应矫正胎龄至 40 周（即足月儿）后再评价。通常身高（身长）至 40 月龄、头围至 18 月龄、体重至 24 月龄后不再矫正。

（二）生长速度

对一名儿童某一项体格生长指标进行定期连续测量（纵向观察），获得的该项指标在某一年龄阶段的增长值，即是该项指标的生长速度。将该儿童的速度值与参照人群值进行比较，可判断该儿童在一段时间内的生长趋势，结果通常以正常、下降、缓慢、加速等表示。

以生长速度作评价，是一个动态纵向观察个体儿童生长发育规律的方法，可借此掌握

 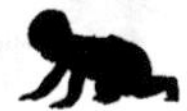

每个儿童自己的生长轨道，体现个体差异。这种评价方法较生长水平评价更能真实了解儿童生长情况。生长速度正常的儿童生长发育基本正常。

生长速度常以生长曲线来表示，既简单，又直观，且易于向家长解释。定期体检是生长速度评价的关键，儿童年龄越小，生长较快，定期体检间隔时间不宜过长，建议 6 个月以内婴儿每月一次，6—12 个月每 2 个月一次，1—2 岁每 3 个月一次，3—6 岁每 6 个月一次，6 岁以上每年一次。

（三）匀称程度

匀称程度是对体格生长指标之间关系的评价，包括体型匀称度和身材匀称。

1. 体型匀称度：表示体型（形态）生长的比例关系。在实际工作中常选用身高的体重表示一定身高的相应体重范围，间接反映身体的密度与充实度。将测量值与参照人群值比较，结果以等级表示。另外，体型匀称度也可用指数法表示，在之后评价方法中详细阐述。

2. 身材匀称：即躯干—下肢比例，以坐高（顶臀长）/ 身高（身长）的比值反映下肢生长发育情况。以实际测量计算结果与参照值计算结果比较，结果以匀称、不匀称表示。

三、评价方法

（一）指数评价法

指数评价法是指将两项或两项以上指标联系起来，用数学公式表示人体各部分之间的比例关系，以此评价儿童体型、体质、营养状况及生长发育水平的方法。常用指数有以下几种：

1. 身高体重指数

计算式为体重（kg）/ 身高（cm）× 1000。该指数又称奎托莱指数（Quetelet index），反映了体重与身高之间的比例关系，指数大则体重相对较大。

2. 身高胸围指数

计算式为胸围（cm）/ 身高（cm）× 100。表示胸围与身高的比例关系，反映了儿童胸廓及皮下脂肪的发育情况，粗壮型儿童指数较高，瘦小型则较低。

3. 身高坐高指数

计算式为坐高（cm）/ 身高（cm）× 100。反映身体上下肢的比例。随年龄的增加，上身所占比例逐渐减少，下身所占比例逐渐增加。肢体发育异常或躯干发育异常，该指数均异常。

4. 体质指数（body mass index，BMI）

计算式为体重（kg）/ 身高的平方（cm^2）。该指数又称考伯指数（Kaup index），其含义是单位面积中所含的体重数，既能反映一定体积的重量，又能反映机体组织的密度。因儿童、青少年期脂肪细胞随年龄、性别变化，故 BMI 有年龄、性别的特点。

5. 劳雷尔指数（Roherer index）

计算式为体重（kg）/ 身高的三次方（cm^3）× 10^7。表示单位体积的体重，反映了人体的营养和充实程度，多用于学龄儿童。

（二）均值离差法

均值离差法是将个体儿童的发育数值与作为标准的均值及标准差比较，以评价个体儿童发育状况的方法。均值离差法适用于呈正态分布的数据，而正常儿童生长发育状况多呈正态分布，故常用该方法，以平均值（$\bar{X}$）± 标准差（SD）来表示。如 68.3% 的儿童生长水平在 $\bar{X}$ ± 1SD 范围内；95.4% 的儿童在 $\bar{X}$ ± 2SD 范围内；99.7% 的儿童在 $\bar{X}$ ± 3SD 范围内。

（三）百分位数法

百分位数评价法是以某发育指标（如身高、体重）的第 50 百分位数为基准值，以其余百分位数为离散距，制成生长发育标准，对个体或集体儿童的发育水平进行评价。一般采用 3、10、25、50、75、90、97 等几个百分位数值划分发育等级。

上述均值离差法和百分位数法两种方法在体格发育评价中都经常用到，离差法计算较简单，百分位数法计算虽相对复杂，但精确，故近年来世界许多国家都采用后者来评价儿童的生长发育水平。

（四）发育年龄评价法

发育年龄又称生理年龄，该法是指用身体某些发育指标的平均水平制成标准年龄，来评价个体儿童的发育状况。目前，常用的有形态年龄、牙齿年龄和骨骼年龄评价法。

1. 形态年龄评价法

该法是用某项指标（如身高、体重）制成标准年龄，评价个体儿童的发育水平。该方法简便易行，但不全面，必须结合其他指标作全方位分析。

2. 牙齿年龄评价法

该法是按儿童牙齿生长发育的顺序制定标准年龄，用来反映个体儿童的发育状况。有两种评价方法，一是以儿童牙齿萌出的数量和质量表示发育年龄，适用于出生后 6 个月—13 岁，二是用 X 线摄片进行观察，包括从第一颗牙齿开始钙化到成人最后一颗牙齿钙化完成的整个发育过程。因儿童的牙齿萌出和脱落有一定的差异，故根据牙齿年龄评价发育年龄较为粗糙。

3. 骨骼年龄评价法

骨骼年龄简称骨龄，将个体儿童的骨骼钙化程度与标准骨龄比较而得。骨龄能客观、精确地反映个体发育水平和成熟程度，在儿童生长发育评价中经常用到。

本章小结

本章主要内容为婴幼儿生长发育的规律、特点、影响因素，以及体格生长发育的测量及评价。学习时要对婴幼儿生长发育的规律、各时期身体的生理特点、体格生长发育的测量

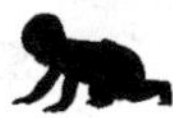

指标（形态指标和功能指标）及测量方法，以及体格生长发育评价（要求、标准、方法）均有清晰的认识。熟悉婴幼儿体格发育常用的评价指标及其评价方法，准确地对体格指标进行测量，选用合适的评价方法，评价婴幼儿体格发育水平和不同指标之间的关系。通过学习本章内容，教养者能够在教育活动中灵活应用，分析和解决婴幼儿卫生保健实践中所遇到的各种实际问题，以保证和促进婴幼儿的正常发育和健康。

延伸学习

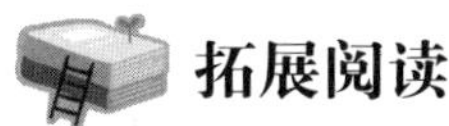

拓展阅读

新生儿特殊的生理现象

1. 生理性体重下降

新生儿出生后 2—3 天，由于胎粪的排出、胎脂的吸收及丧失水分较多，加上初生婴儿吸吮能力弱、吃奶少，可以出现暂时性的体重下降，甚至比出生时的体重还低，临床上称“生理性体重下降”。到出生第 3—4 天，体重减轻可达出生体重的 6%—9%。此后，随着孩子吃奶量的增多，机体对外界环境的适应性逐步调整，体重会逐渐增加，恢复到出生时体重。

若下降超过出生体重的 10%，或出生后第 10 天仍未回升到出生时水平，那就不是正常的“生理性体重下降”了，应该找找原因，是否喂养不当、奶量不足，或是生病了。

2. 生理性乳腺增大

正常新生儿，无论男女，在出生后 1 周左右会出现双侧乳腺肿胀，大的如半个核桃，小的如蚕豆，有的还分泌乳汁，这是因为在胎儿时期，胎儿体内存在着来自母体一定量的雌激素、孕激素和生乳素。宝宝出生后，来自母体的雌激素和孕激素被骤然切断，使生乳素作用释放，刺激乳腺增生，一般约 2—3 周便自行消退，不需要处理。有的家长认为把乳汁挤出来就好了，这样做是很危险的。因为挤压会使乳头受伤，细菌侵入，引起乳腺炎，甚至导致败血症，危及新生儿的生命。

3. 生理性阴道出血

新生女婴在出生数天后，换尿布时发现阴道有少量血性分泌物，有些妈妈会不知所措，其实大可不必紧张，也无须任何治疗。这是由于胎儿在母体内受到雌激素的影响，使新生儿的阴道上皮增生，阴道分泌物增多，还可使子宫内膜增生。胎儿娩出后，雌激素水平下降，子宫内膜脱落，阴道就会流出少量血性分泌物和白色分泌物，这一般发生在宝宝出生后 3—7 天，持续 1 周左右，无论是假月经还是白带，都属于正常生理现象。

学习活动

可练习测量几种最常用的生长发育指标，定期进入到早期教育机构，在真实环境中进行保育教育实习，将所学知识用于实践，提高动手操作能力。

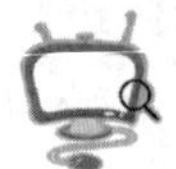

复习与思考

1. 哪些因素影响婴幼儿体格发育？
2. 评价婴幼儿生长发育的主要指标有哪些？分别如何测量？

第三章 婴幼儿生活照料

学习目标

1. 知识目标

（1）掌握新生儿沐浴要点。

（2）掌握婴幼儿睡眠习惯培养要点。

（3）掌握婴幼儿二便习惯培养要点。

（4）熟悉婴幼儿皮肤护理要点。

（5）熟悉发热护理措施。

（6）了解婴幼儿运动锻炼策略。

2. 能力目标

（1）能独立完成新生儿沐浴。

（2）能完成婴儿抚触。

（3）能指导家长进行婴幼儿睡眠习惯的培养。

（4）能指导家长进行婴幼儿二便习惯的培养。

（5）能完成婴幼儿运动锻炼项目。

第一节 盥洗卫生

一、新生儿脐部护理

（一）新生儿脐部护理目的

保持脐部清洁干燥，可以有效预防新生儿脐炎的发生。

（二）新生儿脐部护理要点

1. 在新生儿的脐带未脱落前，不要浸湿脐部，洗澡时要用防水脐贴保护脐部（图 3–1）。

2. 洗澡后，擦干脐部水分，用棉花棒蘸 75% 酒精或安尔碘从脐带根部环形消毒，范围 5 cm × 5 cm，自然晾干。脐部若潮湿、有分泌物，应用 2% 碘酊、75% 酒精进行脐部消毒

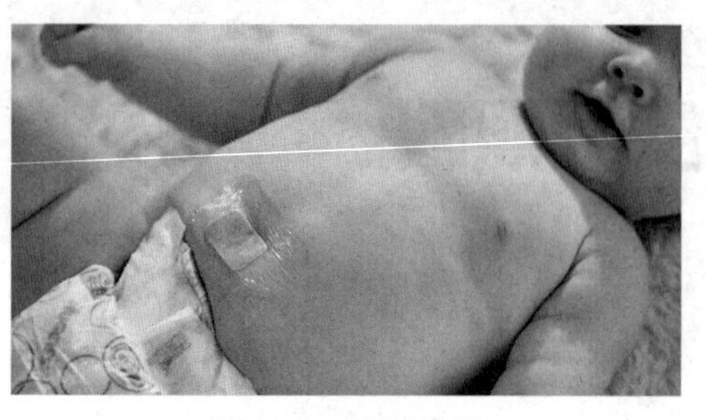
图 3-1 贴好脐贴

处理，必要时去医院处理。脐带不要包扎，可促进脐带干燥脱落及预防感染。一般脐带在出生后 7 天左右自然脱落，脱落后仍须脐部护理 2 天。

3. 涂爽身粉时，避开脐部，以免爽身粉的刺激导致新生儿脐部慢性炎症。

4. 尽可能避免脐部受到摩擦，穿尿布或纸尿裤时不可遮挡脐部。

5. 及时更换尿布或纸尿裤，避免大小便污染脐部。

6. 脐部出现红肿、渗血、异味等情况时，应及时就医。

二、婴幼儿眼、耳、鼻清洁

眼、耳、鼻可以说是身上最容易产生秽物的器官，而婴幼儿的秽物清理，几乎完全由照顾者代劳。为婴幼儿做清洁工作，必须采取较温和的方式，如何不引发婴幼儿不适，又能达到秽物清除的目的，是一门很大的学问。成人每隔一段时日，总必须清除一下耳垢、鼻屎，婴幼儿当然也不例外。当婴幼儿有不舒服时，多半无法用言语表达，甚至哭闹时，父母也很难察觉他（她）真正的需要。大多数父母比较重视孩子身上的大问题，而忽略了其眼部、耳道、鼻孔可能不适的小细节。

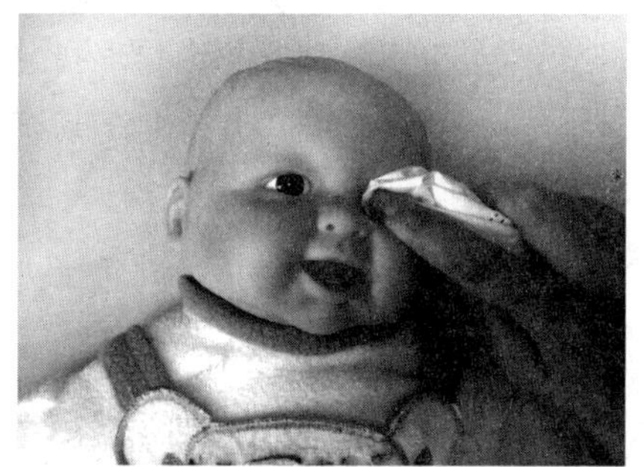
图 3-2 眼部清洁

（一）眼部清洁

对刚出生的婴儿而言，造成眼屎的原因主要分为以下两种：①婴儿的鼻泪管发育不全，使眼泪无法顺利排出，导致眼屎累积。此种原因引起的眼屎，多为白色的黏液状。②感染引起。婴儿的眼部受感染，常见的有化学性及细菌性结膜炎。化学性结膜炎多因胎儿刚娩出时，为避免经过母亲阴道受细菌感染而滴入眼药水，化学性结膜炎即是新生儿不适应眼药水所引起，停用后恢复正常。而细菌性结膜炎常见原因为交互感染，所以照顾者接触婴儿前，务必洗净双手。这种结膜炎引起的眼屎，多半呈黄色黏稠状。

如果为鼻泪管发育不全引起，母亲在照顾时，可每天用手在婴儿鼻梁处稍加按摩，帮助鼻泪管畅通。如果因受感染引起，必须由医师检查，配合抗生素眼药水治疗，同时在居家照顾上须注意的是：①取一条干净的毛巾，用消毒过的生理盐水或煮沸后放凉的开水浸湿。②用毛巾一角包住示指，然后由内往外擦拭眼角，切忌反复擦拭，运用毛巾的四角交替使用。③若四角均使用过，则须将毛巾洗净，重复前面的步骤。④患有严重的结膜炎时，想要彻底改善眼屎，则必须用生理盐水及棉球冲洗。

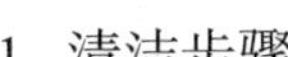

1. 清洁步骤

（1）用流动水洗手。

（2）消毒棉球在温开水或淡盐水中浸湿，并将多余的水分挤掉（以不往下滴水为宜）。

（3）如果睫毛上粘有较多分泌物时，可用消毒棉球先湿敷一会儿，再换湿棉球从眼内侧向眼外侧轻轻擦拭。

2. 注意事项

（1）在给婴儿清理眼屎时，力气不宜过大，只要轻轻擦拭即可，以免伤害婴儿眼周肌肤。清洁工具应选用消毒过的纱布或棉棒，且使用次数以一次为限。

（2）应避免在眼睛四周重复擦拭，以免增加婴儿眼睛细菌感染的风险。先擦洗健侧，再擦洗患侧。擦洗两眼的一次性棉球要分开使用，以免交叉感染。

（3）家中如其他成员感染结膜炎，其用物应隔离，且必须洗净双手再碰触婴儿。

（二）鼻部清洁

初生婴儿鼻腔分泌物，有一部分为羊水和胎脂，另一种常见的垢物，多半是因吐奶或溢奶时留下的奶垢。

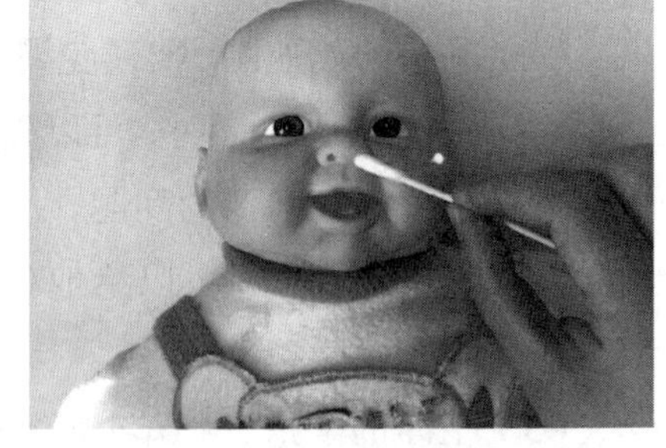

图 3-3　鼻部清洁

1. 清洁步骤

（1）将婴儿带至光线明亮之处，或者使用手电筒照射。

（2）用棉花棒蘸一些凉开水或生理盐水，轻轻地伸进鼻子内侧顺时针旋转，即可达到清洁的目的。

2. 注意事项

婴儿使用的棉花棒，必须是在药房或婴幼儿用品店购买的消毒过的棉花棒。若出现流鼻水的情况，建议使用吸鼻器处理。

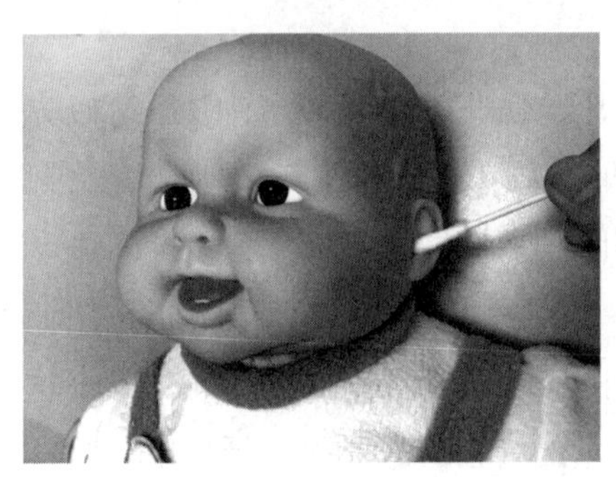

图 3-4　耳部清洁

（三）耳部清洁

正常婴儿所产生的耵聍腺（耳屎），大多为黏稠状。而异常耳垢的形成，一方面可能是因为婴儿躺着喝奶；另一方面可能是洗澡后未作适当处理，因此，保持局部清爽很重要，可利用宝宝洗澡时间来进行清洁。

1. 清洁步骤

（1）用湿布将婴儿外耳道（耳洞之外的部分）擦拭干净。

（2）洗澡后，用干的棉花棒抵入婴儿耳朵不超过 1 cm 处，轻轻旋转，即可吸干水分和清除秽物。

2. 注意事项

有些情况下，耳屎可坚硬如石头，须医生处理以清除耳屎，避免由大量坚硬耳屎导致慢性感染。

三、婴幼儿口腔清洁

（一）婴儿口腔清洁

每次喂食后，给婴儿喂温开水漱口。一般不主张做口腔擦拭，除非舌苔特别厚时。

1. 清洁步骤

（1）准备几块纱布，大小约 4 cm × 4 cm，再准备一杯温开水。

（2）用一只手抱住婴儿，另一只手准备给婴儿清洁口腔及牙齿。

（3）把纱布裹在示指上，用纱布蘸些温开水。

（4）将裹覆纱布的示指伸入婴儿口腔内，轻轻擦拭婴儿的舌头、牙龈和口腔黏膜。对已长牙的婴儿，以示指裹住湿纱布，水平横向擦拭乳牙。

2. 注意事项

（1）选择光线充足的环境，以便清楚观察口腔的每一部位。给已萌牙的婴儿清洁乳牙时，可对其唱歌、讲话，让其感觉到清洁口腔是一件令人愉快的事情。

（2）为预防奶瓶龋，要避免婴儿含着奶瓶睡觉。

（3）婴儿快要长牙时，可以先找儿童口腔专科医生给婴儿检查口腔，并向医生询问有关婴儿长牙和口腔清洁的问题。

（4）婴儿萌牙后，可以给他（她）吃些饼干、苹果等可满足咀嚼的食物，但注意不要让婴儿躺着吃东西。

（5）干净的手指、无菌纱布缠在示指上蘸点淘米水（第 2 遍淘米水）轻轻地擦拭婴儿的牙床减轻其疼痛；也可以给婴儿提供萌牙咀嚼环或橡皮奶嘴让其咀嚼，冷却过的萌牙咀嚼环触碰牙床会让婴儿感到舒适，减轻烦躁。

（二）幼儿口腔清洁

1. 刷牙时机

当幼儿长到 2 岁以后，家长可以教幼儿学会刷牙，刚开始幼儿不会吐牙膏泡沫，可以先用温盐水刷，待其掌握漱口动作，会吐牙膏泡沫了，为幼儿选用专门的儿童牙刷和含氟牙膏，每天早中晚刷 3 次牙，每次刷牙时间 3 分钟。待幼儿 3 岁左右，就可以学习自己刷牙了。同时还要注意督促幼儿饭后漱口，夜间喝完牛奶后一定要漱口再上床睡觉，防止奶瓶龋的发生。当然因为学龄前儿童动作的控制能力有限，很多时候牙齿刷得不是很干净，这时提倡家长每天在晚上帮助其刷 1 次牙，能很好地清洁儿童的牙齿，达到预防龋齿的目的。

2. 牙刷与牙膏选择

幼儿开始学刷牙时，家长应根据幼儿自身情况选择合适的牙刷。为幼儿选择日常使用的普通牙刷的要求是：①牙刷全长以 12—13 cm 为宜。②牙刷头长度为 1.6—1.8 cm，宽度不超过 0.8 cm，高度不超过 0.9 cm。③牙刷柄要直且粗细适中，以便于幼儿满把握持。④牙刷头和柄之间称为颈部，应稍细。⑤牙刷毛要软硬适中，富有弹性，毛太软不能起到清洁作用，毛太硬又容易伤及牙龈及牙齿，同时毛面应平齐或呈波浪状，毛头应经磨圆处理。

牙膏是刷牙的辅助卫生用品，它包含摩擦剂、洁净剂、润湿剂、胶粘剂、防腐剂、芳香剂和水等成分。牙膏虽不是清洁口腔的主要元素，但它有增强机械性去除菌斑（黏附于牙齿表面无色、柔软的物质）、抛光牙面、洁白牙齿、爽口除口臭等功能。在选择和使用牙膏时，应注意以下几个方面：①选择产生泡沫不太多的牙膏。②选择幼儿喜爱的芳香型、刺激性小的牙膏。③合理适量使用含氟和药物牙膏，一般取黄豆粒大小即可。④选择含摩擦剂粗细适中的牙膏。⑤不要长期固定使用同一种牙膏。⑥不使用过期、失效的牙膏。⑦选用性能稳定、保存方便的牙膏。⑧尚未能掌握漱口动作时，暂不要使用牙膏，可改用淡盐水。

3. 正确的刷牙方法

正确的刷牙方法可以起到按摩牙龈和刷除牙菌斑的作用。幼儿的动作比较迟缓且缺乏耐性，不能应对复杂的刷牙技巧，应教他们使用比较简单的刷牙方法。

（1）把握正确的刷牙角度和动作。保持刷毛与牙齿表面成 45° 斜放，并轻压在牙齿和牙龈的交界处，顺着牙缝上下竖着刷，一边刷一边旋转刷头，用力不要过大。

（2）刷牙齿的外侧。用正确的刷牙角度和动作清洁上、下颌牙齿的外侧。

（3）刷牙齿的内侧。用正确的刷牙角度和动作刷后牙的内侧，上下竖着刷。刷前牙的内侧时，要把牙刷竖起来，利用前端刷毛清洁牙齿。

（4）刷牙齿的殆面。利用前端刷毛，深入后牙末端部分，清洁难刷部位。

四、新生儿沐浴

（一）新生儿皮肤特点

新生儿皮肤很娇嫩，局部防御机能差，故很容易受损伤，且受伤处也容易成为细菌入侵的门户，轻则引起局部感染发炎，重则可能扩散至全身（如引起败血症等）。因此，这段时期的婴儿，其皮肤的清洁卫生很重要，头、颈、腋窝、会阴部及其他皮肤皱褶处应勤洗并保持干燥，以免糜烂。每次换尿布后，特别是在大便后应以婴儿护肤柔湿巾清洁臀部，再用护臀霜涂抹，以防发生尿布性皮炎（红臀）。脐带脱落后，夏天可每天洗一次澡，最好每天洗两次；冬天可每 2—3 天洗一次澡。

（二）新生儿沐浴

1. 沐浴时间与温度

沐浴一般在 10：00—16：00 之间。在沐浴前应该关闭门窗、空调、电风扇，冬天要开启暖气调节温度。新生儿沐浴宜在喂奶前进行，或在喂奶后 1—1.5 小时，沐浴时的室温宜保持在 24—26℃，水温宜保持在 38—40℃。水温是否适宜最好由温度计来判断，有条件也可以安装恒温控制系统；没有水温计时，用肘关节试水温。

2. 沐浴准备

沐浴前先把婴儿专用的浴盆、小毛巾、浴巾、婴儿沐浴露、洗发水、润肤油、护臀霜、75% 酒精、棉花棒、换洗的衣服、尿片、爽身粉（一般用抚触油代替）等所需要的物品都准备好。

3. 沐浴步骤

（1）脱下新生儿的衣服，包裹臀腹部。左前臂托住新生儿身体，左手掌托住头颈部，将新生儿下肢夹在左腋下，用小毛巾擦洗双眼（由内眦向外眦擦拭）、面部、耳后、耳廓。

（2）洗头。用拇指、中指分别将两耳廓向内盖住耳孔，防止水流入耳道。将婴儿专用对眼睛无刺激的洗发水倒在手上，然后在新生儿的头上轻轻揉洗，注意洗发水不能直接倒在新生儿头上，也不要用指甲接触新生儿的头皮。若头皮上有污垢，可在沐浴前将婴儿油涂抹在头皮上，这样可使头垢软化而易于去除。揉洗过后将头皮上的洗发水冲洗干净。

（3）解开尿布，擦洗全身。抱新生儿放在温水中，左手托住，右手拿小毛巾蘸温水擦洗全身，挤沐浴露于手掌依次擦洗新生儿颈部、胸腹部、背部、四肢、臀部，再用小毛巾蘸温水擦洗全身皮肤。特别注意擦洗皮肤皱褶处，观察肢体活动情况。注意全身皮肤有无异常。

（4）洗澡结束后，将新生儿放在铺好的浴巾上，迅速包裹起来并仔细擦干身上的水分，特别注意擦干颈部、臀部、腋下等部位。

（5）耳朵、鼻部的保养。用棉花棒蘸一点婴儿油，在外耳道、鼻腔轻轻转2—3圈，擦掉污垢与水珠。

（6）脐部保养。用棉花棒蘸酒精清洁脐部。

（7）为婴儿磅体重，必要时涂护臀霜。

（8）抚触。全身抚触每次以15分钟为宜。

（9）穿上衣服和尿布。

4. 注意事项

（1）洗澡过程中注意保暖。

（2）哺乳后30分钟内不宜洗澡。

（3）胎脂、结痂的部位不要强行洗去，可涂植物油后次日再洗。

（4）颈下扑爽身粉时要用手掌遮盖婴儿口鼻，防止粉末吸入呼吸道。女婴腹股沟扑爽身粉时，用手掌遮盖外阴防止粉末进入阴道。

（5）婴儿生病时及注射疫苗后不宜洗澡。

五、婴幼儿指（趾）甲修剪

为婴幼儿修剪指（趾）甲有以下要点：

1. 为婴幼儿修指（趾）甲前，必须选用婴幼儿专用指甲钳或安全剪刀（图3-5），以防剪伤婴幼儿手指。

2. 选择婴幼儿睡觉、安静时进行。

3. 修剪后磨平滑。

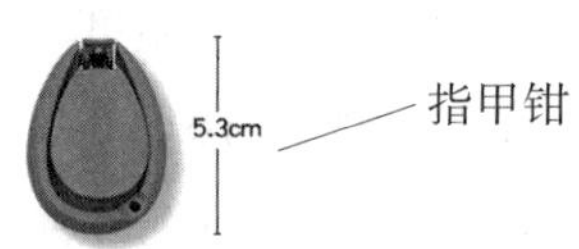

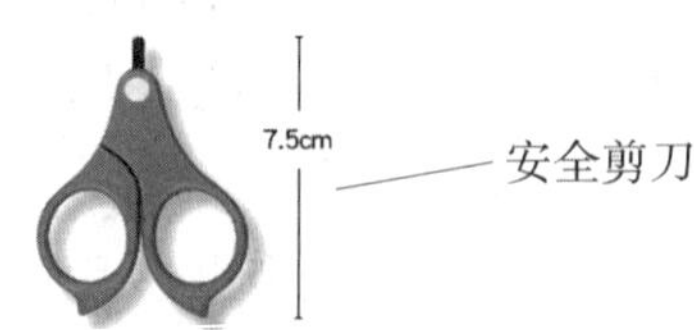

图3-5　婴幼儿指甲修剪设备

第二节　皮肤护理

一、皮肤特点

正常婴儿的皮肤柔嫩，表面的角质层薄，皮层下毛细血管丰富，因此，皮肤呈玫瑰红色。初生时，新生儿皮肤表面覆盖一层灰白色的胎脂，是由皮脂腺分泌的皮脂等组成的，具有保护皮肤、防止感染等作用。出生后数小时，胎脂开始逐渐被皮肤吸收，一般不要人为地用水洗去或用纱布等东西将它擦去，如果头顶部胎脂较厚可搽一点植物油待其干燥脱落即可。有的新生儿初生时脸好像有些肿，生后数小时，脸部水肿一般已消失。胎毛通常于出生后一周开始脱落，给新生儿洗澡时可看到水中漂着许多细绒毛。在出生后的10—15天中，全身皮肤会呈现干燥、鱼鳞状纹路，以后会脱皮，脐带一般已脱落。有的新生儿起初头上长有黑发，但不久就陆续脱落，这是正常的，新的头发一般1岁之前会长出来，这与胎毛完全不同。

二、皮肤护理要点

（一）保持皮肤干燥

要保持婴幼儿皮肤的干燥，避免汗液、尿液等长时间浸泡皮肤，特别是其颈部、腋下、大腿根及臀部等皱褶多的地方。一是为了预防感染，二是因为婴幼儿的皮肤也是重要的呼吸器官之一，担负着一部分气体交换的任务，如果皮肤不干燥、不清洁就会阻塞这条通道。

（二）衣物的清洁

新生儿皮下的毛细血管非常丰富，使皮肤具有很高的吸收和通透能力，如果给新生儿穿戴了含有不洁物质的衣服、尿布等，很可能使其发生溶血。因此，婴幼儿的衣被等物存放时不要用卫生球、樟脑丸，也不能用含磷的洗衣粉清洗。婴幼儿的衣服最好用纯棉布料制作，清洗时用肥皂。婴幼儿的尿布，应购买已消毒的无刺激性的合格产品。

（三）避免刺激物

由于婴幼儿皮肤角质层薄，具有较高的吸收及通透能力，故为其涂药或洗浴时应避免使用含有刺激性及易吸收的药物或肥皂，以防婴幼儿中毒或过敏。

（四）及时除污

婴幼儿的新陈代谢旺盛，易产生污垢，所以皮肤一定要清洁，尤其是耳后、颈下、腋窝、手指及脚趾缝内。男婴的包皮内及女婴的阴唇内容易积汗、积垢，如果不及时清洗，在汗液和污垢的侵蚀下，婴儿的皮肤极易充血，稍有摩擦就容易出现糜烂。

（五）改变体位

要给新生儿经常改变体位，避免皮肤局部长期受压而影响血液循环。

（六）定期检查

每天都要检查婴幼儿的皮肤，看看有无皮疹、糜烂，发现问题后要及时处理。因一旦发生感染，婴幼儿皮下丰富的毛细血管网，会将感染迅速传播，有可能引发败血症。

三、常见皮肤问题的护理

（一）湿疹护理

婴幼儿湿疹多见于1—5个月内，且以头部和面部为多。大多数之前有湿疹的婴儿到了快5个月的时候，湿疹症状都会减轻甚至完全自愈，但仍然有些婴幼儿的湿疹还较为顽固，到2岁左右才自愈。除了平日常吃的鱼、虾、鸡蛋会招致过敏，发生湿疹，无论穿用的化纤衣被、肥皂、玩具、护肤品，还是外界的紫外线、寒冷和湿热的空气，以及机械摩擦等刺激都可能导致湿疹长期不愈。有的婴幼儿经过一段时间的治疗，表面上看是痊愈了，但如果这些诱因不去除，湿疹就很有可能反复出现。对于这类婴幼儿，可以做变应原试验，查明原因。如果是母乳喂养，乳母就要尽量少吃容易过敏的食物和辛辣刺激的食物，多吃水果蔬菜；如果是人工喂养，尽量给予配方奶，1岁内尽量不吃鲜牛奶，同时注意补充足量的维生素，到适当年龄，就应及时添加辅食。添加辅食时，暂时先不要添加不耐受且容易过敏的食物。为了尽早治愈湿疹及预防湿疹反复发作，要特别注意湿疹患儿的皮肤护理，加强保湿。洗脸时用温水，勿使用刺激性大的肥皂，以免湿疹加重。一旦湿疹严重，发生渗出或合并感染时，就要及时到皮肤科就诊。

（二）脂溢性皮炎护理

脂溢性皮炎是一种皮脂溢出部位的慢性皮肤炎症，病变多为黄红色斑片，表面覆有油腻性鳞屑或痂皮。新生儿期便可发病。头皮、眉区、额、鼻翼及耳后有轻重不同的脂性鳞屑，重者厚积成痂，擦去后又复生如前。痂与鳞屑为黄色或黄褐色，油腻污秽。针对此类婴幼儿，应少食油腻性食物，如肥肉、脂肪油、油炸食品等，少食刺激性食物，少吃甜食，适当多食新鲜蔬果。避免精神过度紧张，保持足够睡眠，避免搔抓或用力梳头，洗头不宜过勤，更不要用热水及碱性强的肥皂洗，以免刺激皮肤使皮脂腺分泌亢进加重病情。应用棉球蘸植物油（茶油、麻油或花生油）局部涂抹，渍润6—12小时后擦拭去痂。脂溢性皮炎严重时局部可适量短时涂抹糖皮质激素软膏，如醋酸氢化可的松软膏、糠酸莫米松乳膏或丁酸氢化可的松乳膏，并口服B族维生素，帮助皮肤修复。合并感染时，可适量加用抗生素软膏。特别注意面部不宜外用强效可的松制剂，以免引起局部毛细血管扩张、皮肤萎缩等。

（三）接触性皮炎护理

接触性皮炎是指因皮肤直接接触各种物质引起的皮肤炎症反应，临床分为2种亚型：原发刺激性接触性皮炎和变应性接触性皮炎。

1. 原发刺激性接触性皮炎

强刺激性化学物质更容易穿透表皮屏障，弱刺激性化学物质则穿透表皮屏障已受损的皮肤，还有一些物质能够去除细胞间脂质，这些物质都可以引起皮肤的炎症反应，即原发刺激性接触性皮炎。

婴幼儿中最常见的便是尿布性皮炎。治疗方法就是去除接触物（尿液和粪便），保持局部皮肤干燥以消除浸渍。如果皮肤已沾染了尿液和粪便，应该用温水清洗局部，尽量少用香皂，清洗干净后用干布吸干或用吹风机烘干皮肤，若局部出现潮湿浸渍后应使用红外灯照皮肤。在尿布性皮炎皮肤损害部位外用油性软膏能够减轻炎症反应并保护皮肤免受尿液和粪便的刺激，减少复发。尿布湿了应随时更换，夜间婴儿入睡后也应注意更换尿布。尽可能避免穿着塑料和橡胶材质内裤。活动时应保持尿布区域皮肤干燥通风，还应注意避免过度治疗，因为过度清洗和烘干反而会引起刺激性皮炎。

2. 变应性接触性皮炎

儿童变应性接触性皮炎的准确发病率还不清楚，但是一些权威机构估计其在各种类型的皮炎中占 5%—10%。5 岁以内的儿童中有 10%—20% 对至少 1 种接触性变应原过敏，一些甚至在婴儿期就可能发生变态反应。在儿童阶段，变应性接触性皮炎通常表现为急性皮炎，可见红斑、水疱和渗出。皮炎范围局限于接触外源性物质的部位，如长裤的金属纽扣或植物茎干和叶片等。大多数情况下接触性变应原是显而易见的，个别情况下须借助一些试验以寻找原因。

抗炎药物（如糖皮质激素）是治疗的首选，对于局限的皮肤损害外用中效糖皮质激素软膏。皮疹泛发或出现急性水疱性损害时，湿敷及外用超强效糖皮质激素制剂 2—3 日即可获得满意的疗效，之后可以继续使用中效糖皮质激素类药，1 日 3 次直到瘙痒缓解。注意避免抓搔而引起感染，指导家长避免让婴幼儿接触变应原。

第三节　睡眠习惯培养

一、婴幼儿睡眠规律

（一）婴幼儿睡眠特点

睡眠是大脑皮层以及皮下中枢广泛处于抑制过程的一种生理状态。睡眠有助于婴儿的脑发育，有助于记忆力的增强。新生儿每日睡眠时间可达 16—20 小时。每个婴幼儿自身气质不同，家庭环境不同，睡眠规律也不一样。只要没有疾病，婴幼儿的睡眠时间可以由自己决定。随着年龄的增长，婴幼儿的大脑皮层逐步发育，睡眠的时间可逐步缩短（表 3–1）。

表 3-1　不同年龄婴幼儿的睡眠次数和时间

年龄	次数	白天持续时间（小时）	夜间持续时间（小时）	合计（小时）
初生	每日 16—20 个睡眠周期，每个周期 0.5—1 小时			20
2—6 个月	3—4	1.5—2	8—10	14—18
7—12 个月	2—3	2—2.5	10	13—15
1—3 岁	1—2	1.5—2	10	12—13

（二）婴幼儿睡眠充足的标准

1. 清晨自动醒来，精神状态良好。

2. 精力充沛，活泼好动，食欲正常。

3. 体重、身高按正常生长速率增长。

（三）婴幼儿睡眠注意事项

1. 被子不要盖得太厚。

2. 不要把婴儿双臂紧贴躯干，双腿拉直，用布、毯子或棉布进行包裹并在外面用带子捆绑起来，打成“蜡烛包”。

3. 每个婴幼儿的睡眠时间有差异，不仅要关注睡眠的时间，更要关注睡眠的质量。

4. 3 岁左右的幼儿午睡时间不宜超过 2 小时，以免影响夜间睡眠。

二、睡眠对生长发育的影响

睡眠是使婴幼儿神经系统得到休息的最有效措施，需要足够的时间和深度，以保证睡眠的质量。睡眠时机体内以合成功能为主，可为机体的生长发育储备足够的能量和原料。睡眠时机体的循环、呼吸、泌尿等多种生理活动以及新陈代谢均处于较低水平，全身的骨骼、肌肉也处于松弛状态，既减少了机体能量的消耗，也使整个机体得到了充分的休息。

婴幼儿的生长速度在睡眠状态下是清醒状态时的 3 倍。位于大脑底部的脑下垂体所分泌的生长激素在睡眠时分泌得最多，生长激素能够促进机体本身的骨骼、肌肉、结缔组织及内脏等生长。婴幼儿的睡眠有个体差异，高质量的睡眠有利于婴幼儿的身心健康。

三、婴幼儿睡眠习惯培养

（一）营造适宜的睡眠环境

1. 创造适宜的睡眠环境是保证婴幼儿高质量睡眠的前提。为婴幼儿布置一个温馨、舒适、安静的睡眠环境。尽量让婴幼儿在自己所熟悉的环境中睡觉。保持室内空气新鲜。应经常开门、开窗通风，新鲜的空气会使婴幼儿入睡快、睡得香。

2. 室温以 18—25℃为宜，过冷或过热都会影响睡眠。

3. 卧室的环境要安静。室内的灯光最好暗一些，窗帘的颜色不宜过深。减少噪音。

4. 为婴幼儿选择一个适宜的床单独睡。床的软硬度适中，最好是木板床，以保证婴幼儿脊柱的正常发育。

5. 被褥要干净、舒适，与季节相符。换上宽松、柔软的睡衣。婴幼儿可能会吸吮手指，这对稳定婴幼儿自身情绪也起到了一定的作用。

（二）培养婴幼儿良好的睡眠习惯

1. 养成良好的作息习惯，每天 20：00—21：00 开始入睡。

2. 睡前不宜吃得过饱。

3. 睡前避免做剧烈运动，避免引起婴幼儿过度兴奋。

4. 睡前将婴幼儿的脸、脚和臀部洗净，1 岁前的婴儿不会刷牙，可用清水或淡茶水漱口，并为婴幼儿更换尿布。

5. 3 个月内的婴儿以浅睡眠为主，睡眠中会出现一些吸吮、翻动等无意识动作，这是正常现象，不必干扰婴儿。

6. 6—8 个月以后的婴幼儿，应戒掉夜奶。

（三）避免影响睡眠的因素

1. 睡前玩的时间过长，过度疲劳，过度兴奋，或白天受到惊吓，心情恐惧，情绪焦虑等，会使精神不能很好地放松下来。

2. 饮食不当。晚饭吃得过多，吃的食物不易消化；或者吃得过少，因饥饿不能入睡。

3. 睡眠姿势不舒服或胸口受压、呼吸不畅。

4. 尿布湿了，没有及时更换。

5. 卧具不合适或卧室环境不好。如室内空气混浊，室温过高或过低，过于干燥，灯光过强，噪音过大。

6. 婴幼儿患病。如蛲虫、蛔虫寄生及体温升高、鼻子不通气等各种疾病。

7. 日常生活发生变化。如出门、移住新屋、换新保姆等。

第四节　二便护理与习惯培养

一、二便护理

（一）尿布性皮炎原因

如果婴幼儿的臀部护理得不好，可能出现尿布性皮炎，即红臀。婴幼儿常因红臀而烦躁、睡卧不安。出现红臀的原因是：①尿布质地粗糙，带有深色染料或尿布洗涤不净，都会刺激臀部皮肤。②由于腹泻造成大便次数增多等。其临床表现为臀部、大腿内侧及外生殖器、会阴部等处皮肤起初发红，继而出现红点，以后融合成片，甚至造成皮肤糜烂、感染而发生败血症。

（二）尿布性皮炎预防措施

1. 给婴幼儿勤换尿布，大小便后要勤洗，保持皮肤干燥。

2. 尿布质地要柔软，以旧棉布为好，应用弱碱性肥皂洗涤，还要用热水清洗干净，以免残留物刺激皮肤而导致红臀。

3. 腹泻时应及早治疗。

4. 培养婴幼儿良好的二便习惯。

5. 臀部轻微发红时，应引起注意。每次清洗后暴露婴幼儿的臀部于空气或阳光下，或用红外线灯照射使局部皮肤干燥，还可涂以鞣酸软膏。

（三）清洁臀部前的准备工作

1. 认真清洗你的双手。

2. 准备好婴幼儿专用的洗臀部的小盆和纯棉纱布巾，先加冷水再加热水，将水温控制在 37—40℃。

3. 夏天可适当开窗通风，冬天将室温调节到 25℃。

4. 准备好新的尿不湿和换洗用的衣物。

（四）清洗要领

1. 给女宝宝清洗臀部的要领

（1）先用纸巾擦去臀部上残留的粪便渍。

（2）举起宝宝的双腿，用一块纱布清洗大腿褶皱处。

（3）清洗尿道口和外阴，注意一定要由前往后擦洗。

（4）清洗大腿根部，往里清洗至肛门处。

（5）用另一块干净的干纱布以按压的方式由前往后拭干臀部。

（6）让臀部暴露在空气中 1—2 分钟，再换上干净的尿不湿。

在给女宝宝清理二便、洗臀部的时候一定要坚持“从前往后”的原则，也就是说，应该从尿道口向后清洗到阴道口、肛门。这样的顺序可以降低细菌感染的机会，因为 0—3 岁的女童雌激素分泌水平低，阴道上皮较薄，阴道分泌物呈现碱性，缺乏阴道杆菌，阴道的自然防御力较低，“从前往后”的清洗顺序能够避免尿道、内外阴感染，也能避免发生外阴炎。

2. 给男宝宝清洗臀部的要领

（1）先用纸巾擦去臀部上残留的粪便渍。

（2）将阴茎包皮轻轻翻开，用纱布蘸水清洗龟头，注意动作要轻柔。

（3）由上往下清洗阴茎，清洗反面时，照顾者可用手指轻轻提起阴茎，但不可用力拉扯。

（4）用手轻轻将睾丸托起再清洗。

（5）举起双腿，清洗屁股及肛门处。

（6）用另一块干净的干纱布以按压的方式轻轻拭干阴茎和睾丸处的水渍，再拭干大腿褶皱处、肛门处和臀部表面的水渍。

（7）让臀部暴露在空气中 1—2 分钟，再换上干净的尿不湿。

二、排便建立与习惯培养

（一）排便建立与习惯培养的优点

1. 培养婴幼儿良好的二便习惯，有利于帮助婴幼儿建立健康的行为和生活方式。一个人的行为和生活方式与身体健康密切相关。

2. 培养良好的二便习惯和生活方式，有利于提高肌体的工作效率。机体内各器官在生物节律的调节下，均处于有张有弛的活动状态，以保证各器官良好的工作和休息。培养婴儿有规律地进食、睡觉、游戏和大小便，可以在大脑建立起一系列的条件反射，提高肌体的工作效率。比如，每天按时吃饭、睡觉，大脑皮层可形成一个动力定型，到吃饭时间消化液就开始分泌，消化道开始蠕动，产生食（饮）欲，有利于食物的消化和吸收。按时睡眠，婴儿到时间就会产生睡意，缩短入睡时间，提高睡眠质量，保证生长激素的分泌。

3. 培养良好的二便习惯，有利于婴幼儿独立个性的发展。从小进行常规性训练，可养成婴幼儿有规律的生活和活动习惯，能够培养自律能力和自我生活能力，帮助婴幼儿建立自信心。

4. 培养良好的二便习惯，有利于婴幼儿社会行为的发展。有意识地进行社会行为规范的训练，帮助婴幼儿了解和建立起符合社会认可的行为方式，可为婴幼儿适应社会和集体生活奠定基础。

（二）排便建立与习惯培养要点

1. 掌握婴幼儿二便规律

0—1 个月婴儿尿布湿了要及时换，大便后要及时清洗；2—5 个月婴儿要定时喂养，不仅有利于胃肠工作，还能够自然形成定时大便；6—8 个月婴儿要在固定地方的便盆中进行大小便；6 个月以后的婴儿，可以通过脸色及动作变化来表达自己大小便的要求，也可以开始练习坐盆，每次时间不宜过长，一般不超过 5—10 分钟，要求婴儿坐盆时不要吃东西或玩耍；10—12 个月婴儿在成人提醒下知道是否有大小便，坐盆时要求婴儿不摸地、不脱鞋，集中精力便完以后再玩；幼儿 1 岁半前开始有控制能力，如果玩得高兴时可能会忘，要坚持在固定时间提醒婴儿坐盆；1.5—2 岁的幼儿可以培养主动坐盆的习惯；2 岁以后的幼儿可在成人的指导下，学会主动坐盆，可根据幼儿大小便规律，夜里定时把尿，把尿时要让幼儿处于清醒状态，逐步培养其有尿自己会醒的习惯，如果在睡梦中把尿，容易造成幼儿人为地憋尿的不良习惯；3 岁幼儿会自己脱下裤子坐盆大小便，并练习自己擦屁股，应满足和鼓励幼儿做这些事情，如果没有擦干净，可以由成人帮助再擦。

2. 培养婴幼儿二便习惯

（1）1.5—2 岁的婴幼儿，生理和心理器官发育逐渐成熟，具备了训练二便的基础。如婴幼儿的膀胱控制能力（每隔 3 分钟尿 1 次），能够听懂和配合成人的抱姿与口语提示（如尿尿、吹口哨等），在观察和了解婴幼儿的情绪后，可提出训练的时间和方法。

（2）运用婴幼儿喜欢模仿的特点，由成人做出示范动作或凭经验抓准婴幼儿二便的间隔时间，提前几分钟进行提醒。

（3）使用专为婴幼儿设计的比较安全的便盆，并将便盆放在离游戏较近的位置。

（4）培养婴幼儿二便的卫生习惯要循序渐进，一步步地引导婴幼儿自己完成，如学会向成人表示便意、自己脱裤子、使用卫生纸、洗手等。只要有点滴进步，就要给予鼓励和表扬，不要让婴幼儿有太大的压力，以免造成紧张、焦躁不安或抑制的心理反应。

（5）控制二便包括定时大小便、较早控制大小便、主动坐盆等良好习惯。定时大便最好在早餐前进行，开始可能便不出来，只要每天定时给婴幼儿把便，就可以逐渐形成习惯。睡觉时提前给婴幼儿排尿，以免尿床或影响睡眠。

第五节　着装选择与穿脱

一、婴幼儿着装需求

婴幼儿皮肤细嫩，容易损伤，着装应选择简单、宽松、质地柔软的衣料，以纯棉或棉质衣料为主，吸湿性、吸水性和透气性良好，易穿脱且不影响四肢活动为宜。

二、衣服鞋帽的选择

（一）上衣

上衣可选择圆领或和尚领的，内衣一定要吸汗，可以选择浅色、柔软的纯棉织品，最好不要有硬的缝合边，以免擦伤皮肤。衣服的袖口不要过紧过长，以不带纽扣为佳，衣服简单不要有过多的装饰物品，以免婴幼儿误食。

（二）裤子

裤子可选择宽松的，若使用松紧带千万不要勒得太紧，否则会影响到婴幼儿的呼吸和骨骼的正常发育。避免给婴幼儿穿拉链裤，以免会阴处皮肤或包皮被嵌入拉链中去。如果是女婴，外出时不宜穿开裆裤，易引起尿路感染。

（三）鞋子

鞋子应选择具有良好透气性和吸汗功能的天然皮革为宜，款式以高过脚面的高帮鞋为主，根据脚的肥瘦、宽窄选择合适的鞋子，还应注意鞋底的软硬、厚薄，是否防滑、轻便等。

（四）袜子

袜子应该选择纯棉袜，款式尺寸要符合婴幼儿的脚型，袜腰适当宽松些，注意袜子里面的线头是否过长、过多，以免线头缠住脚趾，发生缺血导致组织坏死。

三、衣服鞋帽的穿脱

给婴幼儿穿脱衣服不是一件容易的事情，尤其新生儿的身体很柔软，颈部无力，四肢屈曲。因此，给婴幼儿穿衣服需要一点技巧。穿衣顺序可先穿上衣再穿裤子，要一边与其说话一边进行，这样可以分散婴幼儿的注意力获得配合。

（一）穿脱衣服

1. 穿开衫衣服（图 3–6）

（1）将衣服打开，平放在台面上。

（2）让婴幼儿平躺在衣服上，脖子对准衣领的位置。

（3）先将婴幼儿的一只手臂抬起来，再向上向外侧伸入袖子中，将他（她）的手轻轻地拉出来。

（4）抬起另一只手臂，使肘关节稍稍弯曲，将小手伸向袖子中，并将小手拉出来。

（5）最后把穿上的衣服拉平，系好带子或扣上纽扣。

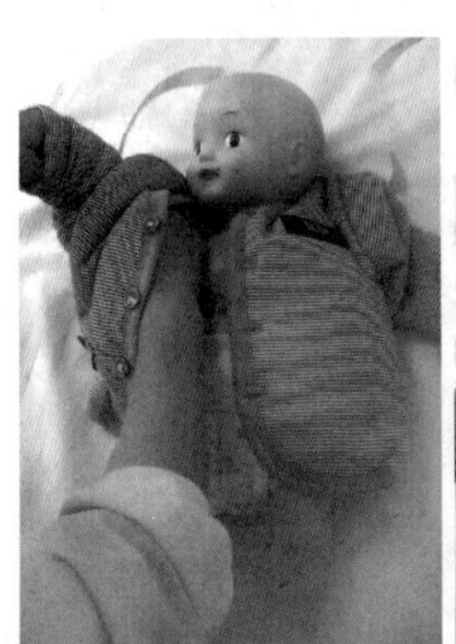
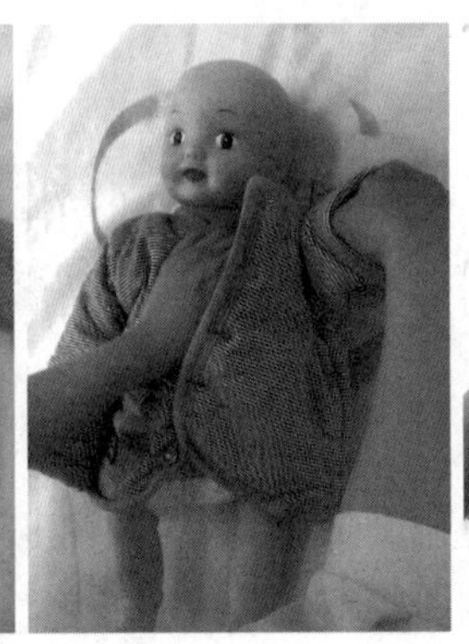
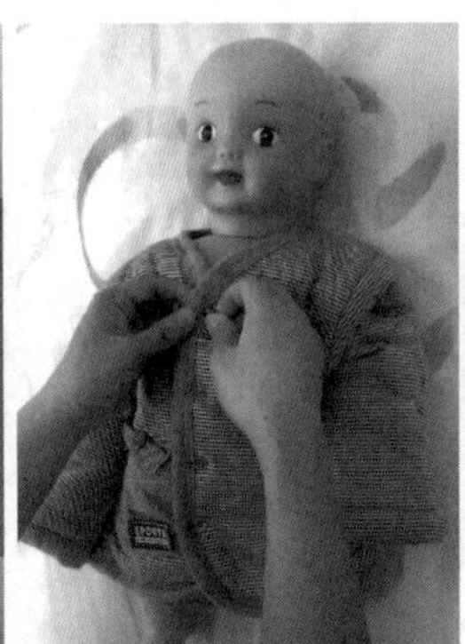
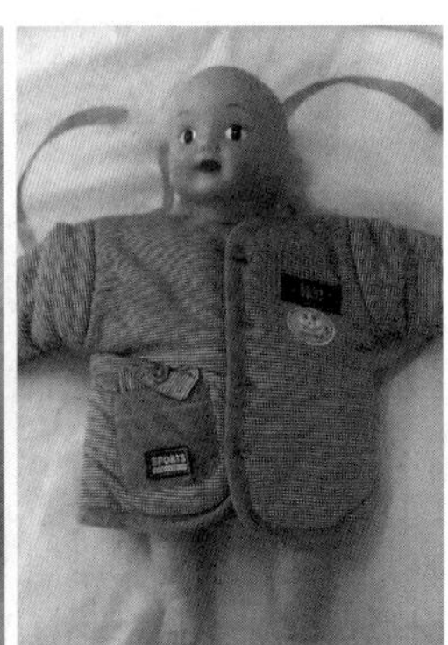

图 3–6　穿开衫衣服的步骤

2. 穿套头衣服

（1）首先，把上衣沿着领口挽成环状，将领口拉宽，先把领口的后部套到婴幼儿的后脑勺，然后再向前往下拉。在靠近婴幼儿脸部的时候，可用手把衣服平托起来。

（2）穿袖子：把一只袖子沿袖口折叠成圆圈形，手从中间穿过去后握住婴幼儿的手腕从袖圈中轻轻拉过，顺势把衣袖套在婴幼儿的手臂上，然后以同样的方式穿另一条衣袖。

（3）整理：一只手轻轻把婴幼儿抬起，另一只手把上衣拉下去。

3. 穿连体衣（图 3–7）

应先把所有的扣子都解开，让婴幼儿平躺在衣服上，脖子对准衣领的位置，先穿手臂，再穿裤腿，然后扣上所有的纽扣即可。连体衣穿脱方便，穿着舒服，保暖性能也很好。

4. 穿裤子

先将手指从裤管穿过去，握住婴幼儿的脚踝，将脚轻轻地拉过去。穿好两只裤腿后抬起婴幼儿的臀部，把裤子拉上去；也可抱起婴幼儿把裤腰提上去包住上衣，并把衣服整理平整。

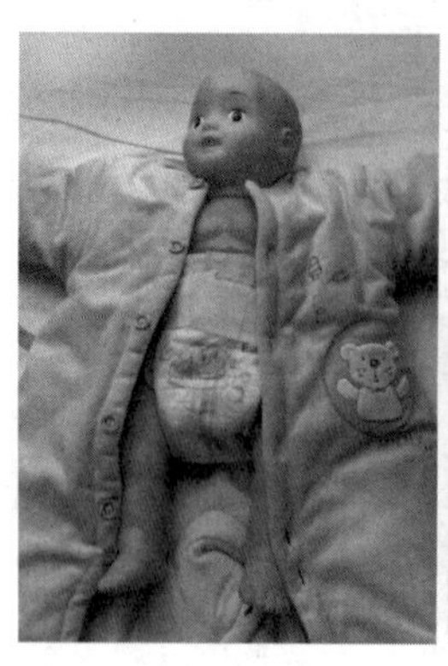
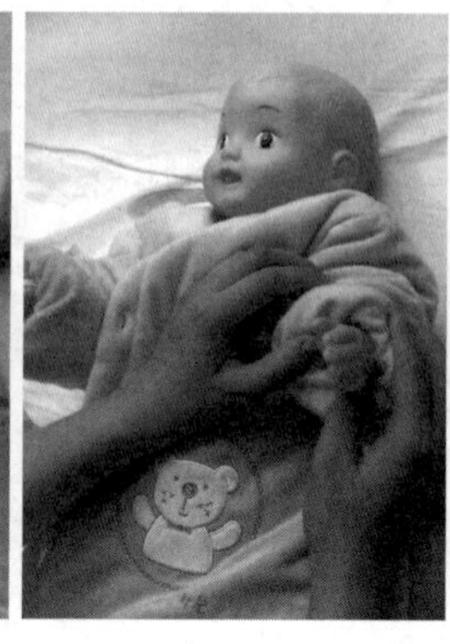
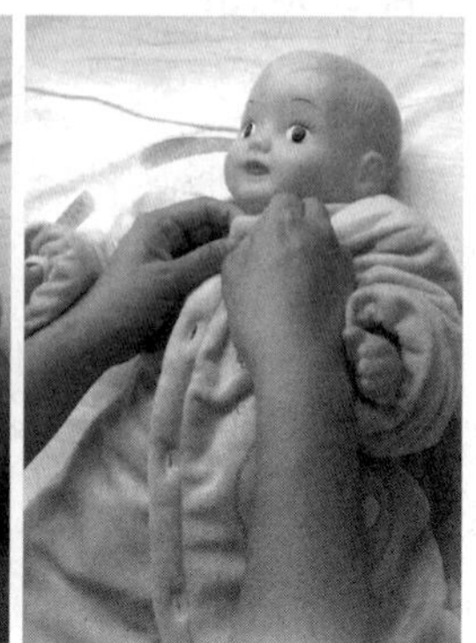

图 3-7　穿连体衣的步骤

5. 脱裤子

将婴幼儿下肢方向对着操作者躺平，松开上衣下摆，一手提起小腿，一手将裤腰退至臀下，然后再轻轻地将裤子完全脱下。

6. 脱衣服

（1）将婴幼儿平放在平面上，从上到下解开衣服。

（2）轻轻拉出婴幼儿的左手，再拉出右手。

（3）如果须要脱套头衫，先把衣服卷到颈部，抓住婴幼儿的肘部，轻轻地拉出胳膊。

（4）用拇指把衣服撑开，把手伸进衣服内侧撑着衣服，这样婴幼儿的脖子才能够顺利穿过。注意不要接触到婴幼儿的面部。

（二）保暖与婴幼儿健康的关系

刚出生的新生儿，自身的体温调节功能还没有发育完善，要给他（她）穿上合适的衣服，才能起到保暖的作用。裹得严严实实并不是最佳的保暖方式，过度的保暖会使婴儿体温升高，严重时可造成“包裹热”。同时，还要做好几处关键部位的保暖措施。

1. 头部保暖

婴幼儿 25% 的热量是由头部散发的，不戴帽子会失去大量体热，最好在外出的时候给孩子戴上帽子，当然帽子选择要恰当，帽子的厚度要随气温情况而增减。最好给婴幼儿戴舒适透气的软布做成的帽子，不要选用有毛边的帽子，否则很容易刺激婴幼儿皮肤。

2. 腹部保暖

婴幼儿的腹部一定要做好保暖，不要认为只要外面穿上厚衣服就可以保暖，事实上柔软贴身的棉内衣不仅可以吸汗，而且还能让空气保留在皮肤周围，阻断体内温度的丢失。睡觉的时候如果怕婴幼儿蹬被使肚子着凉，可选择即使婴幼儿两腿活动也不会露出肚皮的暗扣衣服或者是连体衣，或把婴幼儿放在睡袋里。

3. 脚部保暖

婴幼儿脚的表面脂肪少，保温能力差，脚的保暖关键在于锻炼和穿好鞋袜，平常要给婴幼儿穿戴整齐，穿棉质的袜子，透气且保暖性好的鞋子。

（三）正确包裹婴儿

1. 包裹婴儿的方法

（1）让婴儿躺在毯子的对角线上，将一侧的角拉起包住婴儿后对折放在婴儿臀下，再将另侧角拉起折放于身体另一侧身下，毯子较长的一角可轻轻下折放于臀下。

（2）气温较低时，可以给婴儿上身穿合适的衣服，再用柔软的绒布或棉布齐腋下包住，胸部以成人手能插入为宜，使婴儿双腿保持蜷曲状态，能自由蹬踢。

（3）为婴儿准备睡袋。

2. 包裹婴儿注意事项

（1）新生儿的小腿稍向外弯曲，是子宫内的环境造成的，属于正常的生理现象，随着生长发育会自然变直。

（2）不要把婴儿双臂紧贴躯干，把双腿拉直，用布、毯子或棉布进行包裹并在外面用带子捆绑起来，打成“蜡烛包”（图 3–8）。

（3）“蜡烛包”限制婴儿胸廓的运动，影响其胸廓和肺脏的发育。

（4）“蜡烛包”使四肢活动“失去自由”，大大不利于婴儿肌肉和关节的活动，影响大脑和全身的生长发育。

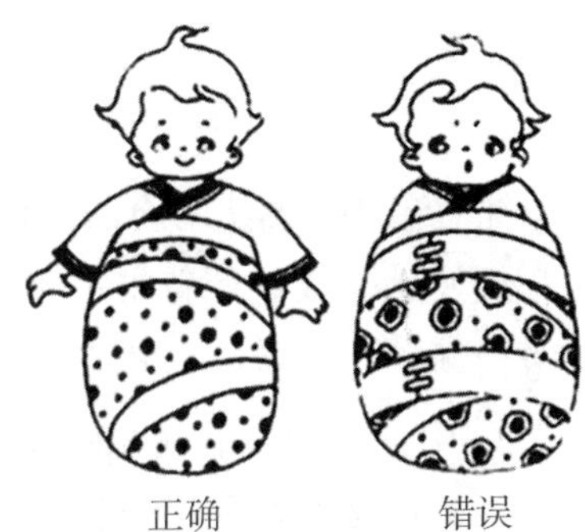

图 3–8　包裹婴儿示意图

（5）在合适温度的室内是没有必要包裹的，只要给婴儿穿上厚薄相宜的合身衣物即可。

第六节　合理抱放婴幼儿

一、婴幼儿正确抱姿

（一）背、抱与婴幼儿情感依恋的关系

自出生以后，新生儿离开母亲子宫内宁静、暖和、安全的生活环境，十分不习惯，也感到惊慌不适，尤其被抱起时头和颈部得不到支撑，有向下坠落的感觉，会受到惊吓。因此，照顾者要学会背、抱婴幼儿，使他（她）得到支撑，感到全身舒适、放松、愉快。带着婴幼儿走动，可以使婴幼儿获得安抚和亲切感，开阔其视野，有更多机会接触周围的事物，同时也促进其心智、生理、人际交往及感情等的发展。

（二）背、抱婴幼儿的动作要领

1. 用背带兜抱婴幼儿的方法

（1）横抱式：适合 0—4 个月的婴儿，新生儿最为合适，可以完全平躺横向怀抱。

（2）纵抱式：适合 4—12 个月的婴儿，可以和婴儿亲密互动。

（3）前抱式：适合 6—12 个月的婴儿，带他（她）认识美好世界。

（4）后背式：适合 6—30 个月的婴幼儿，感受外出时的轻松便捷，完全解放双手。

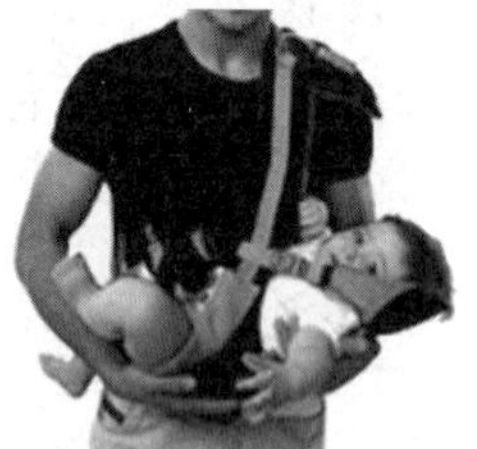
横抱式

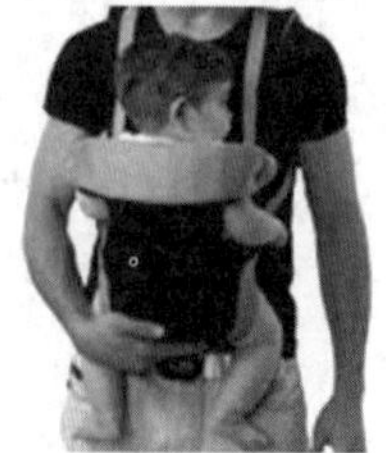
纵抱式

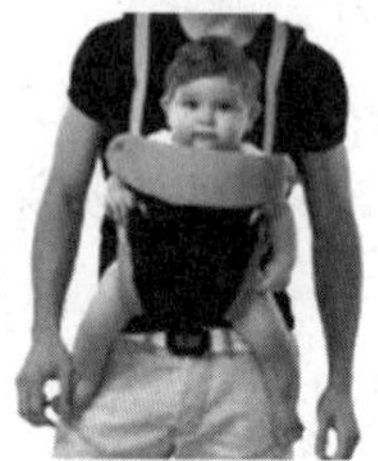
前抱式

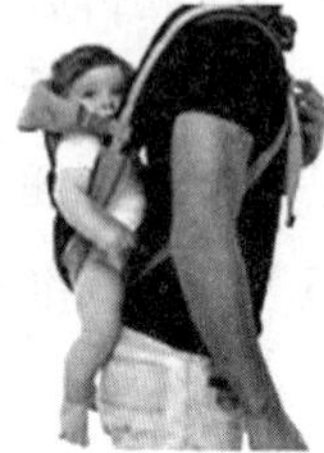
后背式

图 3-9　兜抱婴幼儿方法

注意事项：①使用前请先检查各插扣是否完好扣紧。②颈部肌肉尚未发育成熟的婴儿，应合理使用。③使用背带过程中不要做夸大的动作。④连续使用不超过 2 个小时为宜。⑤为避免婴幼儿不适，宜在哺乳后 30 分钟使用。

2. 用背带兜抱婴幼儿的动作要领

（1）在腰部扣紧腰带。

（2）抱起婴幼儿，让其靠在肩膀上，然后一只手托住其头后部。

（3）身体向后倾，用胸腹部支撑着婴幼儿，再向上拉起兜袋，让婴幼儿的腿穿过兜袋的洞。

（4）用一只手托住婴幼儿，另一只手把肩带拉到肩膀上。

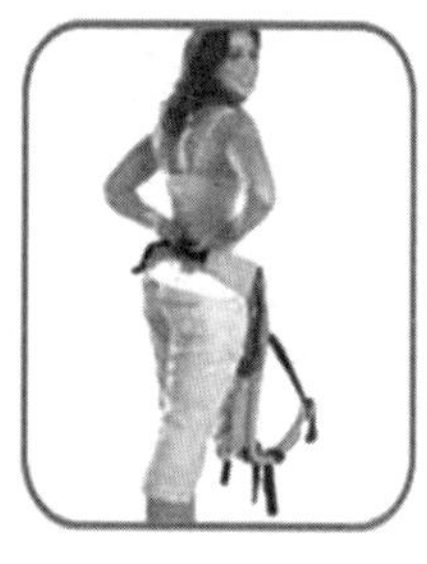
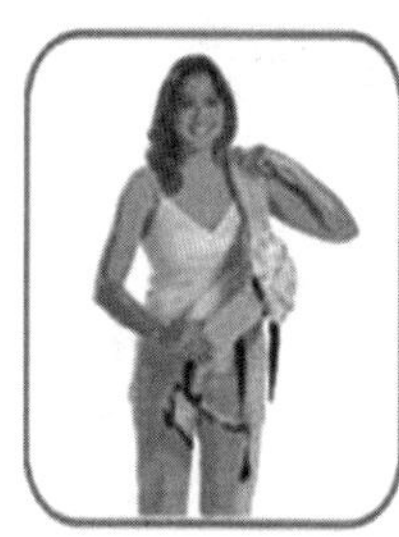
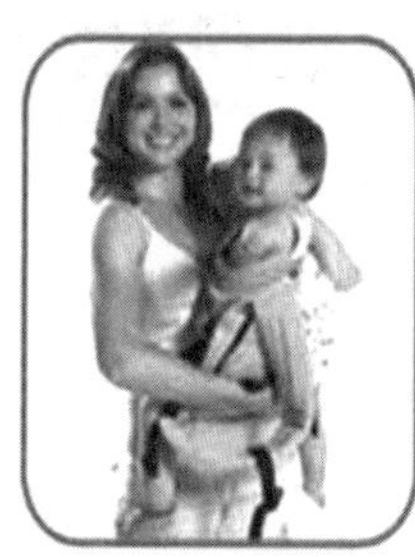
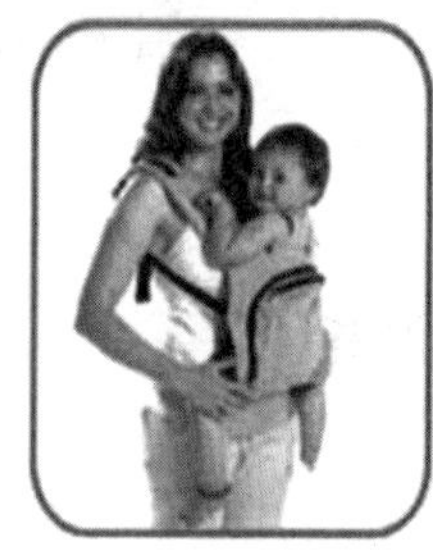
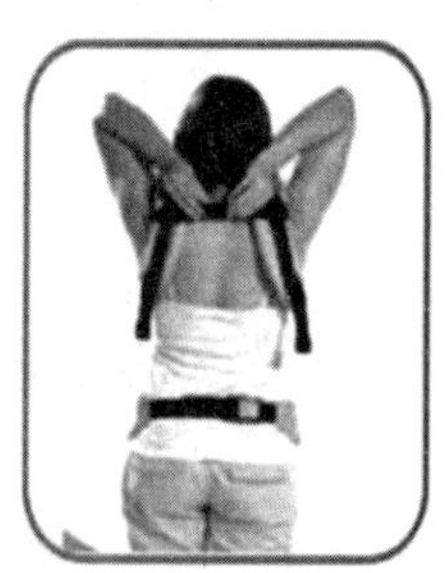

图 3-10　兜抱婴幼儿示意图

3. 抱起婴儿的方法

（1）横抱：先用一只手托住婴儿的腰部和臀部，另一只手放到头颈下方，再慢慢地把婴儿抱起，使他（她）的身体有依托，头不会往后垂。然后把婴儿的右手移向左臂弯，将他（她）的头放到左手的臂弯中，这样将婴儿横抱在臂弯里，稳稳地托住其头部、颈部、背部和臀部。

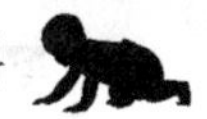

（2）竖抱：先将婴儿抱直，趴在你的肩膀上，胸腹部贴着你的前胸，一只手臂绕过婴儿的背部护住对侧的上肢，如果婴儿的头还不能竖稳时应托住头部和颈部，另一只手托住婴儿的臀部。

（3）面向前抱：当婴儿稍大一些，可以较好地控制自己的头部时，让婴儿的背靠着你的胸部，用一只手托住他（她）的臀部，另一只手护住他（她）的胸部。这样，让婴儿面向前抱着，使他（她）能很好地看看面前的世界。

（4）骑胯抱：婴儿和你面对面，双腿分开，骑坐在你的胯上，一手托住其臀部，一手护住其肩背部。这时婴儿若觉得还不够安全，他（她）的小手会紧紧抓住你的臂膀。这个姿势还可以交替抬高你的左右腿，这样能够训练婴儿的平衡能力。

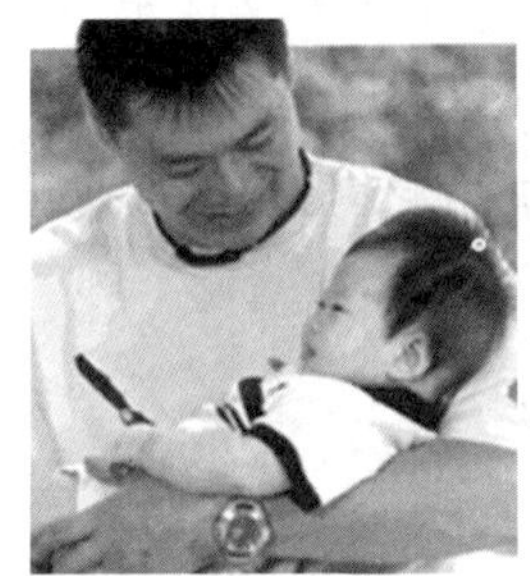
图 3-11　横抱

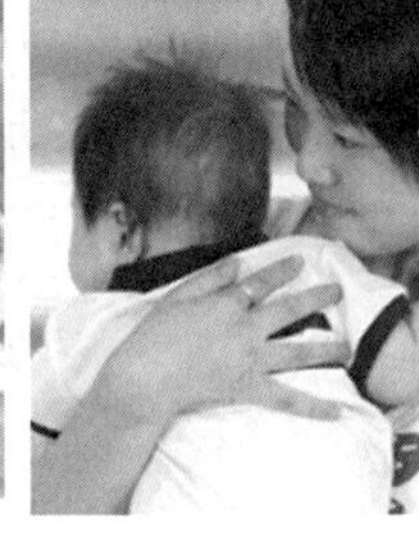
图 3-12　竖抱

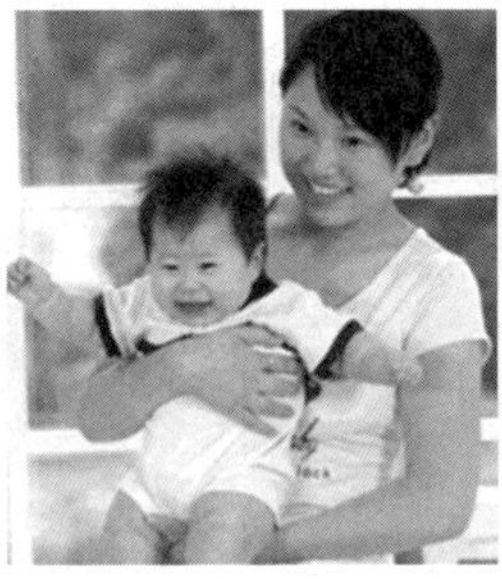
图 3-13　面向前抱

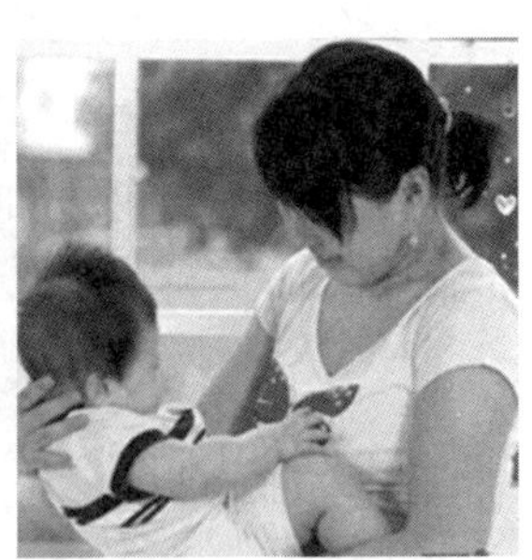
图 3-14　骑胯抱

1—2 个月的婴儿，主要是横抱，也可采用角度较小的斜抱。3 个月后主要采取竖着抱。但不管何种抱姿，都要注意保护好婴儿，不仅要抱得舒服，还要让婴儿有安全感，因此，抱起、放下动作要轻柔。这样，婴儿舒畅地躺在父母怀里，不仅能感受到被保护、关爱，更能早早地与外界多接触，学习更多东西。

二、婴幼儿睡姿

仰卧是婴幼儿经常采取的一种睡姿。仰卧有利于肌肉的放松，也不会使内脏器官受压，内脏能在负担较小的情况下进行活动。但是，仰卧时可使放松的舌根后坠，有时会阻塞呼吸道，使婴幼儿呼吸感到费力。有溢奶习惯的婴儿，有发生窒息的危险。同时，1 岁以内的婴儿如长时间采取仰卧睡姿，会使枕骨平塌，变成扁头。

研究表明，采取俯卧式睡姿，可以增加婴幼儿头部、颈部和四肢的活动，并能促使心肺等器官功能的作用。但是，俯卧睡姿使婴幼儿的口水不易下咽，而造成口水外流。而且由于婴幼儿不会转动头部及翻身，被褥可能阻塞口鼻，有发生窒息的危险。因此，俯卧睡的床要平，不可过软，不要用枕头，并要将婴幼儿的双足摆好。

当婴儿吃奶后，总习惯于往右侧卧，这样适合胃的水平位，并不会对心脏产生压迫感，即使有溢奶发生，一般不会引起窒息，因此，这是一种较好的睡姿。但是，1 岁以内的婴儿，由于头颅骨缝还没有完全吻合，长时间将头偏向一侧睡，容易造成脸部两侧不对称或者可能导致斜视。

因此，婴幼儿睡觉时，可以仰卧、俯卧、侧卧 3 种睡姿更换，更有利于婴幼儿的健康。

第七节 发热护理

发热是婴幼儿生病时最常出现的征象，也常常是人们发现婴幼儿生病的最早现象，因而，学会观察婴幼儿的体温非常重要。婴幼儿的体温常常受外界因素的影响，如气候变化、包裹多少等。婴幼儿体温略高于成人。新生儿特别是早产儿体温调节功能尚未发育完善，调节功能差，易受外界环境的影响，包裹太多易出现发热，而穿太少易出现低温现象；婴幼儿活动量大，代谢增加运动进食的时候都会使体温升高，因此，给婴幼儿测体温应在运动、进食半小时后进行。

一、降温护理

注意室温是否过高。在炎热的夏季，气温很高，婴幼儿自身调节体温的能力又差，家长抱着婴幼儿时热气不易散发，使体温升高。但这种发热一般时间不会太久，给婴幼儿放在凉爽的地方，稍微扇一扇，给婴幼儿饮一些清凉的水果汁，或给婴幼儿洗一个温水澡，几小时后体温就会降到正常。在冬季，如果室内温度过高，婴幼儿包裹得过多或穿着较多较厚，也会使婴幼儿体温过高。遇到这种情况，可适当打开包裹散热或脱掉厚外套，把体温降到正常。体温超过 38.5℃时，应及时就医，遵医嘱使用退热药。

二、病情观察

加强基础生命体征的监测，每 4 小时测体温、脉搏、呼吸 1 次，至体温恢复正常 3 日后改为每日测量 2 次。注意婴幼儿发热时的表现，如有异常情况，应立即请求医生处理。

1. 体温计的种类

体温计有水银体温计、电子体温计、可弃式体温计、红外体温检测仪等。

（1）水银体温计

它是最常用最普通的体温计，根据其测试部位的不同又将其分为口表，即用于测量口腔温度的体温计；腋表，即用于测量腋下体温的体温计；肛表，即用于测量肛门温度的体温计（图 3–15）。水银体温计分为玻璃球和玻璃管两部分，而球部装有水银，各种水银体温计的不同在于球部，口表球部较细长，腋表球部较长而扁，肛表球部较圆钝。

（2）电子体温计

它是采用电子探头测量体温，测得的体温可直接显示数字，特点是读数直观，灵敏度高（图 3-16）。

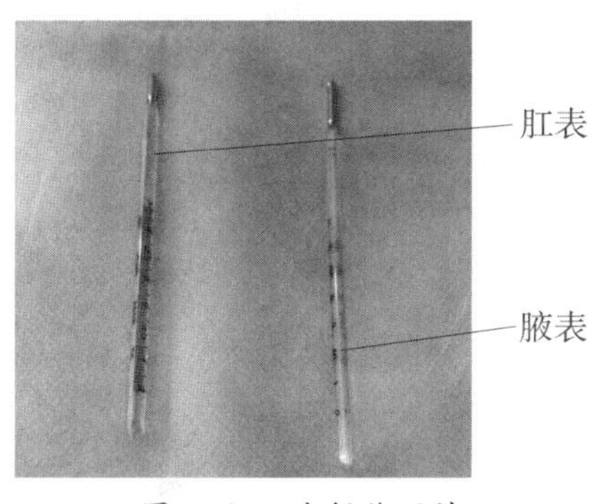

图 3-15　水银体温计

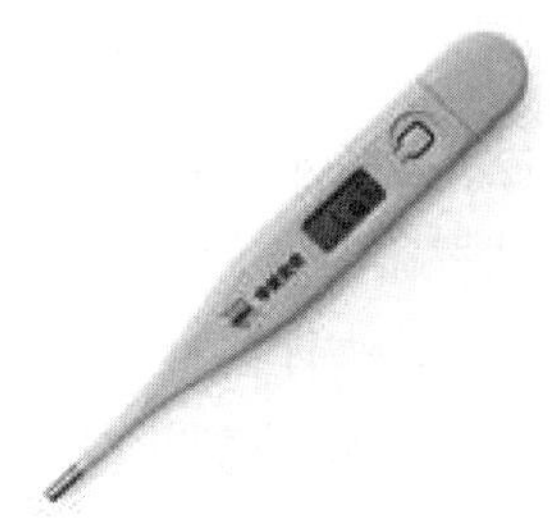
图 3-16　电子体温计

（3）可弃式体温计

它是一次性使用的体温计，是一种含有对热敏感的化学批示点薄片，测温时点状薄片可随机体温度的变化而变色，当颜色点从白色变为蓝色，最后的蓝点位置即为所测体温。

（4）红外体温测量仪

其特点是测温快捷、准确、安全，因其体积大，多用于医院的监护病房。

2. 测量体温的方法

婴幼儿一般不宜测量口温，以免婴幼儿咬破体温计。大多情况下测量体温均测量腋温，因为测腋温方便、安全，只有在婴幼儿体温低时才测肛温。

（1）测腋温

先将体温计甩几下，使水银柱低于 35℃以下，将婴幼儿抱在怀里或坐放在操作者腿上，擦干腋下汗液，将体温计球部放于婴幼儿腋窝紧贴皮肤，屈臂过胸，协助其夹紧体温计，持续 10 分钟，取出体温计读数。

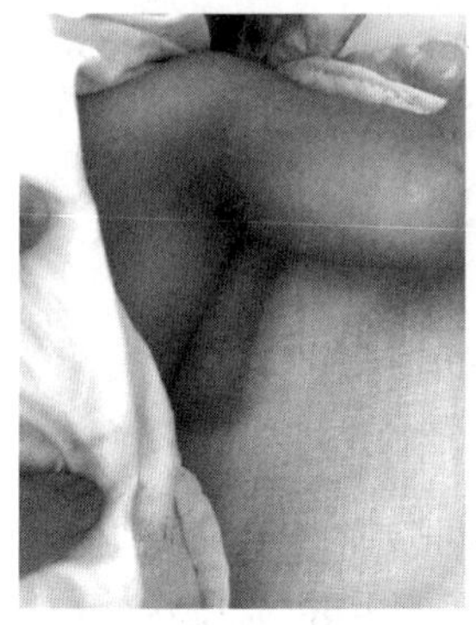
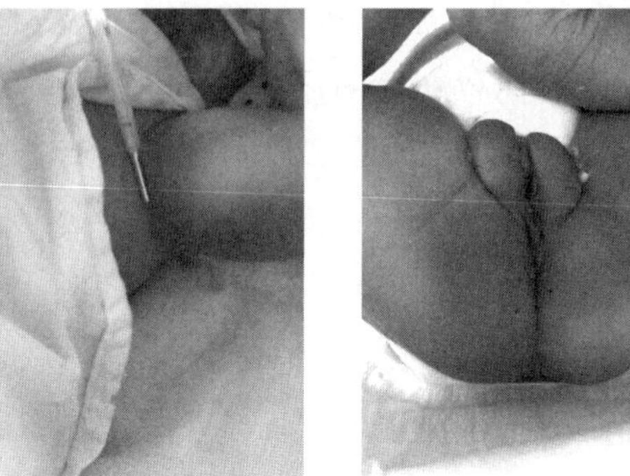
图 3-17　测腋温

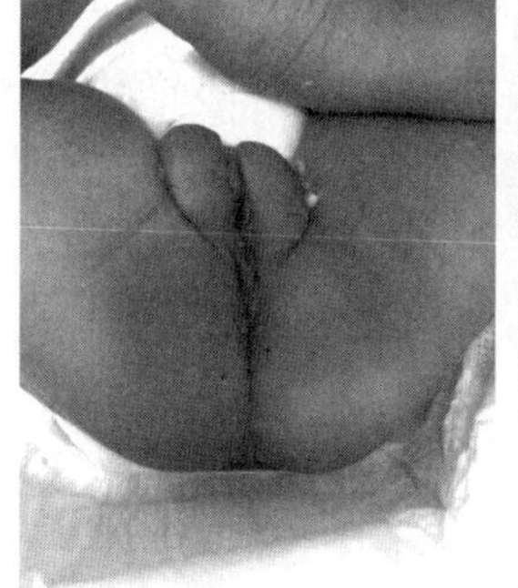
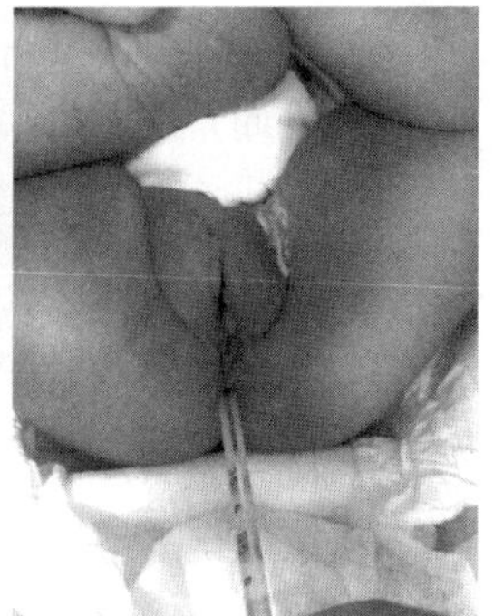
图 3-18　测肛温

（2）测肛温

肛温测定一般用于婴儿期，将肛表前端用润滑剂（如婴儿油）润滑，将肛表甩至 35℃以下，将婴儿仰卧于床上，操作者一手抓住小儿两踝并向前上方稍提起，暴露肛门，另一手将肛表以旋转式缓缓插入肛门 3—4 cm，插入时勿用力，以免损伤肛门直肠黏膜。放松上提的双足，但依然抓住双踝，以免婴儿活动使肛表脱出，另一手扶住肛表，持续 3 分钟后取出，用纱布或棉花擦净肛表，读数。使用后的体温计应用清水清洗后用 75% 酒精棉球擦拭后备用。

3. 测量体温的注意事项

（1）试表前要检查体温计有无破损，甩表时不能触及硬物，否则容易破碎。

（2）应在吃饭、喝水、运动出汗等情况后休息半小时再测体温。

（3）婴幼儿哭闹时应设法让其停止啼哭，保证在安静状态下测体温。

（4）试表前，检查体温计是否已将水银柱甩至 35℃以下。

（5）取出体温计转动温度表，直到可见到一条粗线为止，从水银柱上读取所指数字（图 3−19）。

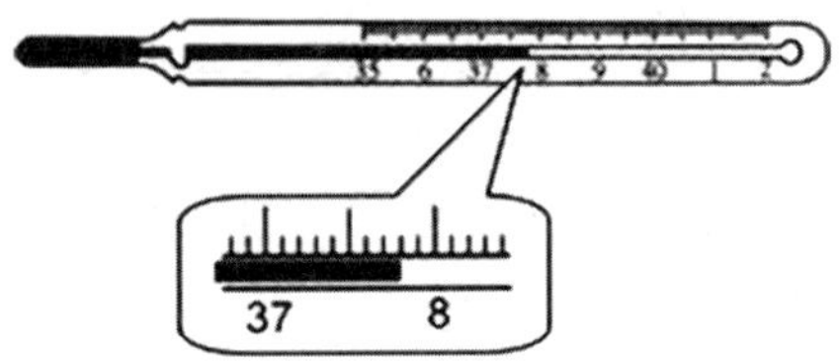

图 3−19　体温计读数法

（6）体温计使用完毕用 75% 酒精棉擦拭备用。

（7）婴幼儿不宜测口温。

（8）婴幼儿患有腹泻、心脏病者不宜测肛温。

（9）腋下有创伤、皮肤溃疡、炎症或肩关节受伤时不宜测腋温。

三、饮食护理

应给予婴幼儿富含营养、高维生素、高蛋白、易消化的饮食，有呼吸困难者，应少食多餐。发热患儿哺乳必须取头高位或抱起喂，呛咳严重者用小勺或滴管喂，以免进食用力或呛咳严重而加重病情。因发热、呼吸增快而增加水分消耗，注意给患儿喂水。

四、舒适度护理

保持室温 18—22℃，湿度 50%—60%。保持口腔清洁，婴幼儿饭后喂少量的温开水以清洗口腔，年长儿饭后漱口，口唇涂油类以免干燥。及时清除鼻腔及咽喉部分泌物和干痂，保持鼻孔周围的清洁，并用凡士林、液体石蜡等涂抹鼻翼部的黏膜及鼻下皮肤，以减轻分泌物的刺激。若婴儿因鼻塞而妨碍吸吮，可在哺乳前 15 分钟用 0.5% 麻黄素滴鼻，使鼻腔通畅，保证吸吮。咽部不适时可给润喉含片或雾化吸入。保持皮肤清洁舒适，大量出汗者及时更换衣服。

五、安全护理

发生惊厥时应加强安全护理。采用约束带约束法或者加床栏，防止婴幼儿坠床。

第八节　运动锻炼

一、婴儿抚触

婴儿抚触是通过皮肤接受不同力度的刺激，肌肉得到按摩，让婴儿被动接受锻炼，可促进血液循环及感知觉和中枢神经系统的发育，促进肌肉生长及动作协调，让婴儿感到满足，心情愉快，增加睡眠，减少哭闹，有利于婴儿健康和生长发育。

（一）操作方法

1. 头面部

（1）用两手拇指指腹从婴儿眉弓部向两侧太阳穴按摩。

（2）两手拇指指腹从下颌部中央向外上方按摩，让上下唇形成微笑状（图 3–20）。

（3）一手托头，用另一手的指腹从前额发际向上、向后按摩，至两耳后乳突。

2. 胸部

两手分别从胸部的两侧肋下缘向对侧肩部按摩，应避开乳头（图 3–21）。

3. 腹部

两手依次从婴儿的右下腹至上腹向左下腹，呈顺时针方向按摩（图 3–22）。

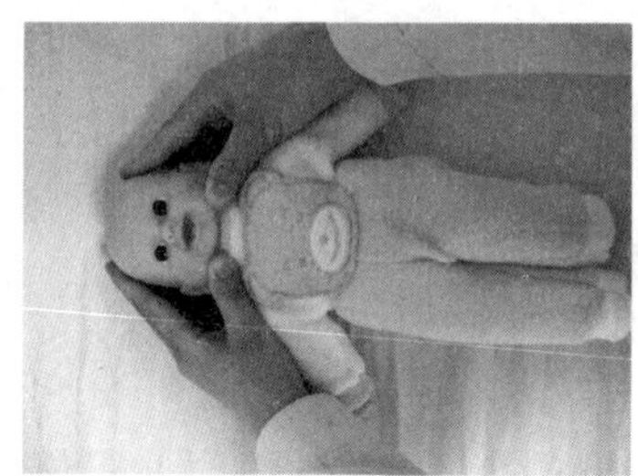

图 3–20　面部抚触

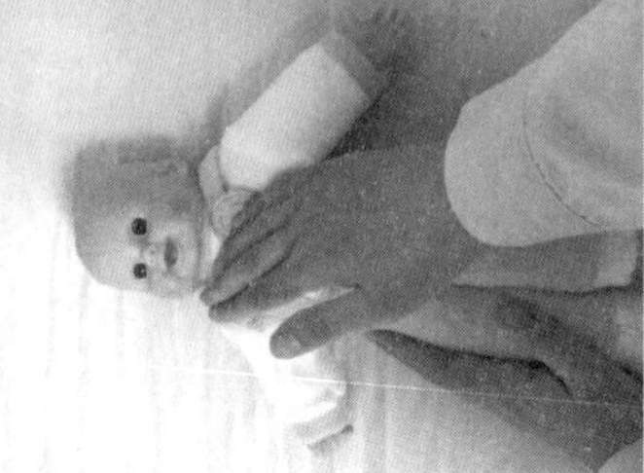

图 3–21　胸部抚触

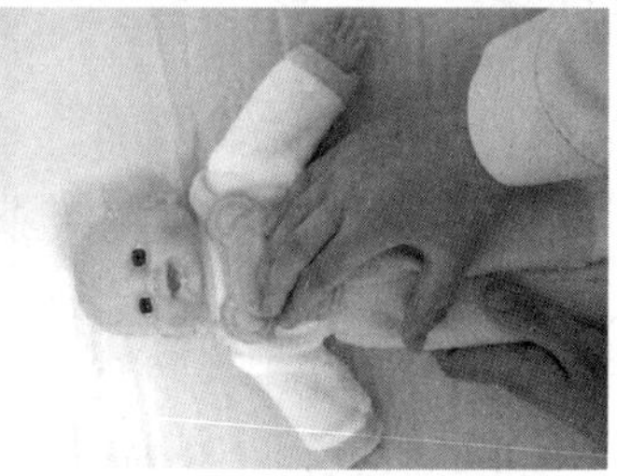

图 3–22　腹部抚触

4. 四肢

两手交替抓住婴儿的一侧上肢，从腋窝至手腕轻轻滑动并挤捏，对侧及双下肢的做法相同（图 3–23 和图 3–24）。

5. 手和足

用四指按摩手背或足背，并用拇指从婴儿手掌面或脚跟向手指或脚趾方向按摩，对每个手指、脚趾进行搓动。

6. 背臀部

婴儿呈俯卧位，双手掌分别由颈部开始向下按摩至臀部。以脊柱为中心，两手四指并拢，由脊柱两侧水平向外按摩，至骶尾部（图 3–25）。

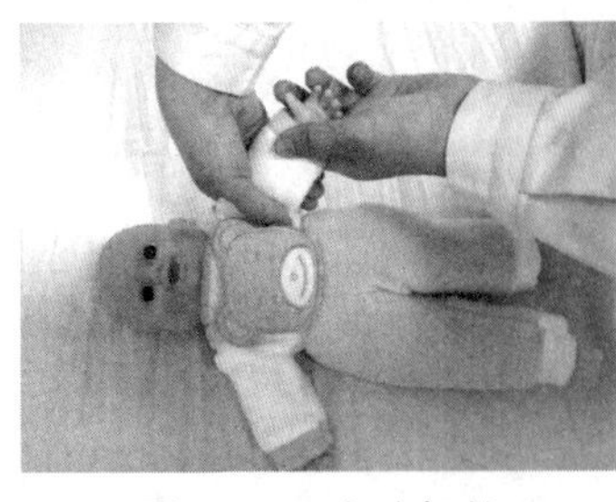

图 3–23　上肢抚触

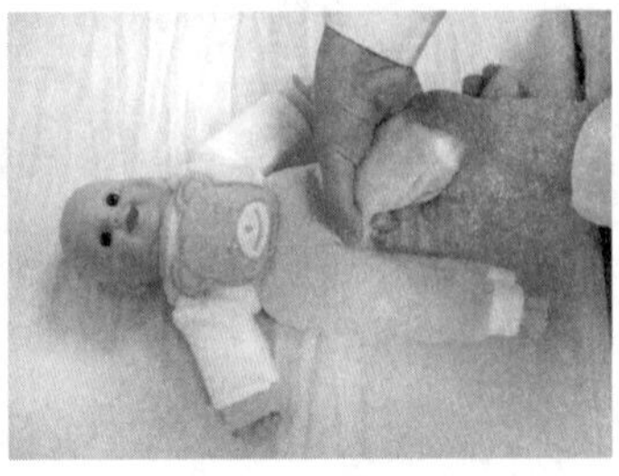

图 3–24　下肢抚触

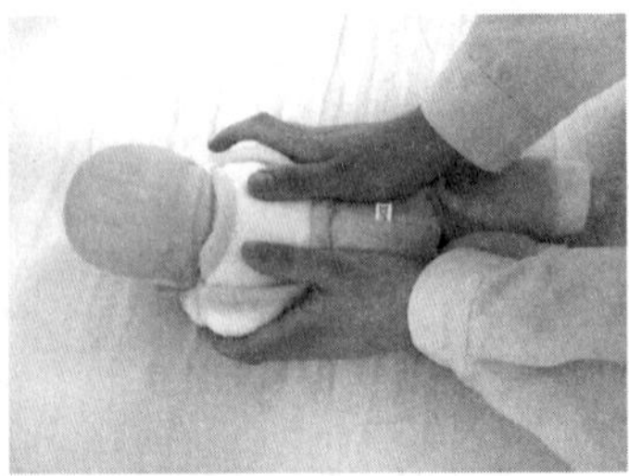

图 3–25　背臀部抚触

（二）注意事项

1. 抚触一般在婴儿吃完奶后 1 小时左右进行，沐浴后最好。

2. 注意室内温度一定不能低于 25℃，因为抚触时婴儿最好全身裸露。

3. 抚触前操作者要摘下手上的所有饰物，包括戒指、手表等，要注意指甲要剪短，以免刮伤婴儿娇嫩的皮肤。

4. 抚触前，用温水洗净双手，以免刺激到婴儿。

5. 为了避免婴儿的皮肤受到伤害，可用少许抚触油抹在手上起润滑作用，不要把抚触油直接抹在婴儿身上，以免引起婴儿不适。

6. 抚触的时候可以同时给婴儿播放一些音乐、唱儿歌或讲故事，还要注意与婴儿眼神沟通。婴儿哭闹、呕吐时要停止操作。

二、婴儿主、被动操

（一）婴儿被动操

1. 适用对象

2—6 个月婴儿。

2. 准备活动

婴儿仰卧在床上，操作者一边轻轻抚摩婴儿，一边轻柔地跟婴儿讲话，使婴儿很愉悦，很放松，就像做游戏一样。

3. 做操步骤

（1）第一部分：伸展运动（二八拍）

1）预备姿势：操作者双手握住婴儿腕部，拇指放在婴儿手心里，让婴儿握住，婴儿两臂放在身体两侧（图 3–26）。

2）说明：①两臂左右分开平举，掌心向上（图 3–27）。②操作者拉婴儿两臂到胸前平举，拳心相对（图 3–28）。③操作者轻拉婴儿两臂斜上举，手背贴床（图 3–29）。④还原成

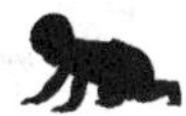

预备姿势。⑤重复以上动作。

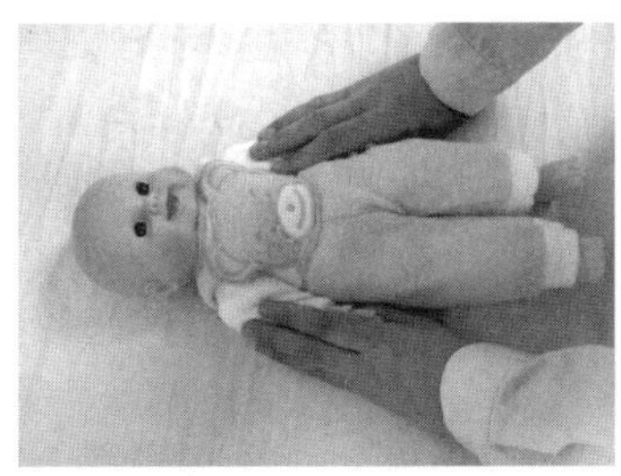
图 3-26　预备姿势

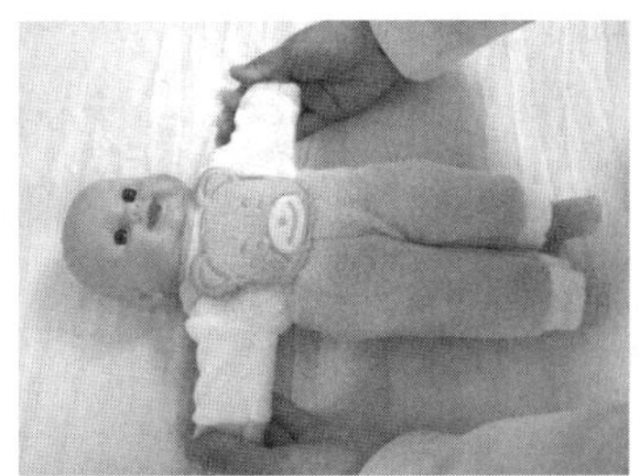
图 3-27　两臂左右分开

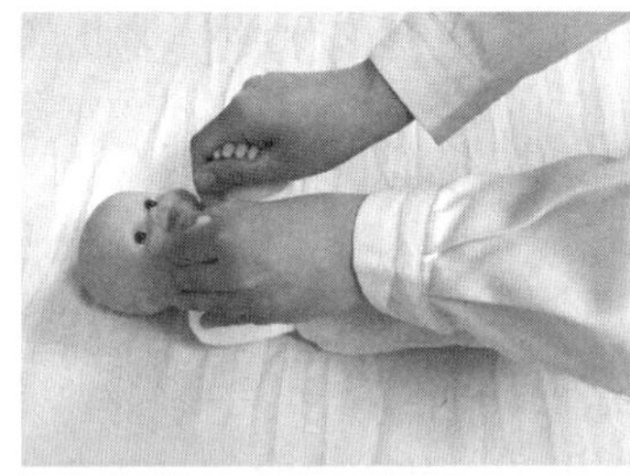
图 3-28　掌心相对

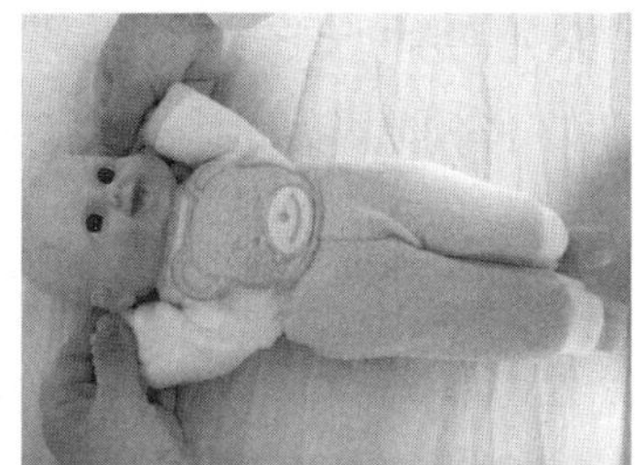
图 3-29　手背贴床

3）运动要求：婴儿两臂前平举时，两臂距离与两肩同宽。操作者动作要轻柔，斜上举时要轻轻使婴儿两臂逐渐伸直。

（2）第二部分：扩胸运动（二八拍）

1）预备姿势：同第一部分。

2）说明：①操作者轻拉婴儿两臂，向身体两侧放平，拳心向上，手背贴床。②两臂胸前交叉，并轻压胸部（图 3-30）。③同①的动作。④还原成预备姿势。⑤重复以上动作。

（3）第三部分：上肢伸展运动（二八拍）

说明：①操作者将婴儿左臂向上弯曲，婴儿的手触肩（图 3-31）。②还原成预备姿势。③操作者将婴儿右臂向上弯曲，婴儿的手触肩。④还原成预备姿势。⑤重复以上动作。

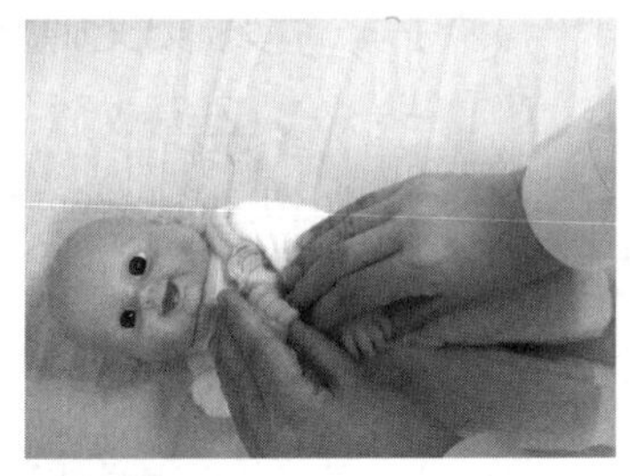
图 3-30　扩胸运动

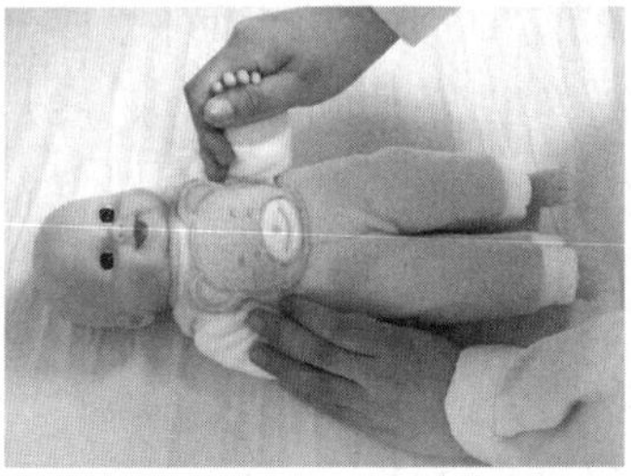
图 3-31　手触肩运动

（4）第四部分：屈腿运动（二八拍）

1）预备姿势：婴儿仰卧，两腿伸直，操作者两手握住婴儿脚腕。

2）说明：①操作者将婴儿左腿屈至腹部（图 3-32）。②还原成预备姿势。③同①的动作。④还原成预备姿势。⑤重复以上动作。⑥操作者将婴儿双腿屈至腹部（图 3-33）。⑦还原成预备姿势。⑧同⑥的动作。⑨还原成预备姿势。⑩重复以上动作。

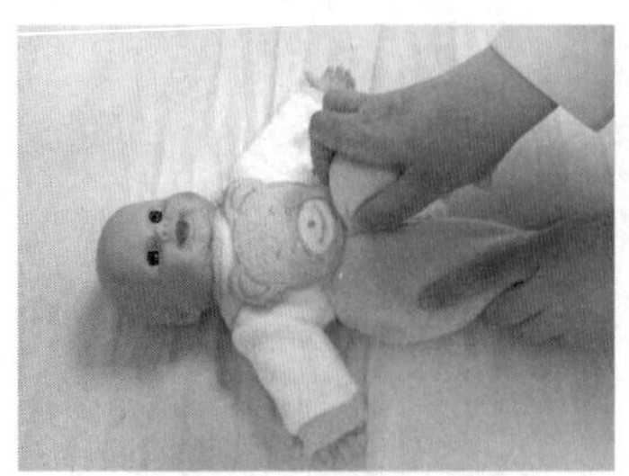

图 3-32　单屈腿运动

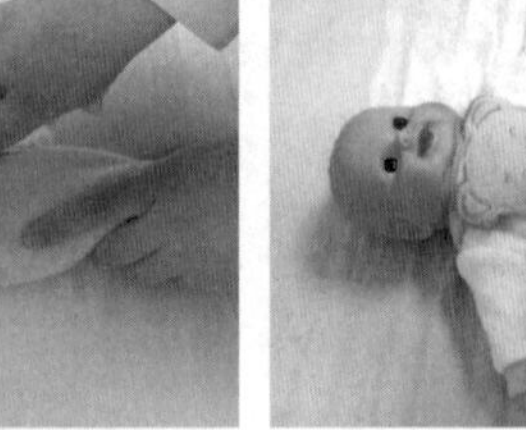

图 3-33　双屈腿运动

3）运动要求：婴儿屈腿时两膝不分开，屈腿时可稍稍用力，使婴儿的腿对腹部有压力，有助于肠蠕动，屈、伸都不能用力过大，以免损伤婴儿的关节和韧带。

（5）第五部分：翻身运动（二八拍）

1）预备姿势：婴儿仰卧，操作者将婴儿四肢摆正。

2）说明：①操作者一手握住婴儿的两脚腕，另一手轻托婴儿背部，然后稍用力，帮助婴儿从身体右侧翻身，成为俯卧位，同时将婴儿的两臂移至前方，使婴儿的头和肩抬起片刻（图 3-34）。②再将婴儿两臂放回体侧，操作者一只手握住婴儿两脚腕，另一手插到婴儿的胸腹下，帮助婴儿从俯卧位翻回仰卧位。③同①动作，但婴儿身体从左侧翻身。④同②动作。⑤重复以上动作。

3）运动要求：操作者帮婴儿做操时要轻柔、缓慢，翻身或俯卧时逗引婴儿练习抬头。

（6）第六部分：举腿运动（二八拍）

1）预备姿势：婴儿仰卧，两腿伸直，握住婴儿膝部，拇指在下，其余四指在上。

2）说明：①操作者将婴儿两腿向上方举起，操作者握住婴儿膝部，拇指与婴儿腹部成直角（图 3-35）。②还原成预备姿势。③同①动作。④还原成预备姿势。⑤重复以上动作。

3）运动要求：婴儿两腿上举时，膝盖不弯屈，臀部不离床。

（7）第七部分：体后屈腿运动（二八拍）

1）预备姿势：婴儿俯卧，两臂放前方，两肘支撑身体，操作者两手分别握住婴儿脚腕。

2）说明：①操作者轻轻提起婴儿双腿，身体与床近似 45°（图 3-36）。②还原成预备姿势。③操作者轻轻握住婴儿肘部，将上体抬起，身体与床面成近 45°。④还原成预备姿势。⑤重复以上动作。

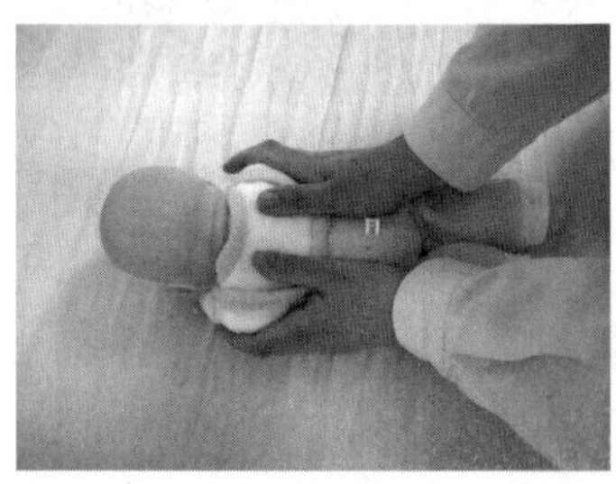

图 3-34　俯卧位抬头、抬肩

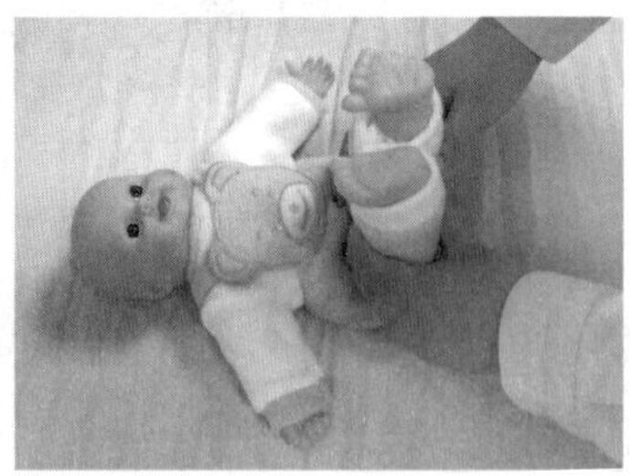

图 3-35　举腿运动

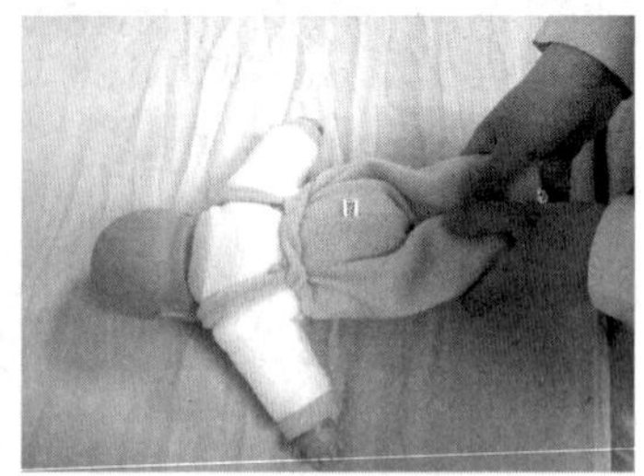

图 3-36　体后屈腿运动

3）运动要求：提腿和抬肘时，婴儿身体要直，不能歪斜，以免损伤脊柱。这一节难度较大，须在婴儿有一定体能时再做。做这一节时，操作者也要小心、轻柔，不要勉强。

（8）第八部分：放松整理运动（二八拍）

说明：操作者两手轻轻抖动婴儿的两臂和两腿，或让婴儿在床上自由活动片刻，使全身肌肉放松，不要做完操立刻抱起（图 3–37）。

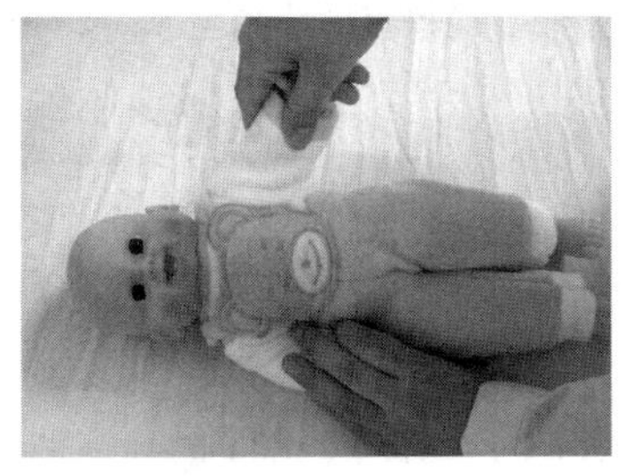
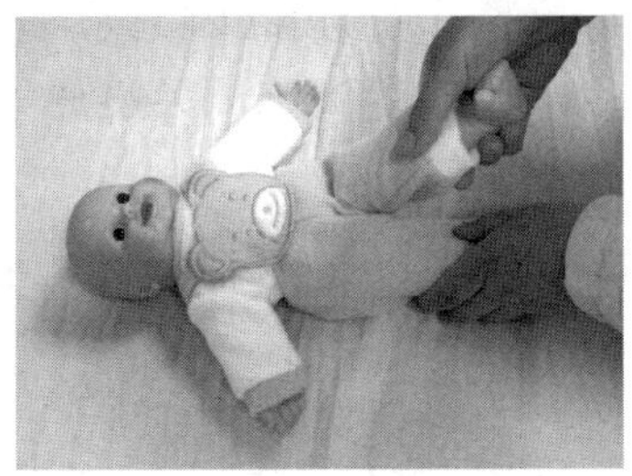

图 3–37　放松整理运动

4. 注意事项

（1）做操时，操作者的动作一定要轻，态度要亲切，一边做一边与婴儿说笑。

（2）做操前，操作者要洗净手，摘下手表，以免划伤婴儿。

（3）2—4 个月的婴儿可先学这套操的前 4 节，随着婴儿长大，再逐渐一节一节增加到 8 节。

（4）做操要在婴儿进食半小时到 1 小时以后为好，做完操将婴儿放在小床上休息，哄他（她）入睡。

（5）做操时，婴儿尽量少穿些。

（6）做操时，尽量营造温馨的环境，如播放音乐等。

（二）婴儿主动操

1. 适用对象

7—12 个月婴儿。

2. 做操步骤

（1）第一部分：伸展运动（二八拍）

1）预备姿势：操作者双手握住婴儿手腕，拇指放在婴儿手心里，让婴儿握住。婴儿两臂置于体侧（图 3–26）。

2）说明：①两臂左右分开平举，掌心向上（图 3–27）。②操作者拉婴儿两臂至胸前平举，拳心相对（图 3–28）。③轻拉婴儿两臂斜上举，手背贴床（图 3–29）。④同①动作。⑤还原成预备姿势。⑥重复以上动作。

3）运动要求：婴儿两臂前平举时，两臂距离与两肩同宽，动作要轻柔，斜上举时要轻轻使婴儿两臂逐渐伸直。

（2）第二部分：扩胸运动（二八拍）

1）预备姿势：同第一部分。

2）说明：①轻拉婴儿两臂侧平举，拳心向上，手背贴床。②两臂胸前交叉，并轻压胸部（图 3–30）。③同①动作。④还原成预备姿势。⑤重复以上动作。

（3）第三部分：肩部运动（二八拍）

1）预备姿势：操作者双手握住婴儿手腕，拇指放在婴儿手心里，让婴儿握住。婴儿两臂置于体侧（图 3–26）。

2）说明：①轻拉婴儿左臂至胸前，沿左耳际向外绕环 1 周，然后臂部贴床回于体侧。②轻拉婴儿右臂至胸前，沿右耳际向外绕环 1 周，然后臂部贴床回于体侧。③重复动作，但臂向内绕环。

3）运动要求：单臂绕环时，应以肩关节为轴，动作要轻柔。

（4）第四部分：单屈腿运动（二八拍）

1）预备姿势：婴儿仰卧，两腿伸直，操作者两手握住婴儿脚腕。

2）说明：①将婴儿左腿屈至腹部（图 3–32）。②还原成预备姿势。③将婴儿右腿屈至腹部。④还原成预备姿势。⑤重复以上动作。

（5）第五部分：下肢环绕运动（二八拍）

1）预备姿势：婴儿仰卧，两腿伸直，操作者两手分别握住婴儿脚腕。

2）说明：①将婴儿左腿屈至腹部。②以髋关节为轴心，向外侧环绕一周放下（图 3–38）。③还原成预备姿势。④将婴儿右腿屈至腹部。⑤以髋关节为轴心，向外侧环绕一周放下。⑥还原成预备姿势。⑦重复以上动作。

（6）第六部分：体后屈腿运动（二八拍）

1）预备姿势：婴儿俯卧，两臂放前方，两肘支撑身体，操作者两手分别握住婴儿脚腕。

2）说明：①操作者轻提婴儿双腿，身体与床成近 45°（图 3–36）。②还原成预备姿势。③操作者轻握婴儿肘部，将上体抬起，身体与床面成近 45°。④还原成预备姿势。⑤重复以上动作。

3）运动要求：提腿和抬肘时，婴儿身体要直，不能歪斜，以免损伤脊柱。

（7）第七部分：起坐运动（二八拍）

1）预备姿势：操作者两手握婴儿手腕，拇指放在婴儿手心里，婴儿握住，然后将婴儿两臂拉至胸前。

2）说明：

7—9 个月婴儿按以下动作做操：①操作者轻拉婴儿两臂，使婴儿从仰卧坐起（图 3–39）。②还原成预备姿势。③同①动作。④还原成预备姿势。⑤重复以上动作。

10—12 个月婴儿按以下动作做操：①操作者轻拉婴儿两臂从仰卧坐起。②操作者继续拉婴儿两臂，以坐姿站起。③还原成坐姿。④还原成卧姿。⑤重复以上动作。

3）运动要求：婴儿由坐姿成卧姿时，操作者要用手垫着后头部。婴儿由卧到坐，不是操作者拉起来的，而是主要由婴儿用力，操作者顺势帮助。操作者应避免用力往上起拽，否则会损伤婴儿的关节。

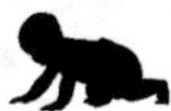

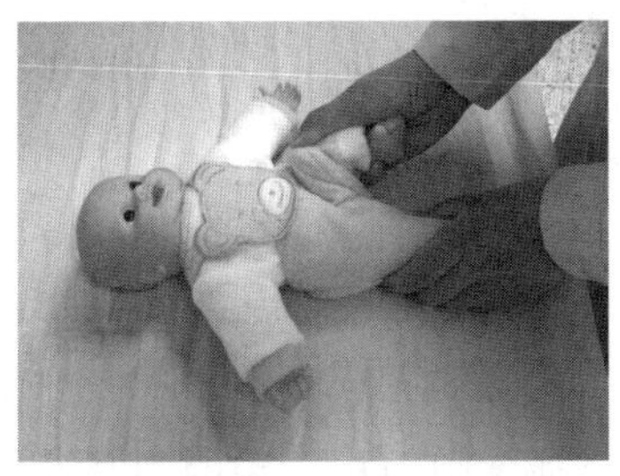

图 3-38　下肢环绕运动

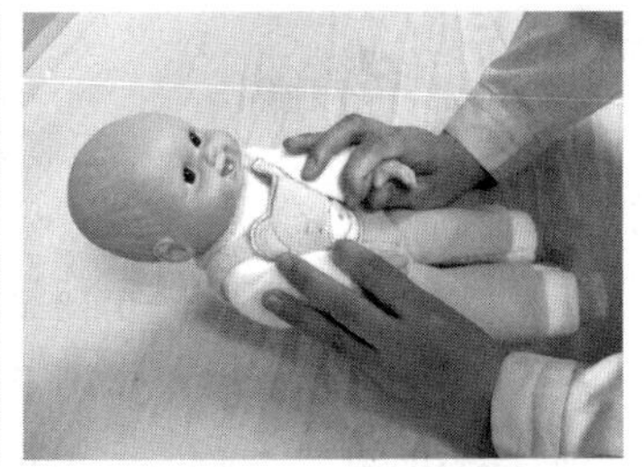

图 3-39　起坐运动

（8）第八部分：桥形运动（二八拍）

1）预备姿势：婴儿仰卧，操作者站在婴儿体侧，左手托住婴儿腰部。

2）说明：①托起婴儿腰部，头脚不离开床面，使身体呈桥形（图 3-40）。②还原成预备姿势。③重复以上动作。

（9）第九部分：拾物运动（二八拍）

1）预备姿势：婴儿面朝前站在操作者面前，操作者一手扶婴儿膝盖，一手扶婴儿腹部。在婴儿前放一玩具，诱导婴儿身体前屈去拾取。

2）说明：①操作者稍帮助，让婴儿身体前屈，拾取床上的玩具（图 3-41）。②还原成预备姿势。③重复以上动作。

3）运动要求：操作者诱导婴儿身体前屈拾取玩具时，尽量让婴儿主动用力弯身和直身。

（10）第十部分：跳跃运动（二八拍）

1）预备姿势：操作者扶婴儿两腋下，面对面站立。

2）说明：操作者扶住婴儿腋下，逗引他（她）主动上下跳动。每次可跳 5—6 次，可反复跳 2—3 遍（图 3-42）。

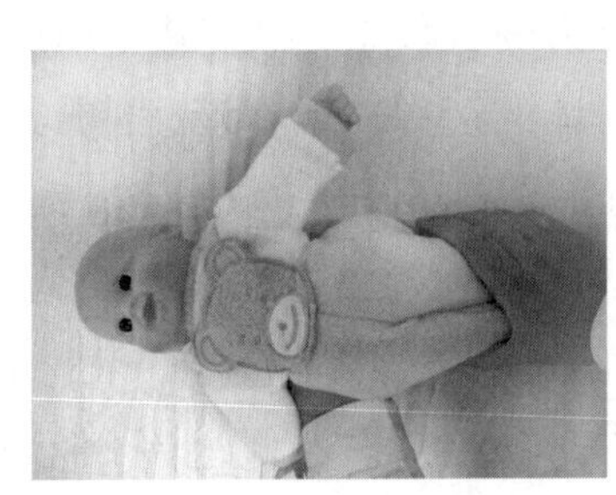

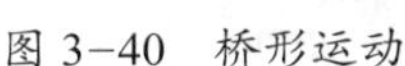

图 3-40　桥形运动

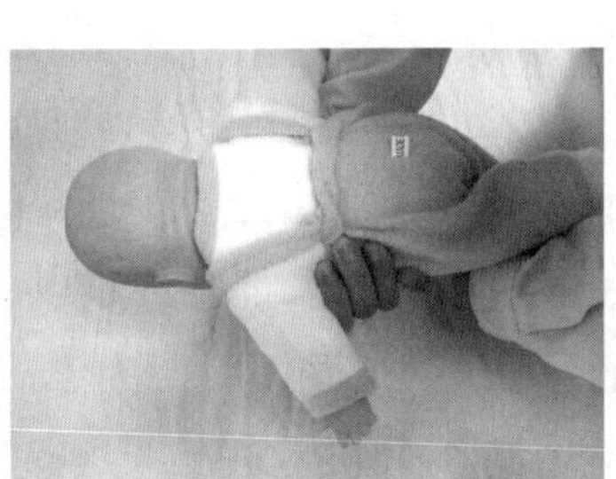

图 3-41　拾物运动

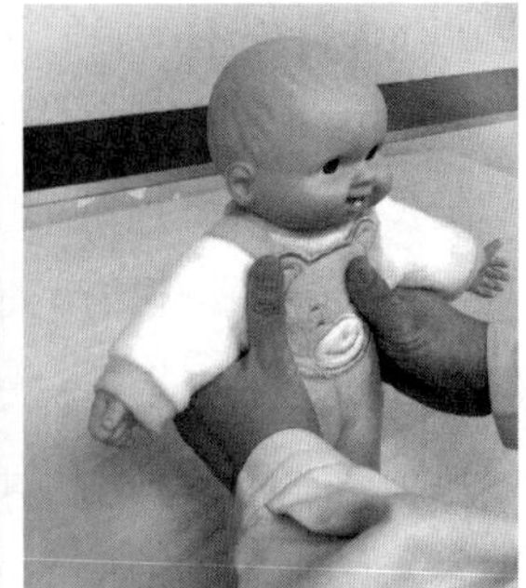

图 3-42　跳跃运动

（11）第十一部分：放松整理运动（二八拍）

说明：操作者两手轻轻抖动婴儿的两臂和两腿，可让婴儿仰卧在床上自由活动片刻，使全身肌肉放松（图 3-37）。

3. 注意事项

（1）在做好被动操的基础上再学主动操。7—9 个月的婴儿先学前 4 节，逐渐增加。

（2）其余注意事项与被动操相同。

三、婴儿爬行训练

（一）匍行训练

8个月以后的婴儿大多已经能够熟练翻身，此时，家长可以训练婴儿往前爬了。轻轻提起婴儿的双下肢使上肢充分负重，然后利用上肢往前匍行，最初只是原地打转或后退，以后家长可以把一只手顶住婴儿的一个脚掌，当他（她）用力往后蹬时身体会慢慢往前移动，然后再把手换到另一只脚帮助婴儿用力前进，使婴儿慢慢体会向前爬的动作。

（二）爬行训练

婴儿经过匍行训练，用腹部匍匐爬行已经比较熟练，现在可以正式训练婴儿爬行的预备动作了。家长用一只手环抱在婴儿胸前，另一只手抱着婴儿的膝盖部，让婴儿双手放在桌上或地板上来支撑身体。待他（她）习惯后家长可慢慢放松放在胸前的手，鼓励婴儿独自支撑身体，每天看婴儿的耐受情况练习，一般每次3—5分钟。婴儿手臂的支撑力逐渐强健以后，家长可以把有声或发光的、会动的玩具放在婴儿伸手可及之处，待婴儿快要拿到时又略微拉远一点，鼓励婴儿伸手去拿，妈妈可以配合爸爸用双手把宝宝的腹部抬起来，使婴儿的手和膝贴着地面，逐渐让婴儿练习利用双手和膝盖慢慢往前爬行。

四、婴幼儿超早期感觉统合训练

（一）感觉统合失调的概念

感觉统合是指个体对通过不同感觉通路（视、听、触、嗅等）进入大脑的感觉刺激信息，在脑内进行解释、联系和统一，形成有效的组合，对身体内外知觉作出反应，使神经系统的不同部分协调整体工作，个体与环境顺利接触，完成各种活动。

儿童在不断地与客观世界接触，完善自身感觉统合能力的过程中，由于某些原因使感觉刺激信息不能在中枢神经系统进行有效组合，从而使身体的运作缺乏和谐，削弱其认知能力，最终导致身心健康障碍，称之为感觉统合失调（sensory integrative dysfunction，SID）。

感觉统合失调的儿童对一般的活动要求都感到难以应付自如，学习知识就更成为难事。然而，感觉统合失调的儿童通常在6、7岁以后因为学习困难、多动、注意力难以集中、胆小或不善于人际交往等原因到心理咨询机构或医院咨询时才被发现。在此之前，他们已经有一些感觉统合失调的表现，却没有被家长发现。由于感觉统合失调会影响儿童注意、记忆、思维、语言、情绪和个性等神经心理的发展，造成患儿心理行为、社会交往以及学习障碍，严重影响其心理健康，所以早期预防是关键。

（二）感觉统合失调的表现

儿童感觉统合失调的表现多种多样。一个儿童常常伴有几种感觉统合失调表现，因此，一般认为感觉统合失调是一种综合症状，多数儿童并不能精确地划入某一种类型。但为了使家长们更系统地认识感觉统合失调的表现，根据主要受影响的感觉输入通路的不同，将感觉统合失调大致分为以下几大类。

1. 触觉防御敏感或迟钝

主要表现为以下几个方面：

（1）躲避能产生特别触觉感的事物，如嫌弃某些质地的衣服、不爱玩接触身体的游戏等，或者固执于某件衣物、毯子、玩具，任何时候都要抱着它才感到安心。

（2）讨厌被触摸，对一些触觉信息具有厌恶、恐惧的情绪，如被搂抱时感到不快，对日常生活中的个人卫生如刷牙、洗澡、理发等感到厌烦，不爱手工操作的游戏如绘画、泥工、玩沙等。

（3）对非恶意的触觉刺激具有过激的反应，如被轻轻触到手臂、腿时表现出攻击性行为反应；当他人显示出要亲密、友好地接触时感到紧张、反抗或退缩等。因此，触觉防御过敏常被误以为是有人际交往障碍或攻击性行为。

2. 前庭功能问题

前庭器官主要负责感知身体的前后、上下运动状态和头部的位置运动，对保持平衡非常重要。当儿童前庭功能障碍时，难以精确地感知身体和头部的运动状况，因而分辨不清空间距离，不能很自然地控制头部以保持眼睛在注视物体时的稳定性，有以下行为特征：

（1）运动中主要用视觉协调动作，逃避或害怕运动。

（2）端坐、写字、阅读的姿势不正确，上课时东倒西歪，写字握笔姿势不当。

（3）当头部运动时，眼睛在空间视物不稳定，阅读中容易出现跳行、漏行等。

（4）晕车、晕船，大幅度运动中易头昏。

（5）结构和空间知觉障碍，难以辨别图像的细微差异。

3. 本体功能问题

机体积极地伸展、收缩肌肉或者肌肉抵抗阻力时，就会产生本体刺激，以反馈调节运动的精确性。当本体功能障碍时，身体运动协调障碍，对身体运动缺乏预见和计划性，表现以下特征：

（1）不合群、孤僻，到陌生环境容易迷失方向等。

（2）大运动和精细运动技能差，动作笨拙，不喜欢翻跟头，不善于玩积木，很难学会系鞋带、扣纽扣等精细动作。

（3）在学习和其他活动中，顺序性和时间意识差。

（4）书写速度慢、字迹不规则，书写时往往过分用劲。

（5）因在完成简单的动作上也常常遭遇失败，所以自信心不足，遇困难易沮丧，依赖性强，易因非智力因素造成学习成绩不佳。

（三）感觉统合失调评定方法

儿童感觉统合能力发展评定量表主要包括以下几个方面的问题：①前庭失衡（14 条）。②触觉功能不良（21 条）。③本体感失调（12 条）。④学习能力发展不足（8 条）。⑤大年龄儿童的问题（3 条）。

儿童感觉统合能力发展评定量表采用五级评分法，由父母填写。结果判断时将原始分换算成标准分进行评定。标准分≤40者说明存在感觉统合失调现象：标准分在30—40之间为轻度；20—30为中度；20分以下为重度。

儿童感觉统合能力发展评定量表

儿童姓名________ 性别________ 年龄________ 年级________

出生日期________ 检查日期________ 家庭联系方式________

儿童主要的问题或困难____

亲爱的家长同志：

儿童的学习能力发展，最主要的是大脑和身体运动神经系统的良好协调，要提高学习成绩与效率，必须先了解儿童的脑及生理的发展，为此我们设计了下面的问卷，请家长根据孩子的实际情况在“从不这样[5]”“很少这样[4]”“偶尔如此[3]”“常常如此[2]”“总是如此[1]”上画圈。(备注：小年龄段的幼儿若没有出现学习能力及其他能力问题，家长可不做这两部分项目。)

前庭功能	从不这样	很少这样	偶尔如此	常常如此	总是如此
1. 特别爱玩旋转或绕圈子跑，而不会晕。	5	4	3	2	1
2. 喜欢旋转或绕圈子跑，而不晕不累。	5	4	3	2	1
3. 虽然看到了仍常碰撞桌椅、旁人、柱子、门、墙。	5	4	3	2	1
4. 行动、吃饭、敲鼓、画画时双手协调不良，常忘了另一边。	5	4	3	2	1
5. 手脚笨拙，容易跌倒，拉他时仍显得笨重。	5	4	3	2	1
6. 俯卧在地板和床上，容易跌倒，拉他时仍显得笨重。	5	4	3	2	1
7. 爬上爬下，跑出跑进，不听劝阻。	5	4	3	2	1
8. 不安地乱动，东摸西扯，不听劝阻，处罚无效。	5	4	3	2	1
9. 喜欢惹祸、捣蛋、恶作剧。	5	4	3	2	1
10. 经常自言自语、重复别人的话，并且喜欢背诵广告语言。	5	4	3	2	1
11. 表面左撇子，其实左右手都用，而且无固定使用哪只手。	5	4	3	2	1
12. 分不清左右方向，鞋子衣服常常穿反。	5	4	3	2	1
13. 对陌生地方的电梯或楼梯，不敢坐或动作缓慢。	5	4	3	2	1
14. 组织力欠佳，经常弄乱东西，不喜欢整理自己的环境。	5	4	3	2	1

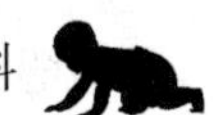

（续表）

触觉	从不这样	很少这样	偶尔如此	常常如此	总是如此
1. 对亲人特别暴躁，强词夺理，到陌生环境则害怕。	5	4	3	2	1
2. 害怕到新场合，常常没多久便要求离开。	5	4	3	2	1
3. 偏食、挑食，不吃青菜。	5	4	3	2	1
4. 害羞、不安、喜欢孤独，不爱和别人玩。	5	4	3	2	1
5. 容易依赖妈妈等，不喜欢陌生环境，喜欢被搂抱。	5	4	3	2	1
6. 看电视或听故事，易受感动，大叫或大笑，害怕恐怖镜头。	5	4	3	2	1
7. 严重怕黑，不喜欢在空屋子里待着，处处要人陪。	5	4	3	2	1
8. 早上赖床，晚上睡不着。拒绝按时到学校，放学后不按时回家。	5	4	3	2	1
9. 容易生小病，生病后便不想上学，常常没有原因就拒绝上学。	5	4	3	2	1
10. 常吸吮手指或咬指甲，不喜欢别人帮忙剪指甲。	5	4	3	2	1
11. 换床睡不着，不能换被或睡衣，出外常担心睡眠问题。	5	4	3	2	1
12. 独占性强，别人碰他的东西，常会无缘无故发脾气。	5	4	3	2	1
13. 不喜欢和别人谈天，不喜欢和别人玩碰游戏，视洗脸和洗澡为痛苦。	5	4	3	2	1
14. 过分保护自己的东西，尤其讨厌别人由后面接近他。	5	4	3	2	1
15. 怕玩沙土、水，有洁癖倾向。	5	4	3	2	1
16. 不喜欢直接视觉接触，必须用手来表达其需要。	5	4	3	2	1
17. 对危险和疼痛反应迟钝或反应过于激烈。	5	4	3	2	1
18. 听而不见，过分安静，表情冷漠又无故嬉笑。	5	4	3	2	1
19. 过度安静或坚持奇怪玩法。	5	4	3	2	1
20. 喜欢咬人，并且常咬固定的友伴，并无故毁坏东西。	5	4	3	2	1
21. 内向、软弱、爱哭，又常会触摸生殖器官。	5	4	3	2	1

（续表）

本体感	从不这样	很少这样	偶尔如此	常常如此	总是如此
1. 穿脱衣裤、扣纽扣、拉拉链、系鞋带动作缓慢、笨拙。	5	4	3	2	1
2. 顽固、偏执、不合群、孤僻。	5	4	3	2	1
3. 吃饭时常掉饭粒，口水控制不住。	5	4	3	2	1
4. 语言不清，发音不佳，口水控制不住。	5	4	3	2	1
5. 懒惰，行动慢，做事没有效率。	5	4	3	2	1
6. 喜欢翻跟斗、打滚、爬高。	5	4	3	2	1
7. 上幼儿园仍不会洗手、擦脸、剪纸及自己擦屁股。	5	4	3	2	1
8. 上幼儿园（中班）仍无法用筷子，不会拿笔、攀爬或荡秋千。	5	4	3	2	1
9. 对小伤特别敏感，依赖他人过度照料。	5	4	3	2	1
10. 不善于玩积木、组合东西、排队、投球。	5	4	3	2	1
11. 怕爬高，拒走平衡木。	5	4	3	2	1
12. 到新的陌生环境很容易迷失方向。	5	4	3	2	1
学习能力	**从不这样**	**很少这样**	**偶尔如此**	**常常如此**	**总是如此**
1. 看来有正常的智慧，但学习阅读或做算术特别困难。	5	4	3	2	1
2. 阅读常跳字，抄写常漏字、漏行、笔画常颠倒。	5	4	3	2	1
3. 不专心、坐不住，上课常左右看。	5	4	3	2	1
4. 用蜡笔填色填不好或用笔写字写不好，写字慢而且常超出格子。	5	4	3	2	1
5. 看书容易眼酸，特别害怕数学。	5	4	3	2	1
6. 认字能力虽好，却不知其意义，而且无法组成较长的语句。	5	4	3	2	1
7. 混淆背景中的特殊圆形，不易看出或认出。	5	4	3	2	1
8. 对老师的要求及作业无法有效完成，常遇严重挫折。	5	4	3	2	1

（续表）

其他能力	从不这样	很少这样	偶尔如此	常常如此	总是如此
1. 使用工具能力差，劳作或家务均做不好。	5	4	3	2	1
2. 自己的桌子或周围无法保持干净，收拾东西很困难。	5	4	3	2	1
3. 对事情反应过强，无法控制情绪，容易消极。	5	4	3	2	1

（四）婴幼儿超早期感觉统合训练

1. 感觉统合训练的概念

感觉统合训练是以游戏的形式给予儿童前庭、肌肉、关节、皮肤触压、视、听、嗅等多种感官的刺激，并将这些刺激与运动相结合，促使儿童在感觉运动中产生自主适应过程，促进感觉统合能力的发展。只有这样，才能在大脑各区域分级地发生感觉与运动整合，在整合中促进各脑区神经细胞的成熟、神经细胞间通路的形成。

2. 婴儿期感觉统合训练

（1）前庭觉与运动觉训练

1）俯卧抬头和仰卧翻身：婴儿仰卧，成人在一侧逗引，引导其从仰卧位翻成侧卧位。再帮助婴儿翻至俯卧位，并按摩婴儿脊柱或拿玩具在头的一侧逗引，促使其抬头（图 3–43）。稍大一些的婴儿，成人帮助婴儿从仰卧位翻到侧卧位，再翻到俯卧位，或使婴儿平躺，将玩具放在婴儿视线范围内距手差一点就够得到的地方缓慢地移动，引导婴儿滚动或翻身去够。

2）拉坐训练：3 个月内小婴儿，成人双手同时握住婴儿两侧肩部，缓慢将其拉起后持续约 2 秒钟，再缓慢将其放下，放下时手托婴儿头部（图 3–44）。3 个月以上小婴儿，成人可轻拉婴儿双手使坐起（图 3–45），再大一点的婴儿，可轻拉双手使站起。

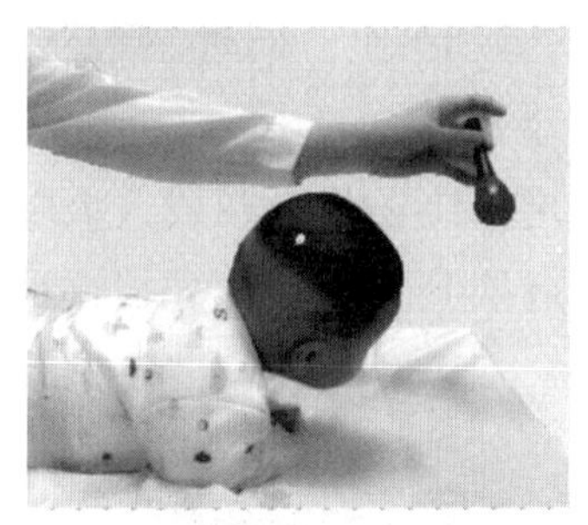

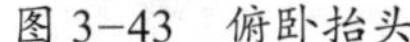

图 3–43　俯卧抬头

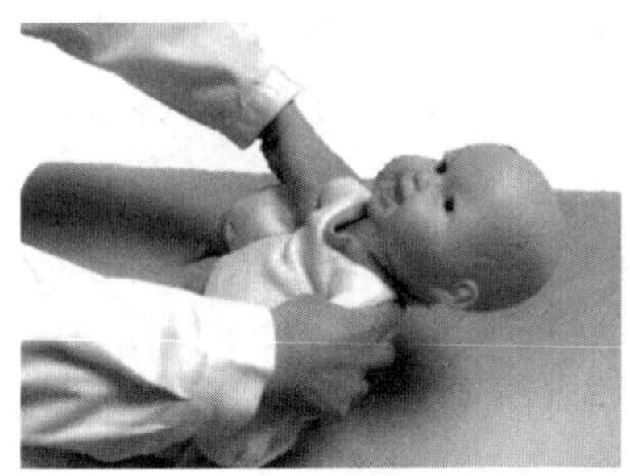

图 3–44　3 个月以内婴儿拉坐训练

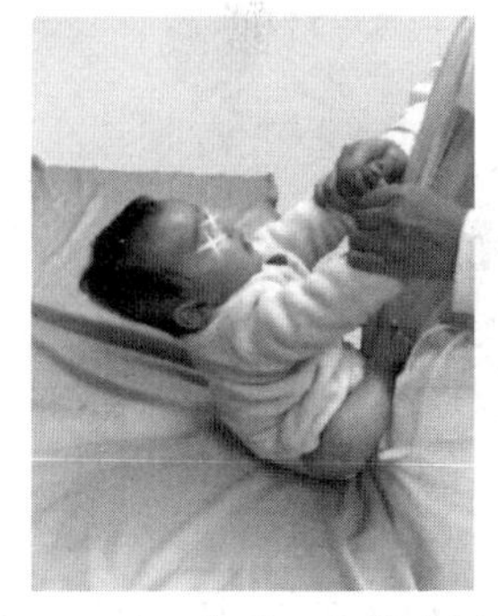

图 3–45　3 个月以上拉坐训练

3）坐位支撑训练与独坐训练：适用于 4—7 个月的婴儿。抱婴儿坐在大腿上或床上，双手扶其腰下的髋部，从几秒钟逐渐延长；或让婴儿坐在床上，帮助其双手支撑在床面上。稍大一些的婴儿，将其坐位放在床上，拿玩具逗引其从一侧转至另一侧，训练其坐位平衡能力，或将婴儿置于坐位，鼓励其玩玩具。也可成人坐在地上，让婴儿坐在成人的双腿之间，用成人的腿和胸部为婴儿提供所需要的支撑。

4）节奏练习：让婴儿坐在成人的膝盖上与成人面对面或背靠胸前。成人一边唱儿歌，一边将腿上下抖动，一边抓着婴儿的双手，帮助其跟着节奏拍手。

5）跳舞：打开收音机或音响，抱着婴儿站着，让婴儿上下弹跳和舞蹈。如果婴儿只要很少的扶持就可以站立，那么成人就像舞伴一样牵着婴儿的手跳舞。当婴儿自己“跳舞”的时候为他（她）鼓掌，赞扬他（她）。

6）荡秋千：成人抱起婴儿，在空中荡来荡去、翻转或搬动，注意力要适中。如果摇动得太厉害，就无法统合这些感觉，而扰乱了神经系统，引起婴儿恐惧和哭闹。

7）爬行练习：适用于7—10个月的婴儿。婴儿俯卧，在前方约50 cm处放一玩具，成人用双手托住婴儿脚底，向前推动，左右交替，帮助其向前爬。当婴儿可以匍匐前进时，将浴巾等悬吊于其腹部，通过配合四肢的支撑力来控制手中浴巾上提的力量，辅助爬行。当婴儿具备一定的爬行能力后，练习在爬行中拐弯。

8）独站和独走练习：将10—14个月婴幼儿置于站姿，放松支撑婴幼儿的手，鼓励其独站。安排较宽敞平坦的场地提供小推车等让婴幼儿练习走路，再逐渐过渡到独立走。

9）拐弯移动：适用于10—15个月的婴幼儿。让婴幼儿靠墙站立，使其双手扶着墙壁，当婴幼儿沿着直线移步到墙的一端时，成人在另一面墙放置椅子一把，上面摆放玩具，逗引婴幼儿做拐弯动作。

10）球上运动：适用于6—15个月的婴幼儿。让婴幼儿仰、坐、趴、站在大笼球上，成人帮助其做向上、向下、向左、向右、向前、向后、顺时针转圈、逆时针转圈等运动。

（2）触觉与本体觉训练

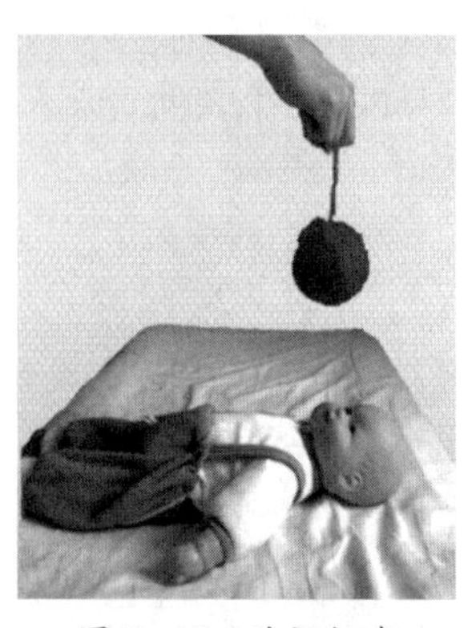

图3-46　追视红球

1）追视红球：适用于3个月的婴儿。在婴儿醒时，仰卧位，用直径10 cm的红球或彩球举到距离婴儿脸上方20 cm处，当其看到后再缓慢地弧形移动，让婴儿的眼球跟随移动（图3-46）。

2）触碰脚趾：适用于6个月的婴儿。让婴儿处于成人可以碰到其脚的姿势，轻轻地玩弄、搔抓婴儿的脚和脚趾。同时，唱摇篮曲，每唱一个小节，就碰一个不同的脚趾。

3）摇拨浪鼓：适用于4个月的婴儿。让婴儿坐在成人大腿上，在其头部一侧轻轻地摇拨浪鼓，然后换到另一边。先慢慢地摇，然后加快速度，引导婴儿用眼睛寻找声音的来源。

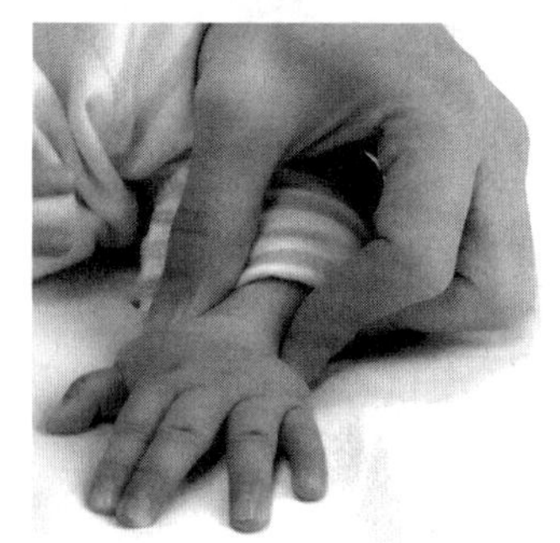

图3-47　手指伸展训练

4）手指伸展训练：适用于5个月的婴儿。将婴儿手指撑开，尤其对于拇指内收的婴儿，鼓励多做手指伸展练习（图3-47）。或家长每天在给婴儿洗手的时候，轻轻把婴儿手指展平放在手上，另一手顺着婴儿手指方向抚摸若干次，然后翻过来按上述方法抚摸若干次。

5）拇、示指捏物：适用于7—10个月的婴儿。桌上放一些

 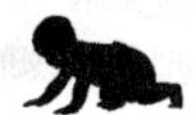

可食用的安全系数相对高的细小食物（1/4 旺仔小馒头、煮熟的小米粒等），让婴儿练习捏取。

6）握笔画笔道：适用于 10—15 个月的婴儿。给婴儿一根粗的蜡笔和一张大纸让婴儿学会握笔，可随意乱画。

7）抓食：适用于 10—15 个月的婴儿。让婴儿自己用手抓食物（如软米饭、馒头碎块等）吃，这为其提供了锻炼用手指抓取小东西以及感受手和嘴的触觉的机会，很快婴儿就会用手抓着吃饭了。

8）练习放回：适用于 7—12 个月的婴儿。给婴儿有盖子的容器或分格的收纳盒，让他（她）打开盒子、倒出里面的东西（如积木或其他小玩具），然后把东西放回去。

9）盖瓶盖或取下：适用于 10—15 个月的婴幼儿。家长反复示范将瓶盖取下，让婴儿试着操作取下瓶盖，再示范把盖子盖上，然后让婴儿试着把瓶盖盖上。

10）下雨了：适用于 7—12 个月的婴儿。利用较大的空饮料瓶，用锥子在瓶盖上均匀地戳上小孔。把婴儿放在浴盆里，在瓶子里装满洗澡水，一只手轻轻托起婴儿的头，让其能看到装满水的瓶子，另一只手让瓶子里的水从戳好的小孔里均匀、柔和地洒在婴儿身上，让婴儿体会这种奇妙的感觉。如果婴儿很高兴和家长玩这个游戏，家长可以让水从婴儿的头上淋下来，人工制造出下雨的感觉。

11）浴盆里的游戏：适用于 7—12 个月的婴儿。温暖的浴室里，把婴儿放在浴盆中。首先让婴儿熟悉和适应浴盆里的水，此时家长可以向婴儿展示水的多样性。手指稍微蘸一点水，轻轻地摆动，就像是毛毛细雨；用手轻轻撩起婴儿身旁的一些水，制造出飞溅的水花；还可以舀一大杯水，让水倾注而下。充分调动婴儿玩水的兴趣，让婴儿不再怕水。这时抱起婴儿，双手抱紧婴儿的腹部，缓慢地在水面上来回运动，偶尔婴儿的小手碰到了水面，或是婴儿的小脚掉进了水里，让婴儿全身都能接受刺激。

12）玩纸：适用于 6—12 个月的婴儿。准备各种颜色质地不同的纸张，如打印纸、锡纸、纸巾、硬纸盒、颜色鲜艳的包装纸等。让婴儿坐在各种纸的中间，先摸摸各种纸质地的不同，然后按照婴儿的方式玩纸，他（她）可能撕纸、折纸、卷曲或是把纸搓成球状，只要婴儿愿意，任由婴儿随意对待这些纸。

3. 幼儿期感觉统合训练

（1）前庭觉与运动觉训练

1）扔球过肩：适用于 13—18 个月的幼儿。提供大小不同、颜色鲜艳的彩球，让幼儿单手和双手练习扔球、滚球、蹲下捡球。将球滚动逗引幼儿跟着走或小跑。

2）走路的平衡训练：适用于 13—18 个月的幼儿。合理安置家具，让幼儿可以跨过家具间的缝隙在屋里走动，或辅助幼儿走直线。

3）障碍跑道：适用于 13—18 个月的幼儿。用盒子和家具做出一个障碍跑道，让幼儿在里面爬上爬下、爬进爬出。大盒子下是坐下来玩的好地方。

4）走平衡木：适用于 15—24 个月的幼儿。方法用一长度适中（由居室大小而定），宽度为 20—25 cm 的木板，开始时可把木板放在地上，让幼儿在木板上走，训练一段时间后，可适当增加难度，让幼儿在头上顶一本书在木板上走；还可以把木板的一头架高，让幼儿从高处往下走或从低处往高处走（高度可根据需要有所变化）。开始可用一只手扶幼儿走上斜坡，待幼儿走稳后，可鼓励幼儿独自走斜坡。

5）幼儿爬树：适用于13—18个月的幼儿。和幼儿面对面站着，家长假装是一棵树让幼儿爬上爬下。家长拉着幼儿的手，让他（她）由膝盖处开始往上爬，由膝盖、腰部、腹部、胸部，依着顺序小心往上攀爬。

6）扶栏上下楼：适用于18—21个月的幼儿。利用有护栏的楼梯，让幼儿手抓住护栏，一阶一阶地往上迈步或迈下台阶。

7）双足跳离地面：适用于19—26个月的幼儿。成人拉幼儿的双手，练习双腿跳，示范让幼儿做小兔跳；练习两脚交替跳，示范并鼓励幼儿双脚原地交替跳。

8）打保龄球：适用于19—30个月的幼儿。用塑料不倒翁、装网球的罐或空塑料瓶来做保龄球瓶，教幼儿滚球打倒保龄球瓶。

9）玩球：适用于15—24个月的幼儿。给幼儿球，让他（她）滚、扔和踢。成人和幼儿一起将硬纸板做成拍子，教幼儿颠球或和幼儿相互传球等，尽可能长时间保持球不落地。这个游戏可以锻炼大肌肉和手—眼协调能力。

10）蹬上去，跳下来：适用于24—36个月的幼儿。准备一个高15 cm左右的小凳子，扶着幼儿蹬上去，然后抓住他（她）的两只小手，教他（她）往下跳。大一点的幼儿可以自己蹬上去，跳下来，但是成人要在旁边做好保护。

11）单脚站与单脚原地跳起：适用于24—36个月的幼儿。鼓励幼儿不扶任何物体，单脚站。在地面上画一个直径15 cm的圆圈，让幼儿的双脚站在圆圈内。一只脚弯曲抬起，另一只脚跳起1—5次，然后换另一只脚练习。

12）投掷游戏：适用于18—30个月的幼儿。成人和幼儿一起把沙包、球、毛线球和卷成球的袜子等投到水桶或盒子里玩投掷游戏，并数一数各投中了多少个，以此进行“比赛”。

13）熊走路、兔子跳：适用于21—36个月的幼儿。保持腿和手臂伸直，用四肢交替前行模仿熊走路；蹲下后向前模仿兔子跳（在地面上画一个直径20 cm的圆圈，让幼儿双脚站在圆圈内，脚后跟略向上抬起，然后靠双脚脚尖用力向上跳，要求双脚着地时，不能落在圆圈外；或在地面上画两条间距15—20 cm平行的线，让幼儿两只脚靠拢，脚尖站在一条线内，然后向前跳远）。与幼儿玩类似的游戏可以锻炼他（她）的平衡和协调能力。

14）荡秋千：适用于18—26个月的幼儿。做此项活动的前提是幼儿在秋千上能坐稳抓紧。在门栏上拴两个绳，绳端系一块长方形的毛巾或木板做成秋千（有条件的，去游乐场中秋千处进行）。让幼儿坐在毛巾或木板中，抓紧绳子，成人在旁边保护，来回荡动绳子，根据幼儿的耐受情况可决定荡动的幅度大小。注意毛巾或木板要捆紧。

15）移动投球：适用于18—26个月的幼儿。在地面放一个篮子，在两边约2 m远处各放一些球，然后让幼儿拿起一个球向篮子跑去，在近处把球投进篮中。快速跑向另一边，弯

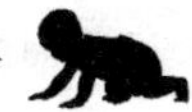

腰拣起另一个球跑回投进篮中，来回进行。

（2）触觉与本体觉训练

1）认识身体部位：适用于13—18个月的幼儿。当家长给幼儿穿衣服或换尿布时，谈论他（她）的身体部位，并展示家长自己的身体部位，可以边做边说："这是宝宝的手，这是妈妈的手。"把身体部位编成歌谣，跟幼儿一起唱，边唱边指出相应的身体部位。

2）幼儿的房间：适用于18—26个月的幼儿。准备一个小桌子和一个床单或是毯子，还有一个手电。找一块家中的空地，用床单把桌子盖上，掀起一个小角作为门，现在这个地方就是幼儿的房间了！放下掀起床单，和幼儿一起进入房间里面玩一会儿。等幼儿熟悉了里面的环境，让幼儿独自一人在房间玩耍。如果里面太黑，就给幼儿一个手电筒。

3）揉面团：适用于13—24个月的幼儿。准备一些面粉和水，让幼儿看着家长和面，然后给幼儿一小块面团，让幼儿摸一摸，初步认识面团。幼儿可能会捏、揉、抓面团，鼓励幼儿利用面团做出各种不同的形状，如球形、长形等。如果是用来做馒头的面，还可以把幼儿亲手做的面团蒸熟，这样幼儿就会第一次吃到自己做的小面点。

4）冰块不见了：适用于27—36个月的幼儿。在冰箱里制一些冰块，将冰块放在盛温水的水盆中，让幼儿触摸冰块，感受冰块的温度。这时冰块开始慢慢融化，和幼儿一起观察冰块的变化。最后等冰块消失时，向幼儿提问："冰块到哪里去了？"幼儿一定会迷惑不解，家长可以向幼儿讲解冰在温度高的地方会融化的自然科学现象。

5）放型板：适用于18—26个月的幼儿。准备3个基本的图形嵌板，正方形、圆形、三角形。成人先让幼儿左手拿起圆形，用右手示指、中指沿着圆形周围轻轻摸一圈，然后告诉幼儿这是圆形；正方形、三角形同上。再指点幼儿把3种形状的图形放入对应的嵌板中。

6）捏泥：适用于18—30个月的幼儿。成人教会幼儿搓、揉、压、卷、捏等动作，并在此基础上塑造各种物和人的形象。家长可适当给予指导和帮助，从容易的形象学起，以发展幼儿的想象力、创造力，提高动手创造的能力。一旦幼儿掌握了这些步骤，就让幼儿随心所欲地用橡皮泥、面泥或胶泥捏出各种形状，幼儿会从中充分获得感觉运动的经验。成人可鼓励和启发幼儿给这些东西命名，如"这是小球""那是大饼"，还可以让幼儿用制作出来的物品玩各种游戏，如"过家家"游戏。

7）穿串珠和穿扣眼：适用于18—30个月的幼儿。成人先示范用硬塑料线穿过算盘珠或木珠，穿后将线拉出，手把手教会幼儿，以后让幼儿独自穿串珠，逐渐改为穿扣眼。

8）折纸边角整齐：适用于24—36个月的幼儿。成人示范折纸，如长方形、正方形、三角形、飞机、小船、小盒子等，鼓励幼儿学着做。

9）搭积木：适用于18—30个月的幼儿。用积木建造"公路"和"桥"等，让玩具车在公路上行走、经过桥上桥下、穿过房子之间等。成人可以边做边解说"车开到马路上了""过桥了""穿过房子了"等，为幼儿提供学习地点名称的机会。

五、“三浴”锻炼

（一）“三浴”锻炼与婴幼儿的生长关系

“三浴”锻炼是指利用自然界的空气、阳光、水对婴幼儿进行的体格锻炼，即空气浴、日光浴和水浴。

空气浴是一种最简单易行的方法，不受地区、季节和物质条件等的限制。新鲜空气的氧含量高，能促进新陈代谢，利用气温和人体皮肤表面温度之间的差异形成刺激，气温越低，刺激强度就越大，寒冷的空气可以使交感神经更活跃，锻炼呼吸器官和增强心脏活动，以及增强机体适应外界气温变化的能力。对气温的感受不仅取决于气温，还与空气湿度、气流有关。所以进行空气浴时，同时要注意气温、空气湿度及气流的影响。

日光中有两种对人有益的光线。一种是红外线，可使人的血管扩张，血液循环加快，新陈代谢增强，促进婴幼儿的生长发育。另一种是紫外线，具有杀菌作用，提高皮肤的防御能力；可以使皮肤内的 7- 脱氢胆固醇转化为维生素 D，促进机体对钙、磷的吸收，预防佝偻病的发生；还可以刺激骨髓制造红细胞，防止贫血。

水浴是利用水的温差和水的机械作用来锻炼身体。通过水的刺激，可增强机体体温调节机能反应能力，促进血液循环，增强机体对外界气温变化的适应能力。水的导热是空气的 30 倍。对于健康的婴幼儿，低于 20℃能引起冷的感觉，20—32℃为凉的，32—40℃是温的，40℃以上是热的。锻炼可从温水逐渐过度到冷水。

（二）“三浴”的方法

1. 空气浴的方法

空气浴适用于任何年龄段的婴幼儿。时间根据婴幼儿的不同年龄和身体状况确定，可从 5 分钟开始，逐渐增加，最长可达 2 小时。空气浴最好从夏季开始，这样婴幼儿能适应气温从热到温，再到冷的逐渐过渡，使机体逐步适应。要先从室内开始锻炼，适应后再到室外锻炼，寒冷季节可在室内进行，可以先开门、开窗通风换气，使室内空气清新。锻炼时的室温应逐渐下降，一般每 3—4 天下降 1℃，最低 12—14℃，体弱儿不可低于 15℃，气温 30℃以上太热也不适宜。空气浴可与各种活动如主被动操、游戏、体操、走路结合进行。

空气浴的注意事项：①根据季节、天气变化和婴幼儿的身体情况安排锻炼。②要循序渐进，密切注意婴幼儿的反应，如有皮肤发绀、面色苍白、发凉等情况，须立即停止。③对于身体特别虚弱、急性呼吸道疾病、各种急性传染病、急慢性肾炎、化脓性皮肤病感染和炎症，以及代偿不全的心瓣膜病的婴幼儿应禁止锻炼。

2. 日光浴的方法

婴幼儿在进行日光浴前，应先进行 5—7 天的空气浴。冬季在室内做日光浴要开窗。满月后可以到户外晒太阳，时间长短要依据婴幼儿年龄大小和耐受情况来定，一般从 5 分钟开始逐渐延长到 30 分钟。夏天适宜在 8：00—9：00，15：00—17：00 进行，冬天可在中午

 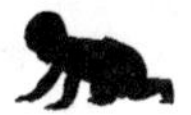

进行。选择清洁、空气流通但又避开强风的地方，尽量露出婴幼儿皮肤，如头、手、脚、臀部等部位。在婴幼儿进行日光浴以前，要先开门、窗，让婴幼儿有个适应的过程，再出门。日光浴后最好给于擦澡或淋浴。

日光浴的注意事项：①要防止阳光直射婴幼儿的眼睛，如果太阳光很强，要给婴幼儿戴上太阳帽，或选择在树荫下进行，以保护眼睛。②婴幼儿生病时，如婴幼儿有发热、严重的贫血、心脏病，以及消化系统功能紊乱，身体特别虚弱，就不宜进行日光浴。③日光浴后要及时给婴幼儿喂水。④不要隔着玻璃晒太阳，尽量让阳光直接接触皮肤。⑤要注意观察婴幼儿的反应，如脉搏、呼吸、皮肤发红及出汗情况，以判断婴幼儿可接受日光照射的时间和强度。若日光照射后，婴幼儿出现虚弱感、大汗淋漓、神经兴奋、睡眠障碍、心跳加速等情况，应减少或停止日光照射。

3. 水浴的方法

有温水浴、冷水擦浴、冷水淋浴等。

（1）温水浴：适用于新生儿及婴儿。脐带脱落后即可进行，室温 24—26℃，水温 35—37℃，时间约 10 分钟左右，对于较大的婴儿，水温可稍低些。浸浴的方式是用一较大的盆盛水，婴儿半卧位于盆中时，让婴儿颈部以下身体全部浸入水中，浸浴完毕，立即用大毛巾包裹好擦干，婴儿皮肤以轻度发红为宜，再用干的温毛巾包裹婴儿，每天一次。

（2）冷水擦浴：适用于 6 个月以上婴幼儿，体弱儿也可用。室温应在 20℃以上，开始可用 35℃左右水温摩擦，以后水温可每隔 2—3 天下降 1℃，降至 26℃左右，选择吸水性好的毛巾浸入温水后拧成半干，给婴幼儿擦浴，摩擦全身皮肤，按上肢—胸—腹—侧身—背—下肢的顺序，摩擦至皮肤微红，完毕后用干毛巾擦干。

（3）冷水淋浴：适用于 2 岁以上婴幼儿，室温应在 20℃以上，水温从 33—35℃左右开始，以后每 2—3 天降低 1℃。逐渐降至 26—28℃，可用冷水冲淋全身，按上肢—胸背—下肢的顺序冲浴，但不要冲淋头部。冲淋完毕后，立即用干毛巾擦干，穿好衣服。

水浴的注意事项：①动作要快，擦干皮肤后立即穿上衣服。注意婴幼儿的反应，如有发抖、口唇发绀应立即停止锻炼。②动作要轻，不要擦破皮肤。③如果锻炼有中断，水温要重新调整。④水浴前不宜空腹或饱食，最好先进行热身运动，水浴时要注意安全。

第九节　预防接种

预防接种是预防、控制乃至消灭传染病的有效手段。我国早在 10 世纪的唐宋时期就采用接种人痘预防天花，是最早使用人工免疫方法预防传染病的国家。

一、相关概念

（一）疫苗

1. 概念

疫苗（vaccine）是指为了预防、控制传染病的发生、流行，用于人体预防接种的疫苗类预防性生物制品。

2. 分类

（1）第一类疫苗

第一类疫苗是指政府免费向公民提供，公民应当依照政府规定受种的疫苗，包括国家免疫规划确定的疫苗，省、自治区、直辖市人民政府在执行国家免疫规划时增加的疫苗，以及县级以上人民政府或者其卫生主管部门组织的应急接种或者群体性预防接种所使用的疫苗。

全国范围内纳入国家免疫规划的疫苗有：乙肝疫苗、卡介苗、脊灰疫苗、百白破疫苗、麻疹疫苗、白破疫苗、甲肝疫苗、流脑疫苗、乙脑疫苗、麻风腮疫苗。上述疫苗分别用于预防乙型肝炎、结核病、脊髓灰质炎、百日咳、白喉、破伤风、麻疹、甲型肝炎、流行性脑脊髓膜炎、流行性乙型脑炎、风疹、流行性腮腺炎等12种传染病。

（2）第二类疫苗

第二类疫苗是指由公民自费并且自愿接受接种的其他疫苗。

目前常用的第二类疫苗有流感疫苗、水痘疫苗、b型流感嗜血杆菌疫苗、口服轮状病毒疫苗、肺炎疫苗（23价多糖疫苗、7价结合疫苗）、狂犬病疫苗、流脑A+C群结合疫苗、流脑A+C+Y+W135群多糖疫苗、脊灰灭活疫苗、百白破—Hib联合疫苗、伤寒副伤寒疫苗、霍乱疫苗等，分别可以预防流感、水痘、b型流感、婴儿腹泻、肺炎链球菌侵袭性疾病（肺炎、脑膜炎等）、狂犬病、百日咳、白喉、破伤风、伤寒、副伤寒、霍乱等疾病。

（二）预防接种

1. 概念

预防接种（vaccination）是指根据疾病预防控制规划，利用疫苗，按照国家规定的免疫程序，由合格的接种技术人员，给适宜的接种对象进行接种，以提高人群免疫水平，达到预防和控制相应传染病发生和流行的目的。

2. 分类

（1）人工自动免疫（artificial active immunization）：指通过人工免疫方法，使宿主免疫系统产生对于相关传染病的保护作用，其作用的大小取决于宿主所产生的免疫反应强度。自动免疫制剂统称为疫苗，分为灭活疫苗、减毒活疫苗和类毒素疫苗等。

（2）人工被动免疫（artificial passive immunization）：指将含有抗体的血清或细胞因子等制剂注入机体，使机体立即获得抗体而受到保护。

（3）被动自动免疫（passive and active immunization）：指将含有抗体的血清或其制剂接

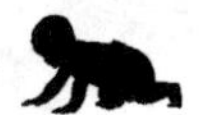

种人体的同时，将免疫原物质亦接种人体，使人体迅速获得特异性抗体的同时，产生持久的免疫力。例如，HBsAg 和 HBeAg 双阳性产妇所生的新生儿，在出生时同时注射乙型免疫球蛋白和乙型肝炎疫苗以阻断乙肝病毒的母婴传播。

（三）计划免疫接种

计划免疫接种（planned immunization）是指根据疫情监测和人群免疫状况分析，按照规定的免疫程序，有计划、有组织地利用疫苗进行预防接种，以提高人群免疫水平，达到控制乃至最终消灭相应传染病的目的。

（四）免疫程序

免疫程序是指需要接种疫苗的种类及接种的先后顺序与要求，主要包括儿童基础免疫和成人或特殊职业人群、特殊地区需要接种疫苗的程序。免疫程序是根据有关传染病的流行病学特征、疫苗的生物学特性和免疫效果、人群免疫应答能力和实施免疫预防的具体条件来确定。

（五）免疫规划

1. 概念

国家免疫规划是指按照国家或省自治区直辖市确定的疫苗品种、免疫程序或接种方案，在人群中有计划地进行预防接种，以预防和控制相应传染病的发生和流行。

2. 主要内容

在现行全国范围内使用的乙肝疫苗、卡介苗、脊灰疫苗、百白破疫苗、麻疹疫苗、白破疫苗 6 种国家免疫规划疫苗基础上，以无细胞百白破疫苗替代百白破疫苗，将甲肝疫苗、流脑疫苗、乙脑疫苗、麻风腮疫苗纳入国家免疫规划，对适龄儿童进行常规接种。

在重点地区对重点人群进行出血热疫苗接种；发生炭疽、钩端螺旋体病疫情或发生洪涝灾害可能导致钩端螺旋体病发生流行时，对重点人群进行炭疽疫苗和钩体疫苗应急接种。

通过接种上述疫苗，预防乙型肝炎、结核病、脊髓灰质炎、百日咳、白喉、破伤风、麻疹、甲型肝炎、流行性脑脊髓膜炎、流行性乙型脑炎、风疹、流行性腮腺炎、流行性出血热、炭疽和钩端螺旋体病 15 种传染病。

二、预防接种工作的基本要求

（一）凡参加预防接种的工作人员均须经过培训，明确目的，具有高度的责任心，严格的科学态度，掌握免疫程序、制品性质、接种方法、途径和禁忌证，以及接种后反应的观察、处理方法，以确保工作质量。

（二）预防接种前，要详细询问被接种者的病史，尤其是过敏史，必要时进行体格检查。凡有制品说明书规定的禁忌证者，一律不予接种。

（三）接种对象、部位、方法、剂量、次数、间隔时间等应严格按所用制品说明书或上级防疫部门的规定执行。

（四）接种时要严格执行无菌操作，实行一人一针一管。卡介苗接种器材必须专用。

（五）生物制品的运输和保存应按制品说明书要求进行。凡过期、变色、发霉、有摇不散的凝块或异物，无标签或标签不清，安瓿有裂纹的，一律不得使用。制品安瓿开启后，活菌（疫）苗限 1 小时用完。

（六）做好登记、统计、总结工作。参加接种工作的基层单位和人员，接种时要正确填写接种卡（簿），每种制品接种工作完成后，应统计汇总报卫生防疫部门。

（七）各级卫生行政部门，每年应组织本地区计划免疫工作的检查评比。

三、预防接种的技术操作要点

各种疫苗的接种方法不同，稍有疏忽，即可影响效果，甚至造成接种事故。因此，实施前应仔细阅读说明书，注意接种途径。

（一）皮内接种法

1. 适用疫苗：卡介苗。

2. 注射部位：上臂三角肌外下缘皮内。

3. 操作方法：家长抱紧儿童，露出儿童上臂。用 1 mL 的一次性注射器或一次性蓝芯注射器配 4.5 号针头吸取 1 人份疫苗，皮肤常规消毒。待酒精干后，左手绷紧注射部位皮肤，右手持注射器，示指固定针管，针头斜面向上，与皮肤成 10°—15° 刺入皮内。再用左手拇指固定针管，但不要接触针头部分，然后注入疫苗，使注射部位形成一个圆形皮丘，针管顺时针方向旋转 180° 后拔出针头。勿按摩注射部位。

（二）皮下接种法

1. 适用疫苗：麻疹疫苗、乙脑疫苗、流脑疫苗、风疹疫苗。

2. 接种部位：上臂外侧三角肌下缘附着处皮肤。

3. 操作方法：如在儿童左上臂接种，家长取坐位，儿童应坐于家长腿上，家长左臂抱紧儿童，使儿童头部靠在家长左肩部，将儿童右臂置于家长身后。家长用右臂固定儿童双腿，右手握住儿童左手，防止在接种过程中乱动。接种人员用 1 mL 注射器配上 5.5 号针头，吸取 1 人份疫苗后，皮肤常规消毒。绷紧皮肤，右手持注射器，示指固定针柄，针头斜面向上，与皮肤成 30°—40° 快速刺入针头长度的 1/3—2/3，放松皮肤，左手固定针管，回抽无血，注入疫苗，快速拔出针头，用消毒干棉球稍加按压针眼部位。若有回血，应更换注射部位，重新注射。

（三）肌内接种法

1. 适用疫苗：百白破疫苗、白破疫苗、乙肝疫苗。

2. 接种部位：上臂外侧三角肌中部。

3. 操作方法：家长取坐位，儿童应坐于家长腿上，家长左臂抱紧儿童，使儿童头部靠在家长左肩部，将儿童右臂置于家长身后。家长用右臂固定儿童双腿，右手握住儿童左手，防止在接种过程中乱动。大年龄儿童可取坐位或立位，注射侧的手叉腰。用适当规格的注射器吸取 1 人份疫苗，皮肤常规消毒，左手将三角肌绷紧，右手持注射器（以执毛笔式），与皮肤成 90° 快速刺入针头长度的 2/3，固定针管，放松皮肤，回抽无血，注入疫苗后快速拔出针头，用消毒干棉球稍加按压针眼部位。

（四）口服法

1. 适用疫苗：口服脊髓灰质炎疫苗。

2. 操作方法：用消毒的药匙将脊灰疫苗送入儿童口中（液体疫苗可直接滴入），用凉开水送服咽下。月龄小的儿童，喂服脊灰疫苗时可将糖丸疫苗碾碎放入药匙内，加少许凉开水溶解成糊状服用，或将糖丸疫苗溶于 5 mL 凉开水中，使其完全溶化后口服咽下。口服疫苗时要看服下肚，如儿童服苗后吐出应先饮少量凉开水，休息片刻后再服。

四、常规接种

常规接种分为基础免疫（初种）和加强免疫（复种）。要实现常规接种的目标，基础免疫和加强免疫缺一不可。

（一）接种要求

1. 接种时间

（1）乙肝疫苗第 1 剂：出生后 24 小时内完成。

（2）卡介苗：< 3 月龄完成。

（3）乙肝疫苗第 3 剂、脊灰疫苗第 3 剂、百白破疫苗第 3 剂、麻风疫苗、乙脑减毒活疫苗第 1 剂或乙脑灭活疫苗第 2 剂：< 12 月龄完成。

（4）A 群流脑多糖疫苗第 2 剂：< 18 月龄完成。

（5）麻腮风疫苗、甲肝减毒活疫苗或甲肝灭活疫苗第 1 剂、百白破疫苗第 4 剂：< 24 月龄完成。

（6）乙脑减毒活疫苗第 2 剂或乙脑灭活疫苗第 3 剂、甲肝灭活疫苗第 2 剂：< 3 周岁完成。

（7）A 群 C 群流脑多糖疫苗第 1 剂：< 4 周岁完成。

（8）脊灰疫苗第 4 剂：< 5 周岁完成。

（9）白破疫苗、A 群 C 群流脑多糖疫苗第 2 剂、乙脑灭活疫苗第 4 剂：< 7 周岁完成。

2. 接种对象

现行的国家免疫规划疫苗按照免疫程序（表 3–2），所有达到应种月（年）龄的适龄儿童，均为接种对象。

新纳入国家免疫规划的疫苗，其接种对象为规定实施时间起达到免疫程序规定各剂次月（年）龄的儿童。

强化免疫的接种对象按照强化免疫实施方案确定。

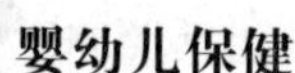

3. 接种部位、途径和剂量

疫苗的接种部位、途径和剂量参见《中华人民共和国药典》的规定，对未收入药典的疫苗，参见疫苗使用说明书。

表 3–2　国家免疫规划疫苗儿童免疫程序（2016 版）

疫苗种类		接种年（月）龄														
		婴儿（月）										儿童（岁）				
名称	缩写	出生时	1	2	3	4	5	6	8	9	18	2	3	4	5	6
乙肝疫苗	HepB	1	2					3								
卡介苗	BCG	1														
灭活脊髓灰质炎病毒疫苗	IPV			1												
口服脊髓灰质炎减毒活疫苗	OPV				1	2								3		
百白破疫苗	DTaP				1	2					4					
白破疫苗	DT															1
麻风疫苗	MR								1							
麻腮风疫苗	MMR										1					
乙脑减毒活疫苗或乙脑灭活疫苗 1	JE–L								1			2				
	JE–I								1、2			3				4
A 群流脑多糖疫苗	MPSV–A							1		2						
A 群 C 群流脑多糖疫苗	MPSV–AC												1			2
甲肝减毒活疫苗或甲肝灭活疫苗	HepA–L										1					
	HepA–I										1	2				

注：1. 选择乙脑减毒活疫苗接种时，采用两剂次接种程序。选择乙脑灭活疫苗接种时，采用四剂次接种程序；乙脑灭活疫苗第 1、第 2 剂间隔 7—10 天。

2. 选择甲肝减毒活疫苗接种时，采用一剂次接种程序。选择甲肝灭活疫苗接种时，采用两剂次接种程序。

4. 实施范围

乙肝、卡介苗、脊灰、百白破、流脑、白破等疫苗在全国范围实施。

乙脑疫苗除西藏、青海、新疆及新疆生产建设兵团外，在其他省、自治区、直辖市全面实施。西藏、青海、新疆及新疆生产建设兵团是否开展乙脑疫苗接种工作，由上述地区卫生和计划生育委员会（局）确定后报国家卫生和计划生育委员会。

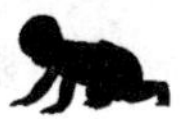

甲肝疫苗、麻风腮、无细胞百白破等疫苗因暂不能满足全部适龄儿童接种，省级卫生行政部门（含新疆生产建设兵团卫生局，下同）根据年度中央专项资金安排计划、疾病流行情况以及实施的可行性等，选择实施地区和实施对象。随着疫苗供应量的增加，逐步扩大实施范围。

脊灰疫苗和麻疹疫苗强化免疫的实施范围按照强化免疫实施方案确定。

（二）预防接种禁忌证

一般禁忌证：患有急性传染病，尤其是活动性结核；活动性风湿热；较重的心脏病、高血压、肝脏疾病、肾炎；有哮喘、荨麻疹等过敏史者。

特殊禁忌证：患有某些特殊疾病，如免疫缺陷病、白血病、恶性肿瘤等；或使用降低免疫反应的药物者不要用减毒活疫苗免疫；有过敏史的人使用动物血清制品容易发生过敏性休克及血清病；有癫痫、抽搐史者接种百日咳菌苗容易诱发抽搐。

本章小结

婴幼儿生活照料包括盥洗卫生、皮肤护理、睡眠习惯培养、二便护理与习惯培养、着装选择与穿脱、合理抱放婴幼儿、发热护理、运动锻炼和预防接种等内容，正确的保健和护理可以促进婴幼儿的生长发育，有效预防疾病的发生。

延伸学习

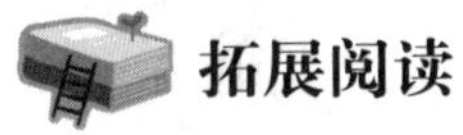

拓展阅读

婴儿游泳

婴儿游泳是通过皮肤与水的接触，促进视觉、听觉、触觉、动觉等发育；促进婴儿脑神经生长发育；促进骨骼发育；增进食欲；增加肺活量；提高婴儿抗病能力；增加睡眠，减少哭闹，促进亲子情感交流。1 岁以下小婴儿可选择游泳桶，1 岁以上可选择游泳池游泳。气温要求 24—26℃，水从 38℃逐渐降低到 22℃，时间可从 2—5 分钟开始逐渐延长到 10—15 分钟。

婴儿游泳适应证：①足月正常分娩的剖宫产儿、顺产儿（0—12 月龄）。②孕龄 32—36 周分娩的早产儿、低出生体重儿（体重在 2000—2500 g，住院期间无须特殊处理者）。

婴儿游泳禁忌证：①患有婴幼儿疾病需接受治疗者。②小于 32 周的早产儿、体重低于 2000 g 的低体重儿。

1. 操作步骤

（1）脐带未干燥的，要用防水脐贴护脐。

（2）除尿布外，婴儿所穿衣服全部脱掉，用浴巾包裹好，操作者用左手将婴儿身体夹在操作者的左腋下，用左手掌托稳婴儿的头，让婴儿脸朝上。

（3）擦洗面部，用一块专用小毛巾蘸湿，从眼角内侧向外轻轻擦拭双眼、嘴、鼻、脸及耳后。

（4）洗头：头稍低于躯干用右手抹上洗发露，轻轻按摩婴儿头部，然后用清水冲洗擦干。

（5）套游泳圈：根据婴儿大小选择合适的游泳圈，游泳圈与婴儿颈部间隔约两手指，用一块小毛巾垫在婴儿下颌，让婴儿感觉更舒适。

（6）要缓慢入水，以免婴儿受惊吓，可先拉着婴儿手，等婴儿适应后再慢慢松开手。

2. 注意事项

（1）必须进食后 1 小时左右进行游泳，时间约 10 分钟。

（2）游泳池水深 > 60 cm，必须以婴儿足不触及池底为标准。

（3）婴儿游泳期间必须专人看护。

（4）室温在 26—28℃左右，水温在 38℃左右，同时注意观察婴儿的皮肤颜色及全身情况。

（5）游泳圈在使用前要进行安全检查，如型号是否匹配（泳圈内口直径稍大婴儿颈围直径）；保险扣是否安全；双气道充气是否均匀，是否漏气（将泳圈按至水中检查）等情况。

（6）游泳圈用消毒液擦拭，再用清水冲洗、晾干。

学习活动

1. 尝试为婴幼儿沐浴。
2. 学会婴幼儿着装选择与穿脱。
3. 尝试给婴儿做主、被动操。
4. 进行婴儿抚触。

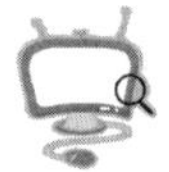

复习与思考

1. 简述婴幼儿睡眠习惯培养要点。
2. 简述婴幼儿发热护理要点。
3. 简述婴幼儿超早期感觉统合训练的必要性。
4. 简述婴幼儿“三浴”的锻炼内容。

第四章 婴幼儿用品与环境清洁卫生

学习目标

1. 知识目标
(1)掌握奶瓶的清洁消毒操作步骤及注意事项。
(2)掌握衣物与尿布清洁要领。
(3)掌握玩具与教具的清洁消毒操作步骤及注意事项。
(4)熟悉婴幼儿洗漱用品的消毒。
(5)熟悉婴儿床、婴儿车及其他用品的清洁消毒。
(6)掌握创设健康环境的措施。
(7)掌握婴幼儿卧室及活动空间通风换气的目的与方法。
2. 能力目标
(1)能够完成奶具清洁消毒。
(2)能够独立完成婴幼儿衣物的清洁。
(3)能够依据不同材质玩具和教具选择不同的清洁消毒方法。
(4)能够完成婴幼儿洗漱用品、婴儿床、婴儿车的清洁。

第一节 生活用品清洁

婴幼儿时期,儿童的免疫系统发育不完善,机体抵抗力较低,容易受到外界病毒、细菌的侵扰而感染,经由呼吸道感染,可以出现支气管炎、气管炎、肺炎等,经由消化道感染,则出现胃肠炎、肝炎等,影响婴幼儿的生长发育。因此,做好婴幼儿生活用品的清洁、消毒,切断传播途径,对保障婴幼儿的健康具有重要的意义。

一、喂乳用具

案例:刘女士,今年 34 岁,因妊娠期高血压疾病,孕 36^{+2} 周剖宫产生下女婴,由于产后使用药物的关系,她不能给孩子喂母乳,只能实行人工喂养,由于孩子体重轻，每次的进食量少，每天要给孩子喂 8—10 次奶粉，这两天孩子出现腹泻，一天要排 5—6 次大便，医生告诉她，是由于没有做好奶瓶的清洁所致，如何做好婴儿餐具的清洁消毒，让刘女士感到很困惑。

婴儿对疾病的抵抗力较弱，特别是胃肠道，奶类是细菌很好的培养基，奶类食品暴露于空气中，在较短的时间内，就会有大量的细菌繁殖，奶瓶、奶具是婴儿每天接触最多的餐具，对它们的清洁消毒格外重要。应对婴儿食用的奶瓶、小碗等餐具进行定期消毒，一般每天消毒一次（新生儿奶瓶须每次消毒），也不宜太勤，因为婴儿也需要接触一定的有益菌，这样能提高婴儿的免疫力，如果消毒太勤，会影响孩子体内正常菌群的建立，就会降低免疫力。

（一）不同材质餐具清洁消毒方法的选择

婴儿的奶瓶、小碗等餐具大多为玻璃、塑料、木质等材料制成，这些材料多为天然材料制成，加热后不会释放有毒有害物质，可采用煮沸消毒法、蒸煮法、微波消毒法及化学消毒液浸泡消毒法等，以煮沸法最常用。耐湿、耐高温的材质均可用于煮沸法，如玻璃、不锈钢、搪瓷、陶瓷等材质的餐具；微波消毒，可用于适于微波加热的器皿，如玻璃、陶瓷、塑料材质的餐具，但是，在消毒前应注意该餐具使用说明书是否说明可用于微波加热；蒸煮法消毒适用于可煮沸消毒的器皿；含氯消毒剂浸泡消毒，可以用于玻璃、塑料、陶瓷器皿，因其具有腐蚀性，不可用于金属器皿的消毒。木质材料的器皿因其可能吸收消毒液不宜漂洗，一般不用含氯消毒液浸泡。采用含氯消毒液浸泡消毒后的器皿应用清水充分漂洗，去除表面的消毒液。臭氧消毒柜不能用来消毒婴儿的餐具，在进行消毒前，应对餐具进行彻底的清洁，去除表面的污迹。

（二）消毒物品准备

以奶瓶煮沸消毒为例，参见表 4–1。

表 4–1　餐具清洁消毒物品

名称	单位	数量	实物图
奶瓶	个	1	

（续表）

名称	单位	数量	实物图
清洁液	瓶	1	
奶刷子（大小）	把	1	奶瓶刷 奶嘴刷
煮奶器	个	1	

（三）操作要领

1. 清洗

先用肥皂清洗双手，喂完奶就应马上将奶瓶、奶嘴及其配件拆分，彻底刷洗清洗干净，不要等到消毒前再全部一起清洗，因为此时奶垢已经沉积，不易彻底清除。清洗时，可先以热水涮过，冲掉残余油脂，如果要使用洗洁精，须选择由天然植物性成分所制成的。用大奶瓶刷洗奶瓶内部，完全洗掉奶垢，并仔细刷洗瓶口螺纹处。奶嘴和奶嘴座须拆开，分别以小奶瓶刷清洗，特别注意奶嘴吸孔处有无奶垢沉积。所有的喂奶用具在使用前都要消毒，即使是新的也不例外。

2. 煮沸消毒

（1）用干净的消毒锅加入八成满的冷水，准备加热。

（2）先将玻璃奶瓶放入冷水锅内至煮沸，再将奶嘴、奶盖、奶圈、钳子放入再煮 5—10 分钟。

（3）塑料奶瓶于水沸后和奶嘴、奶盖、奶圈、钳子一起放入煮 5—10 分钟。

（4）用钳子将奶瓶夹出，将水分滴干，再用钳子将奶嘴套入奶圈拴于奶瓶上，再将瓶盖盖上。

（5）同法处理其他奶瓶，将消毒好的奶瓶放置于一干净的地方，以备使用。

（四）消毒奶瓶的步骤

1. 倒掉剩余的奶（图 4–1）。

2. 把奶瓶全部拆开，分为奶瓶、奶嘴、奶帽 3 部分（图 4–2）。

3. 用清水进行冲洗，确保没有食物残余（图 4–3）。

4. 适当滴入几滴奶瓶清洗液或用热水冲洗（图 4–4）。

5. 用奶瓶刷洗刷奶瓶内部以及瓶口螺纹处（图 4–5 和图 4–6）。

6. 将奶嘴和奶嘴座拆下分开清洗（图 4–7）。

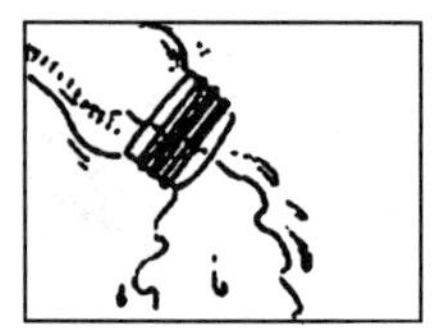
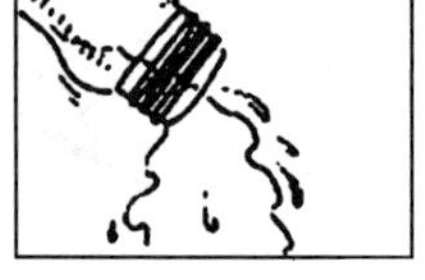

图 4–1　倾倒余奶

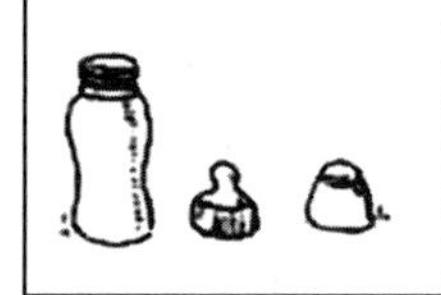

图 4–2　拆下各部件

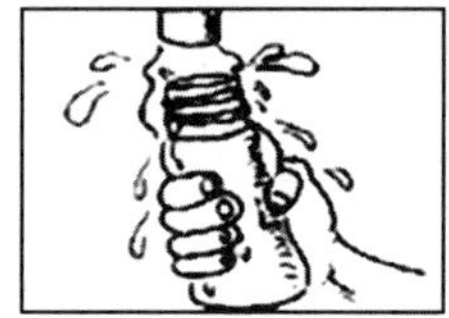

图 4–3　清水冲洗

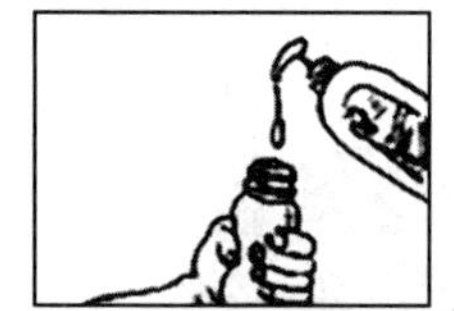
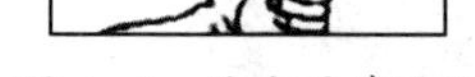

图 4–4　滴少量清洗液

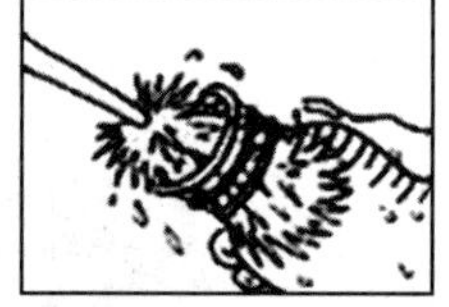

图 4–5　刷洗瓶内

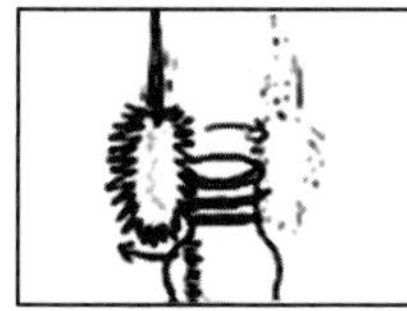

图 4–6　刷洗螺纹

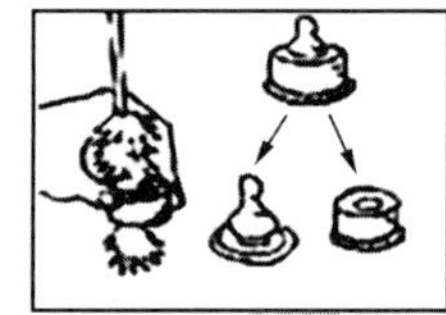

图 4–7　各部件刷洗

7. 将洗干净的奶瓶放入专用锅中蒸煮消毒，煮至水开后 3—5 分钟即可。

8. 消毒完后取出，将消毒锅清理干净，再放入消毒锅内，盖上锅盖，等下次备用再用温水冲洗即可。

（五）奶瓶等餐具清洁消毒的注意事项

1. 清洗餐具前先用肥皂清洗双手。

2. 清洗时适当选用洗洁精，洗洁精必须选择食品级、无毒的产品，洗涤时滴几滴在温水中，洗涤后用流动水冲洗干净。

3. 煮沸消毒玻璃奶瓶时，先将它放入冷水锅内至煮沸，再将奶嘴、奶盖、奶圈、钳子放入再煮 5—10 分钟。煮沸奶瓶时间不宜过长，以免玻璃奶瓶破裂，奶瓶变形。

4. 餐具应先清洁再煮沸消毒，所有餐具必须完全浸入水中。

5. 刚出生的孩子抵抗力较弱，肠胃道极易感染而腹泻。为了避免发生肠胃炎，在配奶时每次均需使用消毒过的奶瓶。

6. 如果在 24 小时之内没有使用，就必须重新消毒。消毒好的用具，应以夹子拿取。

7. 消毒后的物品在取出和存放时要防止再污染。

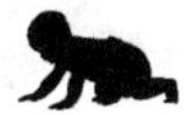

二、衣物与尿布

案例：林奶奶的小孙子盼盼现在已经 3 个月了，长得胖嘟嘟的，非常可爱，由于盼盼的妈妈要去上班，白天就把盼盼抱到奶奶家由奶奶来照顾，奶奶对小孙子疼爱有加、细心照顾，可是才一个星期后，盼盼的妈妈发现自己的宝宝出现“红屁股”，小脖子的皮肤也出现红疹、溃疡，盼盼的妈妈很伤心，怪婆婆照顾孩子不细心，奶奶也觉得委屈，自己一个人照顾孩子累得腰酸背痛，也不知道为什么会出现这样的情况，婆媳矛盾就此产生了。盼盼的爸爸赶忙从中调和，才知道盼盼每次吃奶总是会弄到衣服上，每天要换多次衣服，加上裤子、尿布，每天需要洗涤衣服、裤子、尿布太多，奶奶年龄大了，一个人照顾盼盼较为辛苦，于是就集中一次放入洗衣机清洗，导致盼盼的皮肤出现问题。

婴幼儿衣物、尿布多为纯棉、针织面料为主，其清洁应以水洗手搓，如用机洗应使用专用洗衣机。尿布表面含有大量细菌，会分解尿液中的尿素，释放大量氨，刺激皮肤，产生尿布性皮炎；此外，腹泻时，稀便中含有较多的脂肪酸，也会刺激皮肤而发生尿布性皮炎。因此，应对婴儿的尿布进行细心的清洗。

（一）洗涤剂的选择

婴幼儿衣服、毛巾、尿布等布类清洁时应选择中性透明皂或皂液，这类洗涤剂较为温和，对皮肤刺激性小，且易于漂洗。洗涤婴幼儿衣服不宜用洗衣粉，因为它的主要成分是烷基苯磺酸钠。这种物质侵入人体后，对人体中的淀粉酶、胰酶、胃蛋白酶的活性有很强的抑制作用，容易引起人体中毒，若用洗衣粉洗涤婴儿衣物，特别是内衣、尿布等，可能因漂洗不净，衣物上残留的烷基苯磺酸钠给婴幼儿造成危害。此外，有的婴幼儿在接触了烷基苯磺酸钠后还可引起皮肤过敏反应。因此，最好不用洗衣粉洗涤婴幼儿的衣物，而应用无刺激性的中性肥皂。

（二）物品准备

参见表 4–2。

表 4–2　衣物与尿布清洁物品

名称	单位	数量
洗衣盆	个	1
中性洗衣皂	块	1
搓衣板	块	1
晾衣架	个	若干
婴儿衣物、尿布	件	若干

（三）操作要领

1. 婴幼儿衣物洗涤时重点部位应着重搓洗，如领口、胸前、裤裆等处，这些部位容易出现布料发硬，可在水中加少许白醋浸泡几分钟再洗。

2. 带有婴儿粪便的尿布应先用流动水冲洗掉粪便后，用刷子刷净，再进行清洗。

（四）操作步骤

1. 在洗衣盆中装入一定量的水，将待洗的衣物放入盆中浸透（图 4–8）。

2. 将衣物逐件放搓衣板上搓去多余水分（图 4–9）。

3. 抹肥皂，重点部位如领口、袖口应多抹（图 4–11）。

4. 搓洗，有污渍处重点搓洗（图 4–12）。

5. 用清水漂洗，至水清澈（图 4–13）。

6. 拧干（图 4–14）。

7. 将清洗干净的衣物置于通风处晾晒，最好在阳光下晾晒。

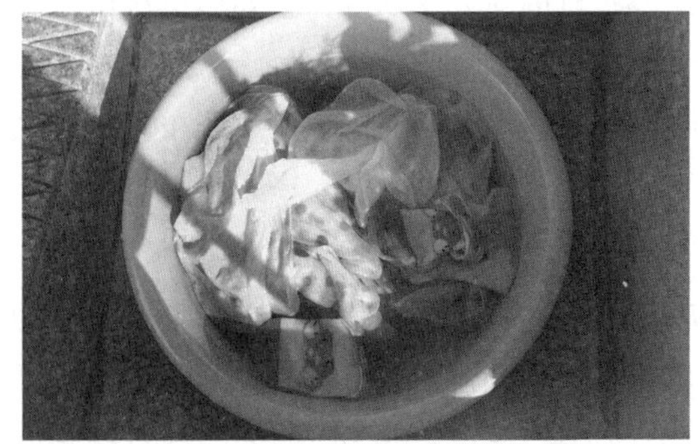

图 4–8　衣物浸泡

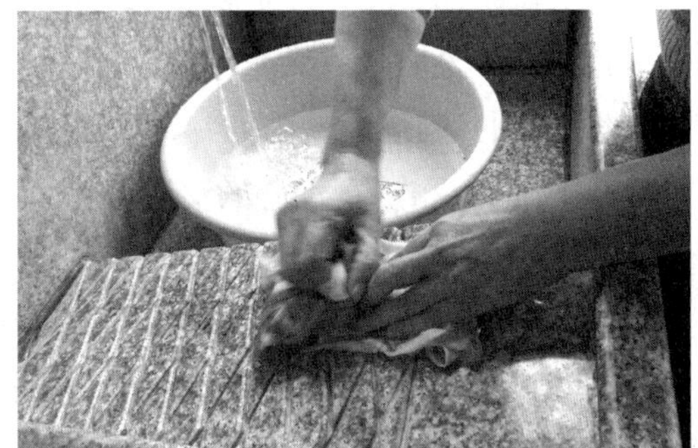

图 4–9　搓去水分

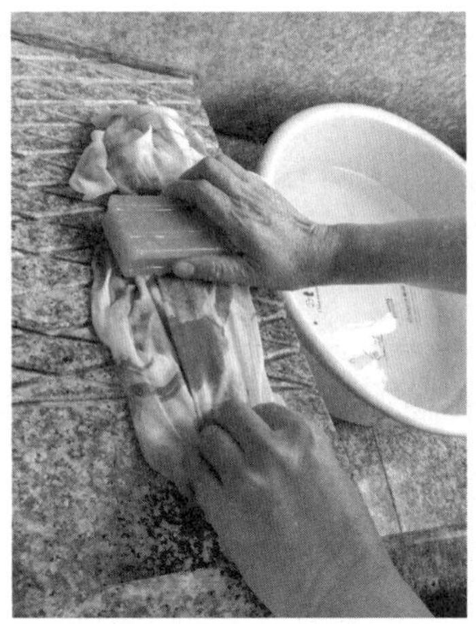

图 4–10　抹肥皂

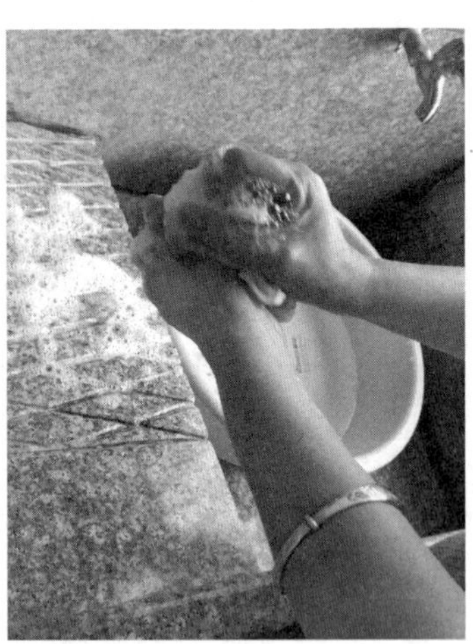

图 4–11　搓洗

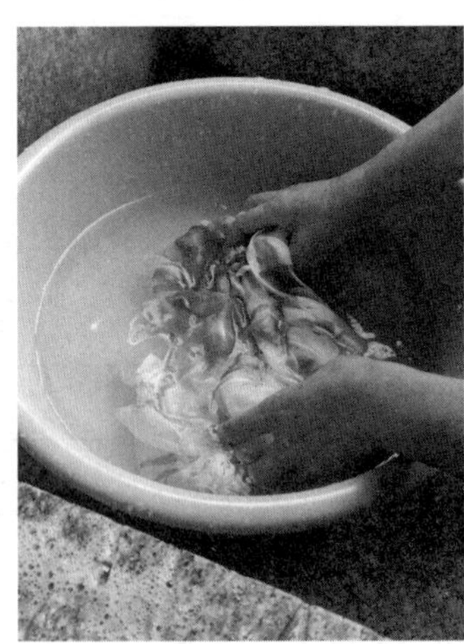

图 4–12　漂洗

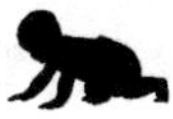

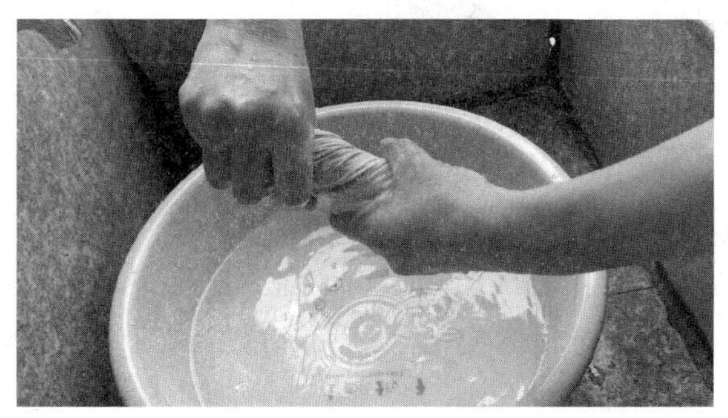

图 4-13 衣物拧干

（五）衣物、尿布等布类清洁注意事项

1. 婴幼儿衣物、尿布洗涤消毒时不可与成人的混合洗，衣物清洗应实行“三分开”原则，即婴幼儿的衣物与成人衣物分开，婴幼儿的洗衣盆与成人的洗衣盆分开，尿布与普通衣物分开，因为成人活动范围广，衣物易被各种细菌污染，同时洗涤细菌会传染到婴幼儿的衣物上。这些细菌可能对成人无所谓，但婴幼儿皮肤只有成人皮肤厚度的 1/10，皮肤表层稚嫩，抵抗力差，稍不注意就会引发皮肤问题。婴幼儿的内衣最好用专门的盆单独手洗，也可以使用婴幼儿专用的洗衣机清洗，该洗衣机不得用于清洗成人衣物。

2. 衣服沾上奶渍、果汁、菜汁、巧克力等应马上清洗，否则不易洗干净，且容易滋生更多细菌。

3. 残留在衣物上的洗涤剂或肥皂对婴幼儿的皮肤有很大的危害应漂洗干净。洗涤剂不宜用过多，否则不易漂洗。

4. 衣物、尿布宜挂在阳光下晾晒，阳光是天然的杀菌消毒剂。如遇梅雨天无法晒干，可用烘干机、电熨斗、电吹风等弄干，也能起到消毒作用。

5. 婴幼儿体质娇弱，皮肤娇嫩，穿衣、洗衣当然也有必要的讲究。婴幼儿的衣服、裤子、毛巾应每天换洗。衣物有污染时应及时换洗。

6. 清洗尿布不可用柔顺剂，因为使用柔顺剂后可能会影响尿布的吸水性。

三、玩具与教具

案例：果果 1 岁了，他对周围的一切事物都感兴趣，能拿到的东西都可以成为他的玩具，爸爸为了给孩子创造最好的成长环境和条件，买了各式各样的早教玩具、书籍，而果果也喜欢在地板上玩，喜欢在地板上爬，从这个房间爬到那个房间，因此，家里各个角落都能看到果果的玩具。这可恼坏了果果的妈妈，每天为整理果果的玩具跑前跑后，不仅如此，果果还将所有的玩具当做自己的美食，玩着玩着就往嘴里放，如何做好果果玩具的清洁、消毒，以及果果活动空间的保洁，也成为果果妈妈最苦恼的事情。

（一）清洁、消毒方法的选择

婴幼儿的玩具、教具是育儿过程中促进婴幼儿智能发展必不可少的，但是，由于婴幼儿生长发育的特点，经常会将手中的玩具放进嘴里，或被婴幼儿的呕吐物、排泄物污染，因此，1 岁以内婴儿的玩具需要每天清洗，再大些的幼儿则 2—3 天清洗一次。不同材质的玩教具采用不同的方法清洗消毒。日常居家生活的玩具除传染病流行期一般采用洗涤、晾晒即可，每月消毒一次。幼儿园等集体使用的玩教具最好每天清洗，每周消毒。大型玩具采用擦拭法，如滑梯、秋千、木马等；木质、塑料、橡胶类小玩具采用浸泡法或煮沸法，如积木、皮球、玻璃制品等；怕湿怕烫的毛类玩具可在烈日下暴晒 4—6 小时，借助太阳紫外线的照射，将细菌杀灭；高档电动、电子玩具可定期用酒精棉球或含氯消毒液擦拭孩子经常抚摸的部位。

（二）物品准备（根据不同清洁消毒方法准备物品）

参见表 4–3。

表 4–3　玩具与教具清洁消毒物品

名称	单位	数量
不锈钢锅	个	1
电磁炉	个	1
餐具	个	若干
餐具夹	个	1
含氯消毒液	瓶	1
玩具	个	若干
抹布	条	2—3
晾晒架	个	若干

（三）操作要领

1. 煮沸消毒法

水煮沸时，一次物品不要放太多、太满，水必须浸没物品。中间如再放入物品，消毒时间应重新计算。

2. 浸泡消毒法

浸泡前，应先按消毒液的说明书配置相应浓度的消毒液，搅拌均匀后，再将物品放入。物品应浸没在消毒液中。物品浸泡后应用清水漂洗干净。

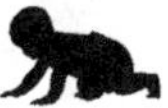

3. 水洗法

此法适用于不怕湿的或污渍多的玩具，清洗时可适当加些洗涤剂。

4. 擦拭法

操作时应按说明书配置消毒液。容易污染的地方应多擦几下。

5. 阳光晾晒法

此法适用于不宜水洗的毛绒玩具，或清洗后的布类及其他玩具。晾晒时应经常翻转，使物品充分接受阳光。

（四）操作步骤

1. 煮沸消毒法

煮沸消毒法是应用最早的消毒方法之一，适用于耐湿、耐高温的物品，如金属、搪瓷、玻璃和橡胶等。婴幼儿的餐具，以及能煮沸的用具，如奶瓶、碗筷、匙、纱布、毛巾等、某些儿童玩具、患病儿童每次用过的餐具均宜采用这种方法消毒。

（1）在锅中加入八成满的水。

（2）将锅放在炉灶上（图 4–14）。

（3）放入需要消毒的物品，水必须浸没物品（图 4–15）。

（4）开火加热，待水开后开始计算时间，水沸后 5—10 分钟关火（图 4–16）。

（5）水稍凉后，用餐具夹取出物品（图 4–17）。

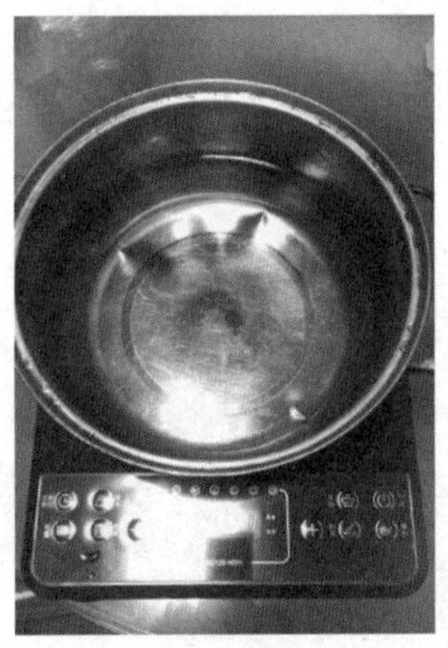

图 4–14　锅放于炉灶上

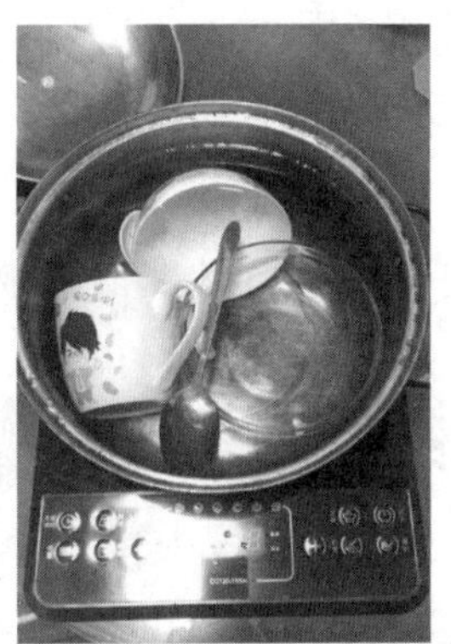

图 4–15　物品放入锅中

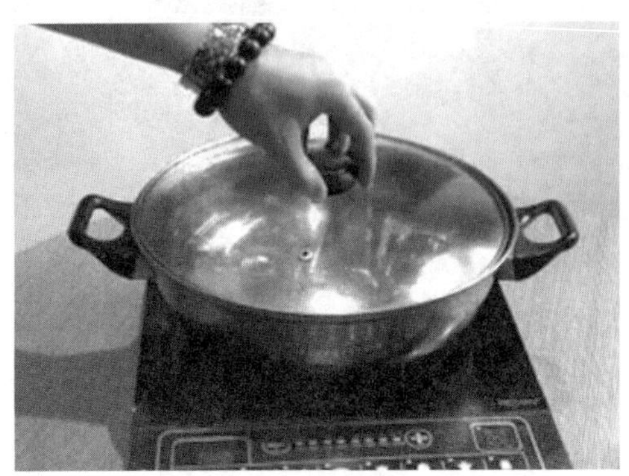

图 4–16　煮沸消毒中

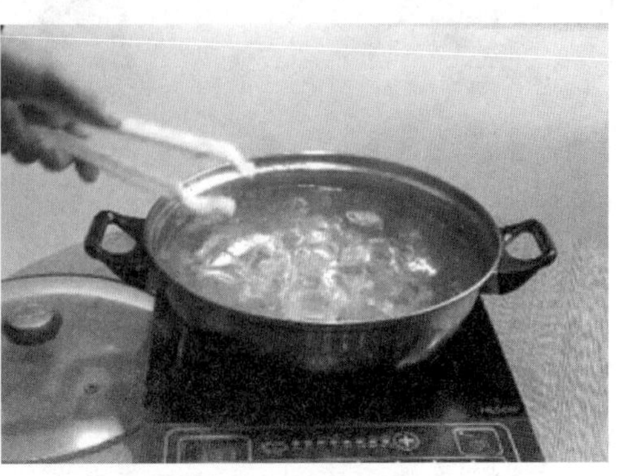

图 4–17　用餐具夹取出

2. 浸泡消毒法

（1）先将玩具倒入已经装有消毒液的盆中（图 4–18）。

（2）将玩具完全浸泡在消毒液中约 30—60 分钟（图 4–19）。

（3）将玩具倒出用清水漂洗（图 4–20）。

（4）将玩具置于通风处晾干。

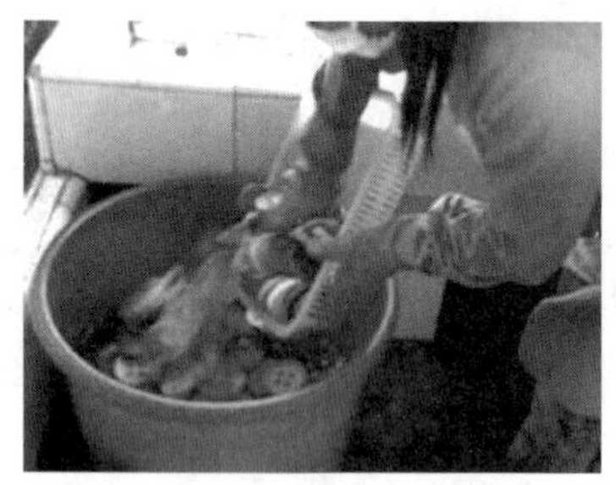
图 4–18　玩具放入消毒液中

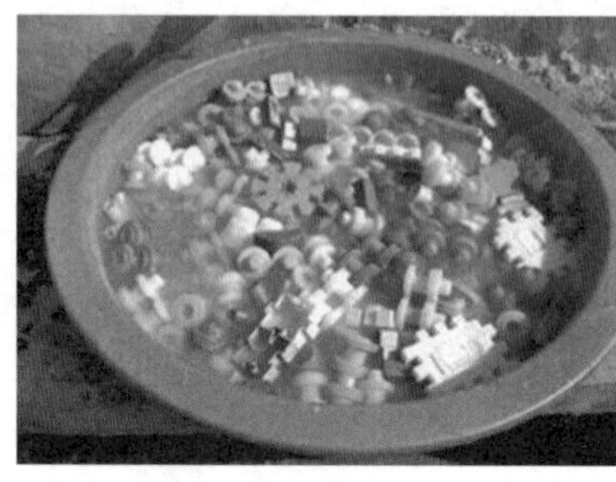
图 4–19　玩具浸泡

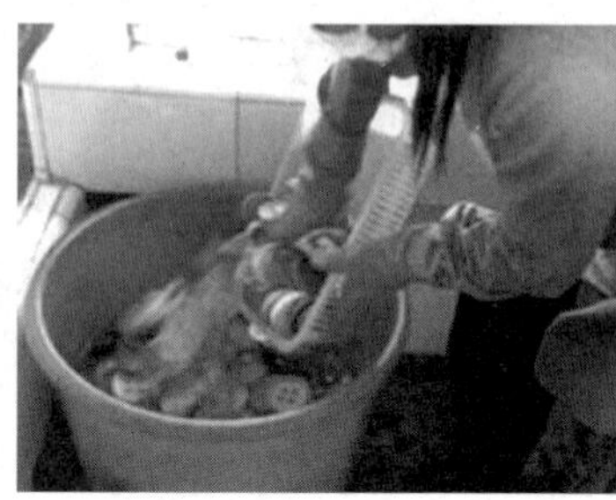
图 4–20　用清水漂洗玩具

3. 水洗法

（1）先把水和羊毛洗涤剂放入盆中。

（2）用软毛刷或其他工具搅动盆中的水直到搅出丰富的泡沫，再用软毛刷蘸着泡沫将毛绒玩具表面刷干净（图 4–21）。

（3）放入清水在盆中漂洗，这样可以将毛绒玩具内的灰尘和洗涤液清除干净（图 4–22）。

（4）等到盆中的水由浑浊变得清澈的时候，就把毛绒玩具放在通风处晾干（图 4–23）。

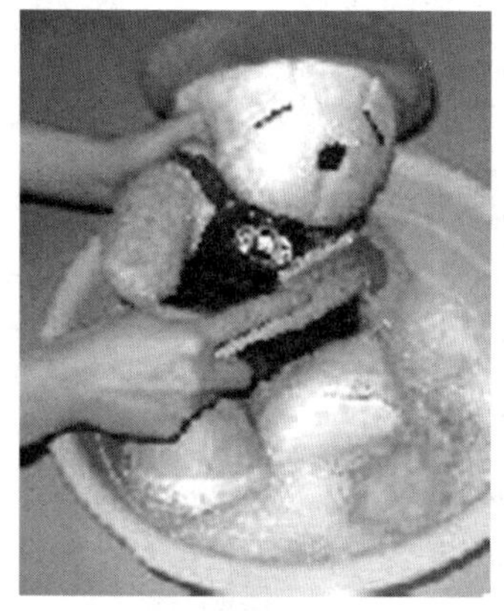
图 4–21　刷洗玩具

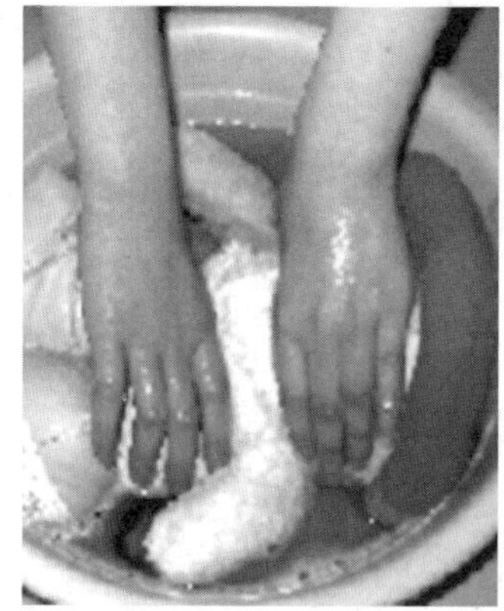
图 4–22　漂洗玩具

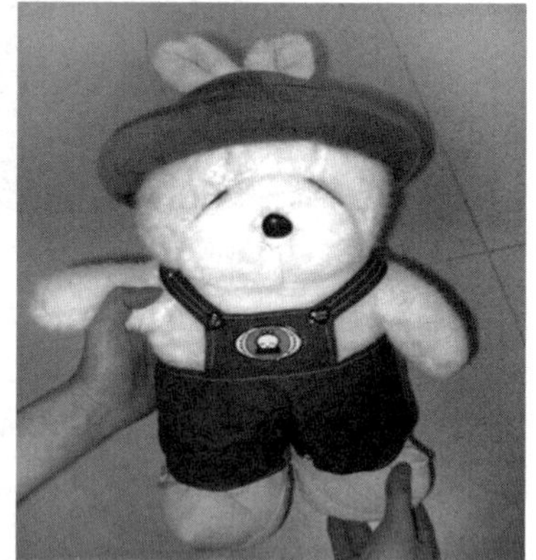
图 4–23　晾干

4. 擦拭法

（1）选择一个干净的脸盆，倒入清水。取一条干净易吸水的抹布，放入脸盆。将消毒液或 0.2％的漂白粉溶液倒入脸盆中，搅拌均匀。

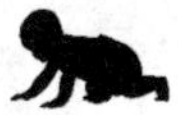

（2）将抹布拧干。

（3）用抹布对玩具进行擦拭（图 4–24），清洗抹布，将玩具置于通风处晾干。

5. 阳光晾晒法

将玩具置于烈日下暴晒 4—6 小时，借助阳光中紫外线的照射将细菌杀灭。

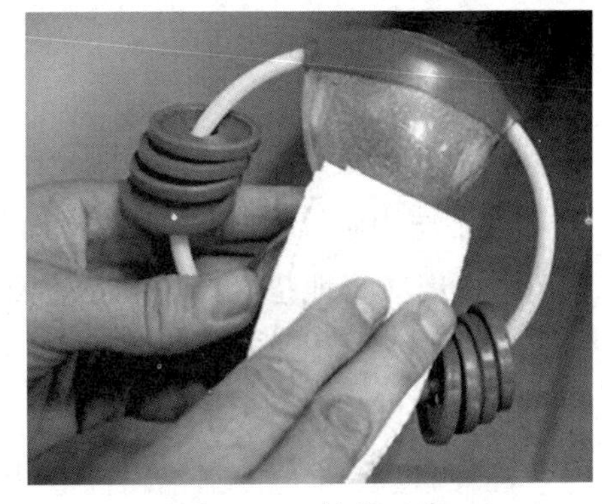

图 4–24　擦拭玩具

（五）注意事项

1. 煮沸消毒法：①煮沸前物品须刷洗干净，物品应先清洁再煮沸消毒。②物品的轴节、盖子要打开后再放入水中。③物品不宜放太多，相同大小的物品不宜重叠。玻璃、金属、搪瓷制品放入冷水，橡胶制品水沸后放入。④消毒时间 5—10 分钟，时间从水沸后开始计算。高原地区因为大气压低，要适当延长沸腾时间，以达到消毒的目的。棉织品煮沸消毒时应适当搅拌。

2. 浸泡消毒法：浸泡前先配制消毒液，消毒液严格按说明书配制，再将玩具放入浸泡，浸泡时间 30—60 分钟，最后用清水冲洗。被消毒物品要全部浸入水中。一次消毒的物品不应放置太多，以不超过容量的 3/4 为宜。

3. 水洗法：水洗选择的洗涤剂应易于漂洗，无毒、无刺激性。

4. 擦拭法：先简单清洁玩具之后，用消毒液擦拭。配制消毒液按药物说明书配制。

5. 阳光晾晒法：应定时翻转玩具，使之与阳光充分接触。

四、婴幼儿洗漱用品

婴幼儿的洗漱用品包括毛巾、脸盆、澡盆等。婴幼儿的洗漱用品应于每次使用后用清水搓洗干净，晾干备用。毛巾每天用肥皂搓洗，再用清水漂洗，每周用煮沸法消毒一次。脸盆、澡盆等每周用含氯消毒液浸泡或擦拭法消毒。

注意事项：①婴幼儿洗漱用品应单独使用，不得与成人合用，清洗时也不能与成人用品同洗，以免发生交叉感染。②清洗后最后放阳光下晾晒后使用。

五、婴儿床、车和其他婴幼儿用品

婴儿床、车、椅等也是婴幼儿每天接触的物品，需要保持清洁、干燥。床或车上用品一般每周更换清洗一次，如有污染应随时更换，物体的表面采用擦拭法，用 500 mg/L 含氯消毒液擦拭，再置于阳光下晾晒后使用，没有阳光时也应在通风处晾干使用。被、褥拍松后，用阳光暴晒 4 小时。

注意事项：①擦拭时应注意边角区域，勿留死角，有呕吐物、排泄物等污染时应及时清洁。②在清洁过程要检查物品使用的安全性。被、褥应置于户外拍打，防止粉尘在室内飞扬。

六、地板、家具表面

婴幼儿卧室及活动的房间，地面应每天湿拖 2 次，每周用 500 mg/L 含氯消毒液擦拭一次。对于使用塑胶地垫或泡沫软垫的，因地垫下容易出现潮湿、霉变等现象，除每天擦拭表面外，每周应将地垫翻开，擦洗地面，地垫用消毒液清洗后悬挂晾干。家具如桌、椅、柜等表面每天用清水抹布擦拭，每周用 500 mg/L 含氯消毒液擦拭一次，如有被呕吐物、排泄物污染时则立即用清水抹布清洁。

注意事项：①地面清洁时注意边角，不可留死角，清洁后应及时擦干。②地垫清洗后务必晾干后再铺下，铺地垫时注意地面是否擦干，防止潮湿霉变。③铺地垫时应铺设平整，便于婴幼儿活动。

第二节　健康环境创设

一、环境创设的意义

婴幼儿时期儿童生长发育处于迅速发展阶段，从出生时的混沌状态到智慧初启、咿呀学语、蹒跚学步。这时期儿童的抵抗力弱，需要细心呵护，这时期他们生活在室内，对周围环境和照顾者的依赖性很强，他们的卧室及活动场所时应考虑安全性、舒适性。同时 0—3 岁是大脑发育的关键时期，在这个阶段，人的大脑迅速发展，形成今后智力、情感、运动、社会交往等各方面能力发展的基础。良好的生活环境，可以促进婴幼儿早期智力开发，更能促进儿童身心全面健康成长、和谐发展；适宜的环境布置，对儿童大动作、精细动作，语言、认知、情绪与社会五大能力的刺激、锻炼和养成具有很好的作用。因此，根据不同年龄段儿童生长发育的特点，为他们创设健康环境具有深远的意义。

二、创设健康环境

（一）空间选择

选择向阳的房间，阳光中的紫外线可促进奶和食物中的钙的吸收利用，防治婴幼儿缺钙，阳光能增强婴幼儿的免疫力，促进婴幼儿的生长发育。在保持房间干净整洁的基础上，要保持室内下水道通畅，及时清理堆积的污水、污物，防止蚊子、苍蝇、蟑螂等。室内适宜温度在 22—24℃，相对湿度在 55%—65%，经常开窗通风可保持室内空气新鲜，9：00—10：00 和 15：00—16：00 是开窗通风的最佳时间，开窗时避免让风直接吹到婴幼儿身上，活动室保持阳光充足和空气新鲜，新鲜的空气含氧量高，有利于蛋白质、脂肪、碳水化合物

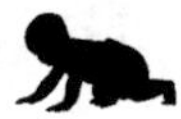

氧化，促进新陈代谢。

居室始终保持整洁，防止尘土飞扬，每天湿拖地面1—2次。保持安静，避免噪音，尽量不要将电视机、冰箱等放在婴幼儿经常活动或休息的房间，更不要让婴幼儿长时间看电视。对婴幼儿说话声音要轻柔，播放轻柔优雅的音乐，电话铃声调到最小，不要用力关门，为婴幼儿创造安静的环境。婴幼儿睡眠时减少光线的刺激，夜晚睡觉尽量不要开灯或只开柔和的地灯。

（二）注意安全

安全问题是婴幼儿照顾者必须关注的问题。婴幼儿睡觉要放在四周有护栏的小床上，照顾者不要走远，以免婴幼儿醒来因见不到大人而紧张、害怕，甚至摔在地上。婴幼儿最好单独睡，不要与成人同睡一床，那样不仅影响婴幼儿的呼吸，还有被成人或大被子压着的危险。7个月以后的婴幼儿，开始会爬行、扶走，甚至会独立行走，活动范围扩大，手的精细动作也灵活了，开始有了好奇心，总想抓到能看到的东西，因此，对婴幼儿活动场所应有较好的安排。婴幼儿学走路时，家中的桌椅、板凳、家具的边角应当是圆的或安装防撞条，以免碰伤婴幼儿。由于这个年龄段的婴幼儿喜欢小手挖墙上的小洞，因此，各种电源插座不能暴露于婴幼儿可触及之处，日常不用时必须用绝缘材料将其封好，或用带盖子的电源插座保护起来，以免触电。桌椅、床柜不要放在靠窗的位置，以免婴幼儿爬上窗台，发生危险。热水瓶、药瓶、洗洁精等危险品应放在婴幼儿够不着的地方。婴幼儿稍大时要及时进行安全教育。

（三）促进智能发展的环境

婴幼儿在不同的年龄段其智能的发展是不同的，应根据其发育的特点不断改变居室与活动环境的布置，以刺激大脑的发育。如0—4个月的婴儿处于生长发育，适应环境的关键时期，身体器官发育不完善，适应外界环境的能力差，但他（她）对外界的任何事物都感兴趣，重点发展感官能力，如视觉、听觉、触觉等。这个阶段的婴儿喜欢看人，尤其喜欢看鲜艳的颜色，可以在婴儿的小床周围放一两件有色彩的玩具，在墙上挂人脸或有图案的彩色图片，玩具和图片要经常变换，以引起婴儿的兴趣。促进宝宝的听觉发育方面，必须注意创造良好的环境，例如创造一个时而安静，时而又有悦耳音乐的环境，让婴幼儿感到安全舒适，对婴幼儿神经系统正常发育有好处。

改变生活环境布置可以促进婴幼儿的视觉、听觉、触觉发展，以及提高观察、探索的兴趣和能力，使之有新鲜感。为了给婴幼儿更多新的刺激，要把婴幼儿周围的环境布置得丰富多彩些，墙上贴一些图案简洁、色彩鲜艳的图片，如小动物或儿童头像，小床周围挂一些小动物玩具，床头上悬挂色彩鲜艳并能发出悦耳声音或能够活动的玩具，以引起婴幼儿的注意。这时他（她）不仅会注视，而且还会用手去触摸和抓握这些玩具，在玩的过程中，促进感知觉的发育。在色彩环境下生长的婴幼儿，其创造力，远比在普通环境下生活的婴幼儿要高，例如，红色、黄色、橙色、绿色能发展婴幼儿的智力，而白色对婴幼儿的智力有阻碍作用。因此，在布置婴幼儿的环境时应将有益于婴幼儿智力发展的元素应用上去，如床单、被褥、衣服及玩具等，这样，可以给予婴幼儿良好的刺激，有利于婴幼儿身心发展。

7个月以后的婴幼儿，开始会爬行、扶走到会独立行走，活动范围扩大，对任何事物都具有好奇心，总想抓看到的东西，可以利用空间的装饰促进孩子的学习。给婴幼儿一个干净、安全的活动场所，地面整洁无杂物，地面可以铺木地板最好，或在婴幼儿活动的地面铺席子，或带有小动物及卡通图案的方形塑料拼板，易于清洁、色彩鲜艳，能吸引婴幼儿的注意，同时能激发婴幼儿的兴趣，又可以随时教婴幼儿认识板的图案和颜色，方便孩子爬行、玩耍。

三、婴幼儿卧室及活动空间的通风换气

（一）通风换气的目的

家庭中儿童卧室及活动空间的消毒可采用自然通风法、空气清新机和紫外线消毒法。自然通风是最常用的方法，不需要任何消毒仪器，只要将室内门窗打开，直接与室外空气进行对流，使室内污染严重的空气得到置换，含菌得到稀释而达到消毒的目的。该方法简便易行，效果好。保持室内通风是最廉价、有效和易于实施的预防呼吸道疾病的措施。自然通风每换气一次，可清除室内含菌量的63.2%。要保持空气新鲜，必须经常开窗通风换气，特别是春季更应注意。每次开窗15—30分钟，使空气流通，病菌排出室外。打扫房间要用湿扫，避免尘土飞扬。通风换气的目的就是为了保持室内空气清新、预防呼吸道传染病的发生。

（二）卧室及活动空间的通风换气方法

卧室及活动空间的通风换气是改善室内空气质量最经济、最有效的方法，通风换气的方法有：自然通风、机械通风、空调系统及置换通风。机械通风，若用于全面通风则设备庞大，投资与耗能大不适用于家庭，而自然通风和空调通风较为常用。近几年，置换通风也开始进入家庭，它是一种高效节能的通风方法，其原理主要是以空气的密度差形成热气流上升，冷气流下降来实现通风换气。

1. 新生儿的卧室

新生儿是属于机体抵抗力较低的人群，容易受到病菌的感染，卧室的通风换气尤为重要，一般卧室保持22—23℃，早产儿室温需保24—26℃为佳，相对湿度保持60%—65%。日常可采用空调换气，早晚可以关掉空调，开窗通风至少20分钟。

2. 婴幼儿卧室及活动空间

婴幼儿的卧室应保持干净整洁，睡觉时可宜用空调或开小窗来通风，其他时间可开窗通风。活动的空间，如客厅，儿童活动时可以采用空调、电风扇或开窗通风，如用空调则每天仍应开窗通风2次，每次至少30分钟。

（三）卧室及活动空间的通风换气注意事项

1. 刮风的天气、室外空气尘埃多时，不宜进行自然通风。

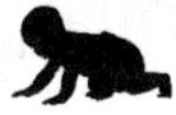

2. 自然通风时，婴幼儿不宜在通风口（对流风处）洗澡、更衣、睡觉等，以防受凉。

3. 每天开窗通风 2—3 次，每次 15—30 分钟。

4. 使用空调者，应每 15—20 天清洗空调过滤网一次，空调温度不宜开太低。

5. 使用电风扇时应使用壁扇或吊扇，避免儿童触及，也不宜将风扇直接对着人体吹。

四、儿童群体活动场所的通风换气与空气消毒

儿童群体活动场所最好设在四面通风的场所，便于空气流通，如公园、小区绿化带等。幼儿园（托儿所）应选址在环境适宜、空气流通、日照充足、排水通畅、周边绿色植被丰富、符合安全卫生要求、有利于幼儿身心健康的地带，保证室外活动场地有阳光直射区，幼儿园（托儿所）活动室晴天日照时间应不少于连续 3 小时，活动室、寝室应具有良好的自然采光和通风条件，严禁生活用房设在地下室或半地下室。合理安排室内通风和换气，每天通风换气 2 次，每次 1 小时或根据季节变化决定通风时间，夏秋季，幼儿的活动室及卧室应整日开窗通风；冬春季，气温较低，室内外温差较大，仍应定时开窗通风换气，通风时间应视温差大小适当掌握。一般每次通风 30 分钟，即可降低室内微生物的密度，保持室内空气清新；采用集中空调时应设置空气净化消毒装置，采用分散空调或电风扇调节室温时也应每天 2 次通风换气。幼儿园（托儿所）活动室、寝室、卫生间宜设置紫外线杀菌灯并定时进行杀菌。严禁儿童群体活动场所种植有毒、有飞絮、病虫害多、有刺激性气味的植物。

本章小结

本章介绍了婴幼儿各种日常生活用品的清洁消毒方法的选择、物品的准备、清洁消毒的步骤；讲解了为孩子创设健康环境的要求和意义；详细介绍了儿童群体活动场所的通风换气与空气消毒方法及注意事项。

延伸学习

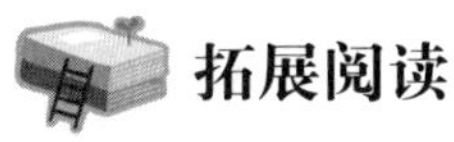

拓展阅读

餐具的消毒

影响餐具消毒效果的重要因素之一，是清洗的程度，这些器具清洗不彻底，留有食物残渣和油腻时，对消毒效果影响很大。为保证餐具的消毒效果，要严格执行一洗、二涮、三冲、四消毒、五保洁的工作程序。餐具的消毒方法有：①流通蒸汽消毒法。②煮沸消毒法。③远红外线消毒箱法。④自动冲洗消毒洗碗机消毒法。⑤化学消毒法。

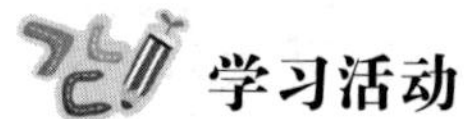

学习活动

常用消毒液的配制。

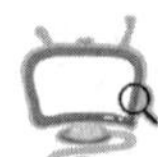

复习与思考

1. 卧室及活动空间的通风换气注意事项。
2. 通风换气的目的?
3. 如何为0—4个月婴儿创设促进智能发展的环境?
4. 玩、教具有几种消毒方法,请举例说明。

第五章 婴幼儿五官异常问题及处理

学习目标

1. 知识目标

（1）掌握婴幼儿阶段视觉发育特点及各个年龄阶段的相关视力。

（2）熟悉常见婴幼儿眼病的预防与保健。

（3）掌握耳聋的分类及分级。

（4）掌握婴幼儿耳聋早期表现。

（5）掌握婴幼儿听力保护。

（6）掌握婴幼儿（0—3 岁）口腔健康保健。

（7）掌握乳牙龋齿的危害及预防保健。

（8）掌握正确有效的刷牙方法。

（9）掌握口腔常见疾病的诊治。

（10）熟悉耳聋的常见原因。

2. 能力目标

（1）了解婴幼儿可控制性眼病的发生发展，保护和促进婴幼儿视功能的正常发育。

（2）通过视力评估和相关眼病的筛查，早期发现影响婴幼儿视觉发育的眼病，及早给予预防和处理。

（3）能够指导家长如何进行新生儿听力筛查和儿童听力保健。

第一节 婴幼儿眼及视力常见问题及保健

一、婴幼儿眼及视力问题的症状与处理

（一）眼表感染性疾病常见体征

1. 结膜充血：特点是表层血管充血，穹隆部较为明显，角膜缘方向充血减轻。

2. 结膜分泌物：分泌物可为脓性、黏液性和浆液性。

3. 乳头增生：在生理状态下，翻转上眼睑后于睑结膜的上缘可见一些大乳头，是结膜炎症的非特异性体征。上睑结膜乳头增生主要见于春季结膜炎和结膜对异物的刺激反应，下睑出现时多见于过敏性结膜炎。

4. 球结膜水肿：血管扩张时，渗出液进入到疏松的球结膜下组织，导致结膜水肿，急性过敏性结膜炎、淋球菌或脑膜炎球菌结膜炎、腺病毒结膜炎都有明显的结膜水肿。

5. 滤泡：滤泡形成由淋巴细胞反应引起，呈外观光滑、半透明隆起，滤泡散在分布，常发生上睑结膜和下穹隆结膜，也可见于结膜缘部结膜。

（二）常见眼表感染性疾病

1. 结膜炎

结膜炎是眼科最常见的眼表疾病之一。最常见的致病微生物可为细菌、病毒或衣原体，还有部分是免疫性病变。常见体征有异物感、烧灼感、痒、畏光、流泪。

预防与治疗：根据不同的致病菌用药，传染性结膜炎患者应隔离，幼儿园小朋友患者用过的用品要隔离，做好晨检，严格把关，及时隔离，及时处理，医务人员检查好患者要洗手消毒，防止交叉感染。

2. 睑腺炎

睑腺炎是化脓性细菌侵入眼睑腺体而引起的一种急性炎症。如果是睫毛毛囊或其附属的皮脂腺或变应性汗腺感染，称为外睑腺炎，以往称为麦粒肿。如果是睑板腺感染，称为内睑腺炎。

预防与治疗：不用手或衣袖擦眼睛，加强锻炼提高抵抗力。早期应局部热敷，每日滴用抗生素。当脓肿形成时应切开排脓，切忌挤压排脓。

3. 睑板腺囊肿

睑板腺囊肿是由于慢性结膜炎或睑缘炎而致睑板腺出口阻塞，腺体的分泌物潴留在睑板内，对周围组织产生慢性刺激而引起。

预防与治疗：小而无症状的睑板腺囊肿无须治疗，只要待其吸收即可。较大的睑板腺囊肿可以通过热敷或囊腔内注射糖皮质激素促其吸收，如仍不能消退应在局麻下手术切除。

（三）近视

在调节放松状态下，平行光线经眼球屈光系统后，聚焦在视网膜之前，称为近视（图5-1）。近视分为单纯性近视与病理性近视。

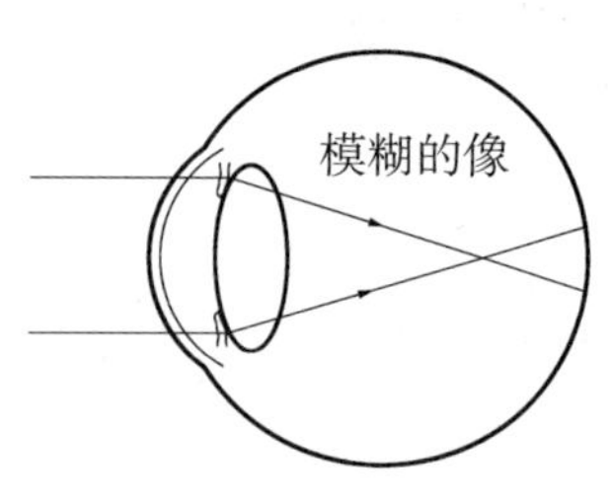

图 5-1　近视示意图

近视度数分类：轻度近视 <-3.00D，中度近视 -3.00—-6.00D，高度近视 >-6.00D。

近视的临床表现：远距离视物模糊，近距离视力好，集合功能相应减弱，使用的集合也相应减少。由于看近时不用或少用调节，所以易引起外隐斜或外斜视。

预防与治疗：高度近视除有遗传因素以外，还与个人后天不

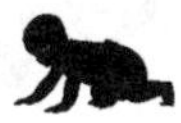

合理用眼分不开。预防近视的根本措施是写字姿势要端正，眼睛与书本距离在 33 cm。避免长时间写字、读书和看电子视频，注意让眼睛得到休息。每天户外活动 1—2 个小时，把眼睛看向远方，让眼睛放松。

（四）远视

当调节放松时，平行光线经过眼的屈光系统聚焦在视网膜之后，称为远视（图 5-2）。

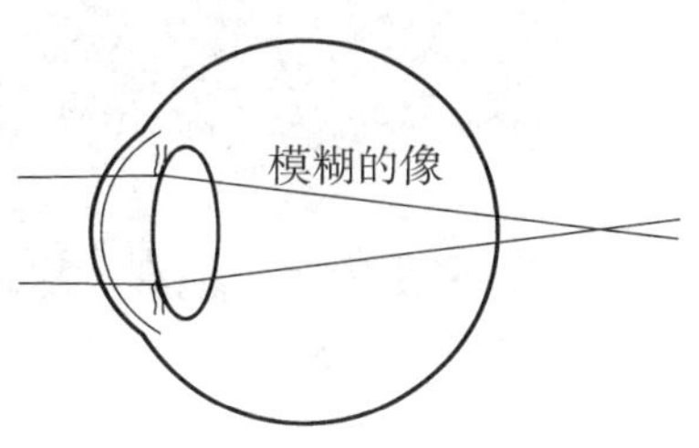

图 5-2　远视示意图

远视度数分类：低度远视 <+3.00D，中度远视 +3.00—+5.00D，高度远视 >+5.00D。

远视与年龄：婴幼儿时期为生理性远视，随着年龄增长，远视度数逐渐减少。小于 6 岁时，低中度远视者无任何症状，因为调节幅度很大，近距离阅读的需求也较少。高度远视者通常于体检时发现，或者是伴随调节性内斜视而被发现。

与远视有关的问题：①屈光性弱视一般发生在高度远视且未在 6 岁前给予适当矫正的儿童。②内斜当调节发生时，必然会出现集合，如果内斜持续存在必然会出现斜视性弱视。③假性视乳头炎多见于眼球较小的远视眼。④远视矫正使用凸透镜。

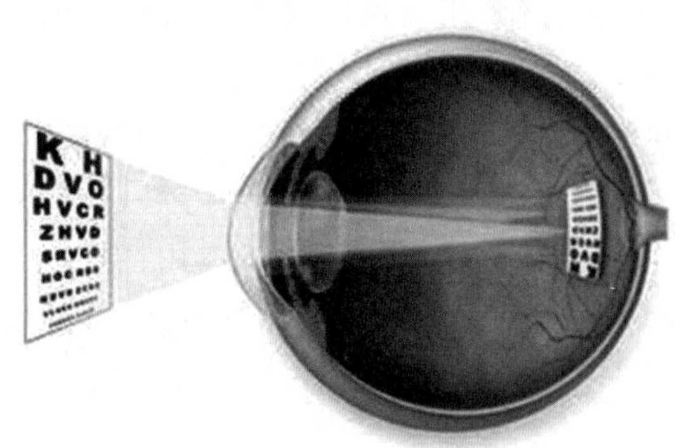

图 5-3　散光示意图

（五）散光

由于眼球在不同子午线上的屈光力不同，平行光线经过眼屈光系统后不能形成焦点的屈光状态称为散光（图 5-3）。

散光类型：分为规则散光与不规则散光。

散光对视力的影响取决于散光的度数和轴位。散光度数高或斜轴散光对视力影响较大，逆规散光对视力的影响比顺规散光大。通过佩戴框架眼镜来矫正。

（六）内斜视（图 5-4）

一眼或两眼的瞳孔经常向中间倾斜，称为内斜视，俗称对眼。调节性内斜视中度或高度远视性屈光不正，使用睫状肌麻痹剂散瞳或佩戴合适的矫正眼镜可以矫正眼位。有弱视者先治疗弱视，全屈光配镜，每半年散瞳验光一次，调整眼镜须满足视力与眼位关系。戴镜 3—6 个月后眼位不能完全矫正，调节部分继续戴镜矫正，非调节部分应手术矫正。

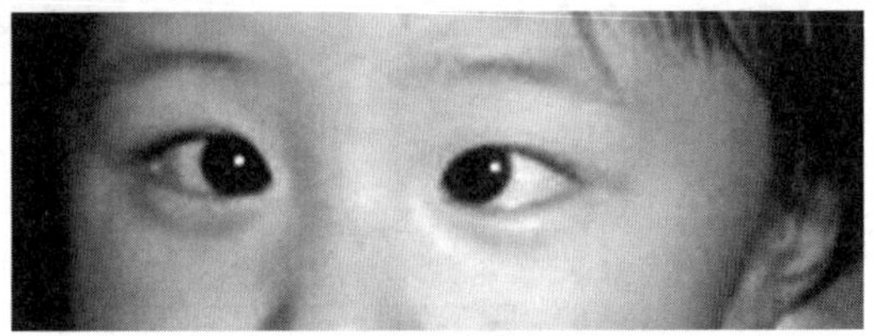

图 5-4　内斜视

（七）弱视

弱视是视觉发育期内由于异常视觉经验（单眼斜视、高度屈光不正，以及形觉剥夺）引起的单眼或双眼最佳矫正视力下降，眼部检查无器质性病变。

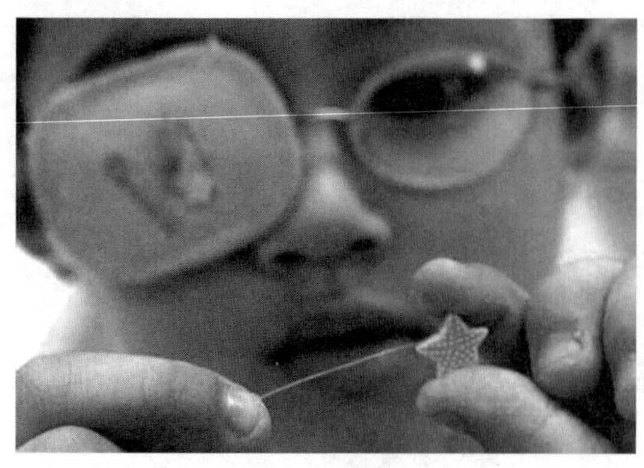
图 5-5　弱视训练

弱视分类：斜视性弱视、屈光参差性弱视、屈光不正性弱视、形觉剥夺性弱视。

弱视分度：轻度，0.6 ≤矫正视力≤ 0.8；中度，0.2 ≤矫正视力≤ 0.5；重度，矫正视力≤ 0.1。

预防与治疗：早期发现，早期诊断，早期治疗是至关重要的；建立视觉通道；屈光不正的矫治；“遮盖 + 精细工作”训练（图 5-5）；辅助治疗（红色滤光片、光栅、后像、红光闪烁治疗仪等）。

二、婴幼儿眼及视力保健指导

（一）视觉发育

婴儿满月时进行光照反应检查，以发现眼部结构异常。检查者将手电灯快速移至婴儿眼前照亮瞳孔区，重复多次，两眼分别进行。婴儿出现反射性闭目动作则为正常。

3 个月的婴儿进行瞬目反射检查和红球试验，以评估婴儿的近距离视力和注视能力。瞬目反射检查时，受检者取顺光方向，检查者以手或大物体在受检者眼前快速移动，不接触到受检者，婴儿立刻出现反射性、防御性的眨眼动作则为正常。红球试验时，用直径 5 cm 左右色彩鲜艳的红球在婴儿眼前 20—33 cm 距离缓慢移动，可以重复检查 2—3 次，婴儿出现短暂寻找或追随注视红球的表现则为正常。

视力检查方法有以下几种：

（1）选择性观看法（适用 1.5 岁以前婴幼儿）

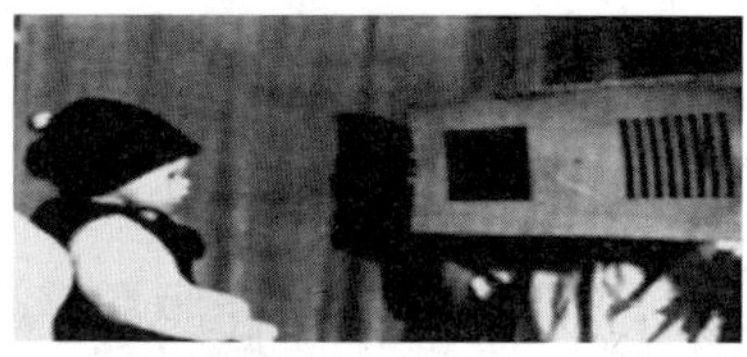
图 5-6　选择性观看法操作示意图

表 5-1　选择性观看视力表

序号	1	2	3	4	5	6	7	8
视力	0.01	0.15	0.20	0.25	0.30	0.40	0.50	0.60

（2）点状视力表（适用 1.5—3 岁幼儿）

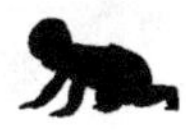

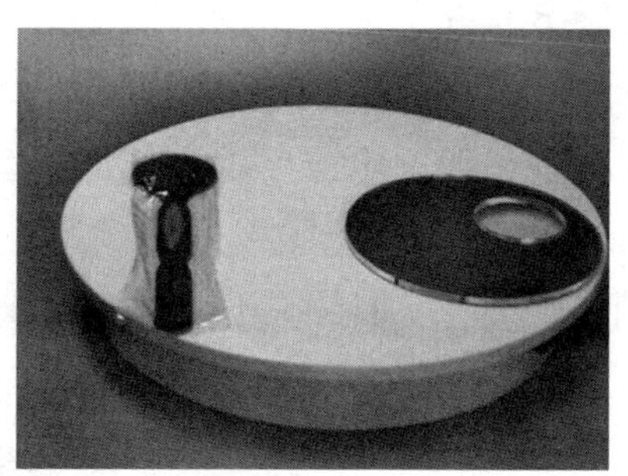

图 5-7　点状视力检测仪（1.5—3 岁）

表 5-2　点状视力表

视标序号	1	2	3	4	5	6	7	8	9
相对视力	0.025	0.05	0.01	0.02	0.25	0.33	0.50	0.66	1.00

（3）字母匹配法（适用 3 岁幼儿）

正常：任一眼能匹配字母活页本中所有的字母或最小一个字母，表示该眼正常。但是，斜视的儿童即使能匹配所有字母或最小一个字母，仍应到眼科或儿童眼保健科复查。

可疑：任一眼不能匹配字母活页本中最小 2 个字母（H_3、O_3）时，表示该眼可疑，应过 3 个月再复测一次，若未提高应到眼科或儿童眼保健科复查。

低常：任一眼不能匹配字母活页本中标记 T_4、V_4 或更大的字母，表示该眼视力低常，应到眼科或儿童眼保健科复查。

（4）视力表检查（适用 4 岁及以上儿童）

视力表检查是指采用国际标准视力表或对数视力表检查，检测距离 5 m，视力表照度为 500 Lux，视力表 1.0 行高度同受检者眼睛高度。检查时，一眼遮挡，但勿压迫眼球，按照先右后左顺序，单眼进行检查。自上而下辨认视标，直到不能辨认的一行时为止，其前一行即可记录为被检者的视力。

正常：3 岁视力 0.5—0.6，4 岁 0.6—0.8，5 岁 0.8—1.0，6 岁 ≥ 1.0。此外，若视力正常，伴有斜视，仍应到眼科或儿童眼保健科做进一步检查。

低常：3 岁视力 <0.5，4 岁 <0.6，5 岁 <0.8，6 岁 <1.0，或双眼视力差异 ≥ 2 行者，建议到眼科或儿童眼保健科做进一步检查。

注意事项：被检者在检查中不偷看、不背表、不眯眼、不揉眼，如觉视力模糊，可允许休息片刻再查；初次检查的儿童，尤其年龄小、对物反应欠佳的儿童应于检查前耐心教会辨认视标的方法，可嘱家长先教；如刚参加完剧烈运动后，不要马上查视力，须先休息，再查；先查右眼，后查左眼，检查一眼时，另一眼可用遮眼匙遮住，遮眼时勿压迫眼球，否则影响视敏度；若用 2.5 m 距离平面镜反光检查，镜子质量应合格，不变形、不放大或缩小。

（二）眼位检查方法（图 5–8）

眼位异常包括单、双眼外斜、内斜、上斜视等。

6 月龄婴儿进行视物行为观察和眼位检查（角膜映光加遮盖试验），将手电灯放至婴儿眼正前方 33 cm 处，吸引婴儿注视光源；用遮眼板分别遮盖婴儿的左、右眼，观察眼球有无水平或上下移动。正常婴儿两眼注视光源时，瞳孔中心各有一反光点，分别遮盖左、右眼时没有明显的眼球移动。

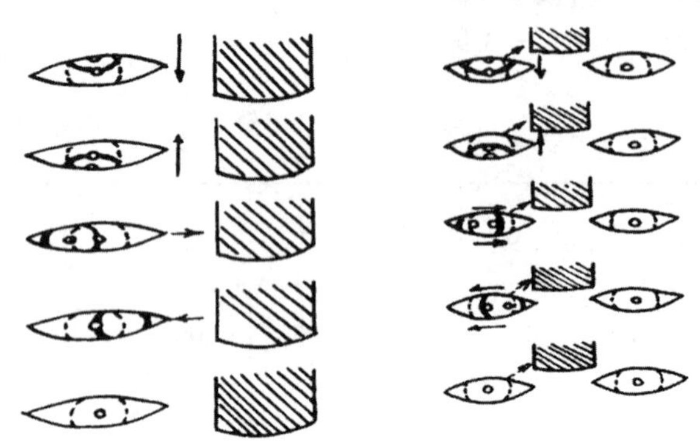

图 5-8　眼位检查示意图

1—3 岁幼儿进行眼球运动检查，以评估幼儿有无视力障碍和眼位异常。自幼儿正前方，分别向上、下、左、右慢速移动手电灯。正常幼儿两眼注视光源时，两眼能够同时同方向平稳移动，反光点保持在两眼瞳孔中央。

（三）早期发现，及时就诊

识别儿童常见眼部疾病，儿童若出现眼红、畏光、流泪、分泌物多、瞳孔区发白、眼位偏斜或歪头视物、眼球震颤、不能追视、视物距离过近或眯眼、暗处行走困难等异常情况，应当及时到医院检查。儿童应当定期接受眼病筛查和视力评估。

有条件者从出生即可观察小儿视力发育情况，无条件者从 3 岁以上（托幼机构可从小班）做起，每半年检查一次，或在每年体检时结合进行。

（四）注意用眼卫生

1. 培养良好的用眼卫生习惯，包括培养正确的看书、写字姿势和正确的握笔方法，在良好的照明环境下读书、游戏。

2. 儿童持续近距离注视时间每次不宜超过 30 分钟，操作各种电子视频产品时间每次不宜超过 20 分钟，每天累计时间建议不超过 1 小时。尽量避免 2 岁以下婴幼儿操作各种电子视频产品。眼睛与各种电子产品荧光屏的距离一般为屏面对角线的 5—7 倍，屏面略低于眼高。

3. 屈光不正儿童要到具有相应资质的医疗机构或眼镜验配机构进行正规散瞳验光，调整眼镜屈光度，不要配戴劣质或不合格的眼镜。

4. 不要盲目使用眼保健产品，要在专业医师指导下合理、适度使用。

5. 合理营养，平衡膳食，并经常到户外活动，户外时间每天不少于 2 小时。

（五）防止眼外伤

1. 儿童应当远离烟花爆竹、锐利器械，不要在放置强酸、强碱等危险品的场所活动，也要防止宠物对眼的伤害。

2. 注意儿童玩具的安全性。

3. 儿童眼进异物，或眼球扎伤、撞伤，要及时到设有眼科的医疗机构就诊。

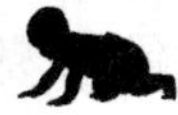

（六）预防传染性眼病

1. 教育和督促儿童经常洗手，不揉眼睛。

2. 不要带患有传染性眼病的儿童到人群聚集的场所活动。

3. 社区或托幼机构应当注意隔离患有传染性眼病的儿童，防止疾病传播蔓延。

第二节　婴幼儿耳及听力常见问题及保健

一、婴幼儿常见耳问题的症状与处理

（一）耳聋

耳聋，广义上是指听觉系统的部位出现病变导致的听觉障碍。耳聋按发生时间可分为先天性耳聋和后天性耳聋。先天性耳聋顾名思义就是出生前由于遗传、病毒、药物、缺氧等导致的听力障碍，其可能遗传也可能不遗传。后天性耳聋是出生后由于遗传、药物、炎症、病毒、噪声等导致的听力障碍。按病变部位分可分为传导性耳聋、感音神经性耳聋、混合性耳聋。传导性耳聋是指传音结构病变导致的耳聋，比如说中耳炎、听骨链缺失。感音神经性耳聋是耳蜗等感音器官或听觉神经受损导致的，比如因耳蜗毛细胞缺氧导致的耳聋。混合性耳聋指既有传导性耳聋又有感音神经性耳聋。按照程度来分可分为轻度、中度、中重度、重度和极重度（表 5–3）。按照病因来分可大体分为药物性耳聋、噪声性耳聋、遗传性耳聋、创伤性耳聋、感染性耳聋等。

表 5–3　耳聋的分级

耳聋分级	平均听阈（dB）	交流
轻度	25—40	听低声谈话有困难
中度	41—55	听一般谈话有困难
中重度	41—55	需大声说话才能听清
重度	71—90	需耳旁大声才能听到
极重度	>90	耳旁大声都听不清

注：以纯音测听所得言语频率听阈的平均值为标准，我国法定以 500 Hz、1000 Hz、2000 Hz 3 个频率为标准。

（二）耳聋的分类

1. 中耳炎症性耳聋

中耳炎是婴幼儿常见的疾病，可分为分泌性中耳炎和化脓性中耳炎。因为婴幼儿咽鼓管短、平、直，致病菌容易通过该途径感染中耳，同时由于婴幼儿免疫力低下，容易感染导致中耳炎。

（1）分泌性中耳炎

一般认为是咽鼓管功能不良、感染及变态反应引起，常伴有腺样体肥大、慢性鼻窦炎、过敏性鼻炎等鼻腔因素。其最主要的症状就是听力下降，耳痛比较轻微，偶有耳鸣，因为婴幼儿不会表达，大多无听力下降的主诉，常常被家长忽略。听力下降儿童常表现为呼之不应、注意力不集中、学习成绩下降、看电视开大声等。听力下降以传导性耳聋为主，如病程较长，可导致鼓室结构粘连、毒素损伤内耳，导致不可逆的混合性耳聋。分泌性中耳炎有自愈的可能性，如观察 3 个月后听力无好转可考虑药物治疗。药物治疗主要包括抗生素、鼻喷激素、减充血剂等。若药物治疗无效，或病程超过 4 个月听力持续下降，或反复发作影响儿童语言发育时，可考虑手术治疗，主要包括鼓膜置管术和腺样体切除术。

（2）急性化脓性中耳炎

是最常见的儿童感染性疾病，往往耳痛剧烈，较大的儿童会说耳痛，小儿常常表现为激惹、烦躁不安、抓耳，容易误诊，等到耳流脓后才发现是中耳炎，常伴发热。当耳流脓后，耳痛和发热反而好转。急性中耳炎如不能及时得到治疗，容易导致鼓膜穿孔等后遗症，或迁延成分泌性中耳炎或慢性中耳炎，影响听力。药物治疗以足量、足疗程的抗生素为主。

（3）慢性中耳炎

指中耳长期慢性炎症和感染，表现为反复耳道流脓、耳痛、鼓膜穿孔、听力下降等。可分为慢性单纯型中耳炎和胆脂瘤型中耳炎。药物治疗以口服抗生素或者抗生素滴耳液滴耳为主，若慢性中耳炎药物治疗无效或者合并胆脂瘤，可考虑手术治疗。

2. 感染性耳聋

病原体感染累及听觉系统可造成耳聋，临床上常见的有流脑病毒、腮腺病毒、耳带状疱疹病毒、麻疹病毒、风疹病毒、梅毒、人类免疫缺陷病毒（HIV）等。这些病毒侵害内耳，往往导致感音神经性耳聋，造成突发性的或者迟发型的耳聋，且往往不可逆。

3. 药物性耳聋

指耳毒性药物导致耳蜗毛细胞损害导致的感音神经性耳聋。现今发现的耳毒性药物有上百种，主要包括氨基糖苷类抗生素（如庆大霉素）、抗疟疾药（如奎宁）、利尿剂、止痛药（如阿司匹林）、化疗药（如顺铂）等。并非所有的婴幼儿使用这些药物都会致聋，而是某些敏感个体才会发生。药物性耳聋可通过母系遗传，即如果母亲出现药物性耳聋，其子代均对该药物敏感；如果婴幼儿发生药物性耳聋，其母亲、舅舅、姨妈、外婆、同母兄弟姐妹均对此类药物敏感。其临床表现以耳聋、耳鸣为主，耳聋往往发生在用药 1—2 周后，由于婴幼儿不会诉说或者表达不清，极具隐蔽性。药物性耳聋往往呈双侧性和永久性损害，后果严重。

4. 创伤性耳聋

指耳外伤、气压伤、爆震伤等导致的耳聋。婴幼儿发生坠落、摔倒、车祸等时容易出现

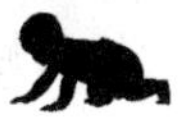

耳外伤，导致耳廓、鼓膜、中耳、内耳等损伤，从而导致传导性或感音神经性耳聋。爆震伤在战争年代中常见，炮弹等巨大的声响导致永久性耳聋在炮兵中常见；和平年代儿童最常见的就是鞭炮引起的爆震伤，可导致严重的永久性的感音神经性耳聋。

5. 噪声性耳聋

指长期处于较强的噪声环境下导致的进行性的感音神经性耳聋。在现代工业社会，噪声暴露非常常见，如建筑工地、汽车噪声、随声听、KTV 等。其进展缓慢且隐蔽，在儿童中往往受到忽略，待发现时，往往已经不可逆转。

（三）外耳湿疹、外耳疖肿、耵聍栓塞

1. 外耳湿疹

外耳湿疹是外耳道皮肤过敏反应，可分为急性和慢性，在婴幼儿中常见。急性外耳湿疹可表现为耳廓腔、耳后沟等处皮肤红肿、小水疱或者有黄色渗出，因为极其痒，婴幼儿常搔抓，耳廓皮肤往往有糜烂，表面可被覆黄色痂皮。慢性湿疹除瘙痒外，还存在外耳皮肤增厚、粗糙、结痂等，耳道内痂皮多，可堵塞外耳道。因外耳湿疹极其痒，特别是晚上，可影响婴幼儿睡眠。外耳湿疹严重时，累及鼓膜，或湿疹并发感染导致外耳道肿胀，或外耳道渗出较多，均可导致听力减退。治疗上以找到过敏原、避开过敏原和对症处理为主。药物治疗可短期在患处涂抹氧化锌软膏、艾洛松软膏等。

2. 外耳疖肿

外耳疖肿是外耳道软骨部皮肤的局限性化脓性炎症，在婴幼儿中较常见，往往是因为外耳道湿疹时婴幼儿搔抓皮肤被葡萄球菌等细菌感染所致。表现为剧烈的耳痛，婴幼儿拒碰其耳道，或者碰到耳朵后哭闹。因咀嚼时耳痛明显，故影响其进食。检查可见耳道局限性红肿，触痛和牵拉耳廓痛反应明显。疖肿破溃耳道流出脓血，疼痛反而减轻。如疖肿较大或出现多发疖肿，或疖肿破溃脓液较多时，可导致外耳道堵塞影响听力。处理上早期可用抗生素治疗，疖肿成熟后可切开引流，疖肿自行破溃者可用 4% 硼酸酒精清洁耳道。

3. 耵聍栓塞

耵聍栓塞系耳科门诊常见病，在婴幼儿中多见。外耳道耵聍少时，多无症状，少数可表现为耳痒。完全堵塞后可产生耳阻塞感，听力下降，刺激鼓膜可有耳鸣、眩晕。婴幼儿游泳或者洗澡进水，可致耵聍膨胀，导致突发听力下降和耳胀痛。检查可见外耳道褐色团块样物，质硬，继发感染可出现外耳道红肿。取耵聍可根据具体情况采用耳镊取出、耵聍钩勾出、耳道冲洗法、吸引器吸引法等。如继发感染可以口服抗生素或者使用抗生素滴耳液滴耳治疗。

（四）外耳道异物

外耳道异物多见于小儿，因小儿喜将小物塞入耳内，或者由于小昆虫等飞入或爬入外耳道所致。一般可分为动物性异物，如昆虫；植物性异物，如豆子、谷物等；非生物性异物，如纸巾、塑料玩具等。非生物性异物一般无症状，难以被家长察觉；动物性异物因其在耳道内爬行，甚至刺穿鼓膜，引起耳痒、耳痛；植物性的异物因遇水可膨胀，可在耳道进水后出现耳痛。家长如果发现婴幼儿耳道异物尽量前往医院处理，如发生动物性异物入耳道须先紧急处理，可往耳道内滴入植物油，限制其行动或者将其淹死后赴急诊医院，将异物取出。

（五）耳外伤

婴幼儿发生坠落、摔倒、车祸等时容易出现耳外伤，在农村由鞭炮引起的爆震伤也较常见。耳外伤根据部位可分为耳廓外伤、鼓膜和中耳外伤，以及内耳外伤。耳廓外伤可出现耳廓血肿、缺损和耳廓的离断，主要影响外观。鼓膜和中耳外伤可导致耳痒、耳痛、听力下降等，引起传导性耳聋。内耳外伤在儿童最常见的就是鞭炮引起的爆震伤，可导致严重的永久性的感音神经性耳聋。

二、婴幼儿耳及听力保健指导

耳聋，特别是感音神经性耳聋，往往“无药可治”，因此重在预防。有研究发现，影响最终语言能力的唯一相关因素是听力障碍发现的时间，而不是听力损害的程度。换句话说，不管听力损害的程度是轻度还是重度，只要在 6 月龄前被发现，且患儿的认知能力正常，经过干预后，患儿的语言能力基本上能达到正常水平。因此，早期发现婴幼儿听力的问题，进行早诊断、早治疗极其重要。

（一）婴幼儿耳及听力问题的早期表现

1. 听觉反应迟钝

睡觉时异常安静，很少被大声吵醒，往往提示婴幼儿耳聋较严重；叫名字不回头次数较多，对大声有反应，对小声不理会，很可能有轻中度耳聋；对拍手关门声有反应，对铃声不敏感，可能高频听力有问题；听声音时习惯将头转向一侧，可能单侧听力有问题。

2. 言语发育迟缓

10 个月仍不会发“ba ba”“ma ma”等声音；1 岁半时仍不会说 1—2 个有意义的词；2 岁左右只会说 1—2 个词，如“爸”“奶”；某些音发不准，如“3”“4”“7”“10”等；只会重复别人的话，不理解别人说的话。

3. 日常行为及交流

平时性格暴躁，不听指挥；平时较为孤独，不愿交流；别人和他说话，他不看别人；注意力不集中，常常答非所问；反问较多，常把电视音量放大；唱歌或做操时，常合不上节拍。

如果发现婴幼儿存在以上的 3 类情况，须尽快去医院检查听力。

（二）新生儿听力筛查和儿童听力筛查

实际上，仅仅靠家长的观察，几乎不能在 1 岁内发现婴儿的听力障碍，多数到了 2—3 岁仍不会说话时，才引起注意，然而这时候已错过干预的最佳时机。因此，我们需要靠仪器进行客观的筛查才能够更早地发现婴幼儿听力问题。2004 年《新生儿疾病筛查技术规范》把新生儿听力筛查列为新生儿疾病筛查的常规项目。经过近 10 年筛查工作开展，我们发现新生儿听力筛查是实现早期发现新生儿听力障碍的客观、有效的方法。

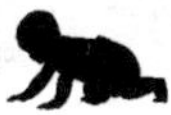

新生儿听力筛查指用听力设备，在新生儿出生后自然睡眠或安静的状态下进行的客观、快速和无创的检查（图 5–9）。在新生儿出生后 3—5 天住院期间进行初筛，如果未通过，在出生 42 天内对婴儿进行复筛。如果属于听力损失高危儿如重症监护病房患儿，即使通过初筛，也需要继续在 42 天、3 个月、6 个月进行听力复筛，随访至 3 岁。听力复筛未通过的婴幼儿需要进一步检查，确定有无听力损失、听力损失程度、听力损失的原因。存在听力问题的婴幼儿要尽早进行治疗，6 个月内治疗效果最好（图 5–10）。

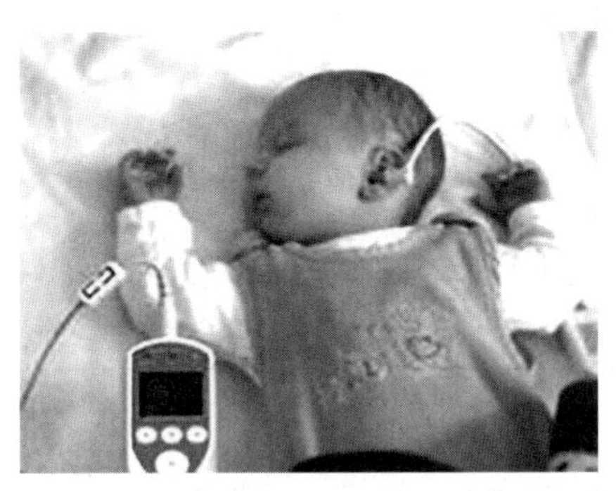
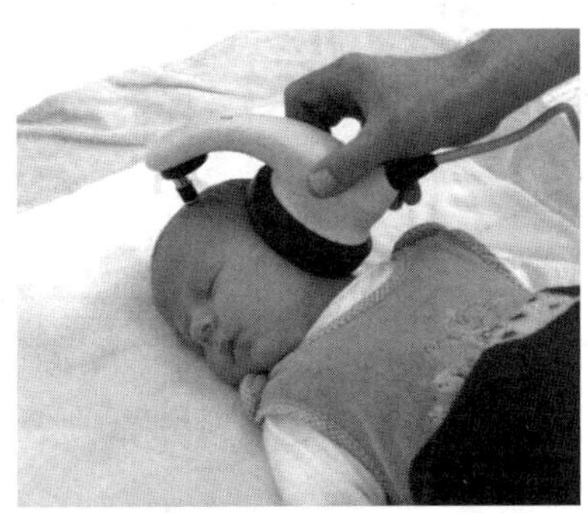

图 5–9 听力筛查两种方式：耳声发射（OAE）自动脑干听觉诱发反应（AABR）
注：该图获 Maico 中国公司授权使用

然而，新生儿听力筛查也有其局限性，一方面是由于任何一项听力筛查技术都有假阴性，会漏诊部分耳聋儿童，另外更重要的一方面是因为迟发性耳聋。所谓的迟发性耳聋是指出生时听力是正常的，随着时间的推移，患儿的听力突然下降或者逐渐下降，在我国婴幼儿中此类耳聋发病率约 0.75%，占儿童期耳聋总发病率的 1/4。因此，国家为了让这类儿童能够得到早期发现、早期诊断和早期干预，在 2013 年发布了《0—6 岁儿童耳及听力保健技术规范》，其流程如图 5–11。

（三）如何保护婴幼儿耳及听力

听力一旦受损，特别是感音神经性听力损害，治疗非常困难，往往是“无药可治”。因此，听力保健以预防为主，了解如何保护婴幼儿耳及听力极其重要。归纳起来应做到五个“防”。

1. 防出生缺陷

孕期要注意防止对胎儿不利的各种因素，如烟、酒、辐射、感冒、疾病、药物等，特别注意预防与感音神经性听力损害有关的先天性感染，如弓形虫、梅毒、风疹病毒、疱疹病毒和巨细胞病毒等。另外，如果家族里有耳聋病史的，可在孕前进行耳聋基因检查，指导生育。

2. 防外伤

不要随便掏耳朵、不要打孩子，要注意避免孩子高处坠落、交通意外等导致耳朵和头部外伤的情况发生。

3. 防感染

要积极防治中耳、外耳炎症，可通过计划免疫接种等，防治容易导致感音神经聋的传染病，如风疹、麻疹、弓形虫、巨细胞病毒或单纯疱疹病毒感染、流行性腮腺炎、脑膜炎、艾滋病、梅毒等。

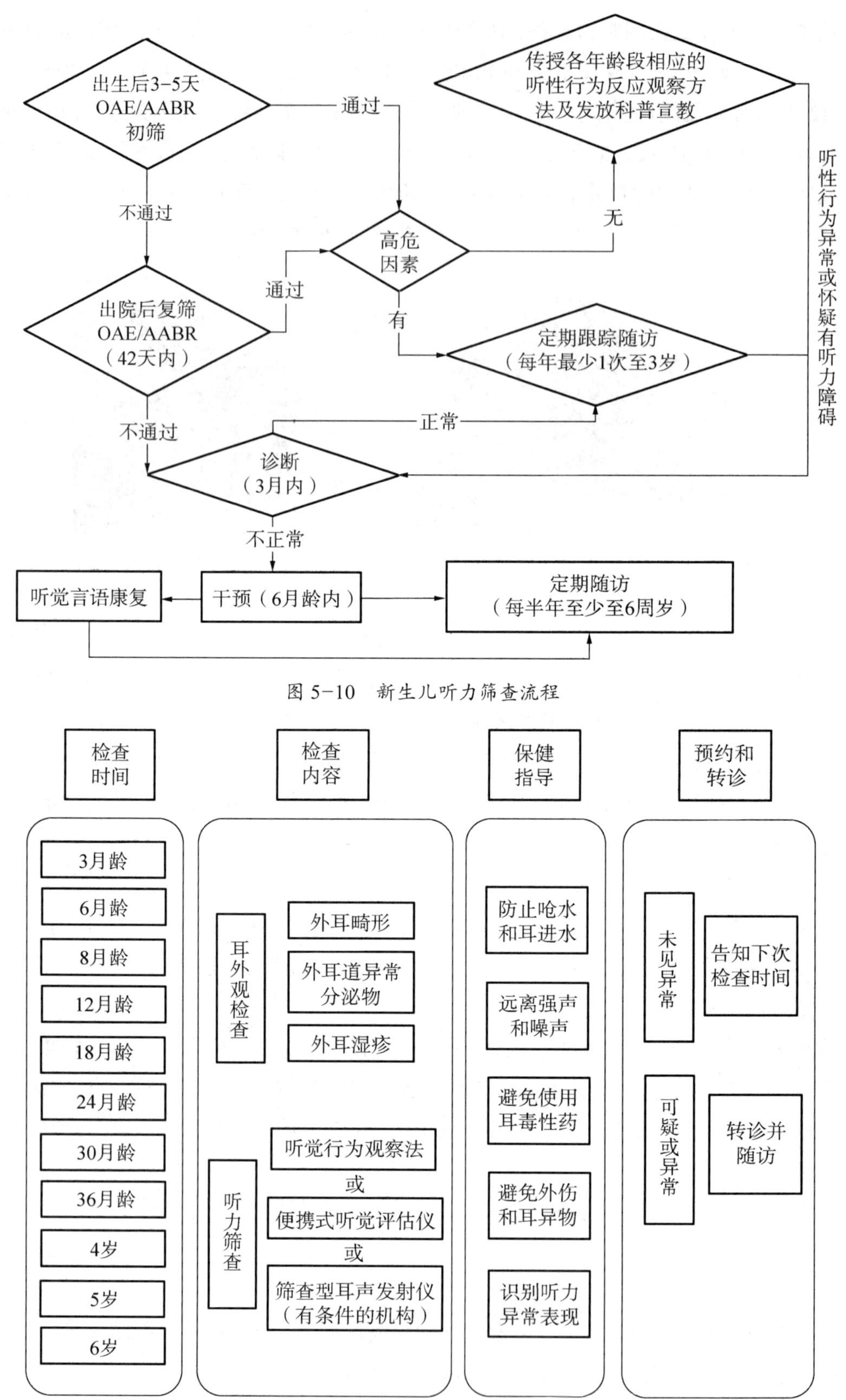

图 5-10　新生儿听力筛查流程

图 5-11　0—6 岁儿童耳及听力保健流程图

 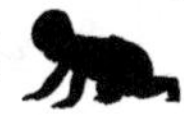

4. 防噪声

注意避免各种工业噪声、生活噪声，注意不要让婴幼儿听高分贝的立体声音响或者用耳机听 MP3，更不要带婴幼儿到 KTV 等高分贝噪音的场所。此外，特别要注意的是，近距离燃放鞭炮，其产生的高峰噪声来得非常迅猛，可能造成终身的听觉损害，因此，尽量避免儿童燃放鞭炮，即使要燃放，也应距离 10 m 以外，并捂住耳朵。

5. 防耳毒性药物

所谓的耳毒性药物是指能够引起听神经系统损害而造成听力下降甚至全聋的药物，现发现百余种。常见的有氨基糖苷类药物如链霉素、庆大霉素、卡那霉素、丁胺卡那霉素等，治疟疾药如奎宁，止痛剂如阿司匹林。这类耳聋往往是“一针见聋”，就是一旦用药，儿童听力就会受损。因此，如果能不用尽量不用。如果有耳毒性药物致聋家族病史的儿童去医院就诊，一定要提前告知医生。

第三节　婴幼儿口腔常见问题及保健

一、儿童龋病

（一）龋病病因四联因素理论

1. 细菌

口腔中的主要致龋病细菌是变异链球菌，其次是某些乳杆菌和放线菌属。

2. 食物

糖的致龋作用与其种类、摄入量和摄入频率有关，蔗糖的致龋作用较强。

3. 宿主

它是指对龋病的易感程度，如唾液的流速、流量、成分，牙的形态与结构，全身状况等。

4. 时间

龋病发病的每个过程都需要一定时间。

（二）乳牙龋病的危害

龋齿对于儿童的危害超过成人，既影响局部也影响全身。

1. 局部危害

它会影响咀嚼功能，长时间偏侧咀嚼习惯导致面部发育不对称；牙齿咀嚼酸痛；根尖周炎影响替换恒牙；牙胚釉质发育不良，如特纳牙；残根、残冠导致口腔黏膜慢性创伤性溃疡；殆关系紊乱等。

2. 全身危害

咀嚼功能降低影响儿童营养摄入从而影响颌面部和全身的生长发育；影响正确发音；

影响美观；全身性疾病，如低热、风湿性关节炎、蛛网膜炎肾炎等；龋齿疼痛影响儿童学习、睡眠等。

二、口腔健康保健

（一）口腔健康的内涵

1981 年，世界卫生组织制定了口腔健康标准：牙齿清洁、无龋洞、无疼痛感、牙龈颜色正常、无出血现象。我国于 1988 年起将每年的 9 月 20 日定为“全国爱牙日”。

（二）如何加强和做好口腔健康保健

要坚持以“预防为主，治疗为辅，防治结合”的总原则，加强临床与保健相结合，个体保健与群众保健相结合及社区保健与基层保健相结合的工作方针，做好三级预防：

一级预防（病因预防）：主要针对致病因子和提高牙齿抵抗力所采取的一切措施（如：幼教老师、幼儿及其家长口腔健康教育，正确有效地刷牙，全身与局部应用氟化物，窝沟封闭等）。

二级预防（“三早”预防：早发现、早诊断、早治疗）：①普查或定期口腔检查②通过口腔健康教育将疾病防治的基本知识教会群众，提高群众自我识别及保健的能力，如牙龈出血提示牙龈炎，牙周溢脓提示牙周病。

三级预防：对症治疗、防止牙齿丧失和恢复口腔功能的措施。

总之，应根据各年龄阶段的特点，采取相应的口腔健康保健措施。

（三）婴幼儿口腔健康保健

婴幼儿口腔健康保健是贯彻“预防为主”方针最重要的一环。

1. 家庭口腔保健

（1）0—1 岁婴儿：①进食后要给孩子喂些温开水。②哺乳后，每天晚上由母亲或保育员用右手示指缠上消毒纱布，放入儿童口腔擦洗，揉搓牙齿，牙龈和腭部等。③不要让儿童含奶瓶睡觉，否则易患“奶瓶龋”。④ 1 岁以后停止使用奶瓶，并适当添加稍硬辅食，刺激颌骨发育。

（2）1—3 岁幼儿：①儿童口腔小，且注意力集中的时间短，口腔医生应指导父母教会和帮助儿童刷牙，母子两人可采用膝对膝法或喂奶斜抱式清洁儿童牙齿和按摩牙齿（选用硅橡胶制成的指套式牙刷或软毛小头的尼龙牙刷）。②慎用含氟牙膏：儿童 3 岁前吞咽功能尚不太完善，儿童易误吞→可导致氟中毒（如；氟骨症、氟斑牙等）。③纠正口腔不良习惯如：吮指、咬唇、吐舌等→以防止牙颌畸形（如乳前牙反殆等）。

2. 幼儿园口腔保健

（1）做好口腔健康教育工作

举办培训班，对幼儿园教师进行培训，使其掌握口腔预防保健的基本知识（如乳牙的生长发育、乳牙保健的重要性、龋病的症状及预防、正确的刷牙方法等）。

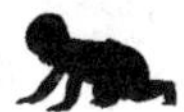

（2）做好儿童口腔保健工作

开展群体预防保健，幼儿园教师应积极与口腔医生联系配合，定期对儿童进行口腔检查（每半年一次或每一年一次），开展刷牙，氟滴、氟奶、局部涂氟（如氟保护漆、氟化泡沫、含氟窝沟封闭）等预防措施。

（3）培养儿童良好的口腔卫生及饮食习惯

培养儿童学会正确地刷牙与餐后漱口，并教育儿童少吃或不吃零食、甜食，尤其是睡前，应多吃蔬菜、五谷杂粮等含纤维多的食品。

（4）家园配合保健

幼儿园应与家长配合共同促进儿童口腔健康，早发现、有病应及时治疗。

（5）预防前牙外伤

儿童正处于身体、生理、心理生长发育阶段，心智发育尚不健全，易发生外伤事故，应预防牙外伤，尤其是前牙。

3. 合理营养，建立良好的饮食习惯

母乳是婴儿最好的天然食品，因母乳喂养关系到儿童颌面的生长发育，应注意哺乳姿势（婴儿体位过低，下颌易前伸，前牙反 𬌗，俗称“地包天”；体位过高，上颌下压，前牙开𬌗，腭部高拱）。

牛乳、人工喂养应注意添加的蔗糖含量（一般为 5%）；牛乳中钙磷比例不当，不利钙的吸收，应适当补钙。

婴儿 5—6 月起应补充各种半固体食物，满足婴儿生长需要，培养锻炼婴儿咀嚼能力，为断乳做准备，并促进颌骨发育和建立良好的饮食习惯（添加辅食应遵循从一种到多种，从少量逐渐增多的原则）。

（四）正确有效地刷牙

1. 刷牙的作用和意义

（1）正确地刷牙，可去除口腔菌斑和软垢，预防龋病。

（2）牙刷的按摩作用：增进牙龈组织的血液循环和上皮组织的角化程度，有助于增强牙周组织对局部刺激的防御能力，维护牙龈健康。

（3）不正确地刷牙（如拉锯式横刷法）既达不到清洁牙齿的目的，还可能造成牙龈损伤退缩，牙槽骨吸收或牙体楔状缺损。

2. 正确的刷牙方法

（1）基本原则：简便易掌握，清洁牙齿效果好，不损伤牙体和牙周组织

1）水平颤动法（Bass 刷牙法）：唇舌面：刷毛与牙面成 45°，刷毛指向牙龈方向，使刷毛进入龈沟和邻间区，部分刷毛压于龈缘上作前后向短距离水平颤动，牙合面：刷毛紧压牙面，使刷毛端深入裂沟区作短距离的前后向颤动。

2）旋转刷牙法：唇（颊）舌面：刷毛置于牙槽黏膜上，刷毛与牙面长轴成 45°，将牙刷由牙龈向冠方转动（上牙：由上往下；下牙：由下往上）𬌗面：将刷毛置于𬌗面以水平方向前后擦洗。

3）竖刷法：就是将刷毛尖端放在牙龈和牙冠交界处，顺着牙齿的方向稍微加压，上牙向下刷，下牙向上刷，牙的内外面和咬合面都要刷到。在同一部位要反复刷数次。这种方法可以有效控制菌斑及软垢，并能刺激牙龈，使牙龈外形保持正常。

（2）刷牙的次数、时间

早、晚各一次，每个部位重复 8—10 次（饭后漱口）2—3 分钟 / 次。

3. 牙刷的选择与种类

牙刷的选择：①刷头要适合口腔的大小，刷毛须磨毛，末端呈圆钝状，软硬度适宜（儿童、老年人、牙周病患者选刷毛较软的牙刷）②刷毛宜选用优质的尼龙丝：直径为 0.18—0.20 mm，细软，吸水性差，回弹性好，耐磨性强，可进入牙齿的邻间隙及龈沟，清除邻面及龈下菌斑（猪鬃刷毛易藏细菌且易分叉，不宜采用）。

几种特殊的牙刷：①刷柄颈部略弯，使刷毛达到后牙远中面。②戴固定矫正器者：刷毛的毛面呈“V”形或“U”形，使刷毛分跨于基托和钢丝的两侧，V 形底的刷毛短而较坚硬，能更有效地去除基托和钢丝上的菌斑，两侧的刷毛较长软，用于清洁牙齿表面及按摩牙龈。③戴固定桥者：单束毛牙刷，刷洗牙间区。④生活不能自理的弱智儿童或手功能障碍，需别人帮助刷牙者：电动牙刷。

有 3 种刷洗动作：① 60° 的旋转。②前后水平运动。③前后水平方向颤动。

4. 牙刷的保护

（1）牙刷用后要彻底洗涤，尽量甩掉刷毛上的水分，将刷头向上放入漱口杯中，置于干燥通风处（潮湿的刷毛易孳生细菌）。

（2）每隔一段时间，可用 40% 甲醛溶液熏蒸消毒。

（3）尼龙丝受高温易变形变曲，因此不宜在高温中洗涤，更不能用煮沸法消毒。

（4）每季度应更换一次或发现刷毛弯曲分叉应及时更换，否则不但达不到清洁作用，反而会造成牙龈损伤。

总之，所选的牙刷通常应当是毛束 2—4 排，每排 6—8 束毛，毛束一样长，刷头短且窄，刷毛较软。

三、口腔常见疾病的诊治

（一）乳牙早萌

它有两种早萌现象，一种叫诞生牙（婴儿出生时口腔内已萌出的牙齿），一种叫新生牙（出生后 30 天内萌出的牙齿）。

1. 病因

它可能由于牙胚距口腔黏膜很近，也可能与种族特性有关。

2. 临床表现

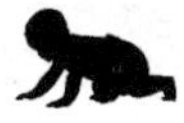

多见于下颌中切牙，多数是正常牙，少数为多生牙，常成对发生；牙冠形态基本正常，但牙釉质、牙本质菲薄，且矿化不良，牙根尚未发育或根发育很少，且只与黏骨膜连接而无牙槽骨支持，故牙齿松动影响吸奶或极度松动易自行脱落误吸入呼吸道导致危险。

3. 治疗

早萌乳牙极度松动有移位和误吸的危险，应及时拔除，拔牙后应仔细搔刮拔牙窝，以去除牙源性的细胞残余；若早萌乳牙松动不明显可保留观察。

（二）急性假膜型假丝酵母口炎

急性假膜型假丝酵母口炎又称“鹅口疮”或“雪口”（图 5–12）。

1. 病因

病原菌为白假丝酵母，多发于新生儿和 6 个月以内的婴儿。

2. 临床表现

它好发于唇、舌、颊、软硬腭等黏膜，受损黏膜充血、水肿，散在凝乳状斑点，渐进融合成色白微凸的片状假膜，假膜与黏膜粘连不易擦去，全身反应多不明显，表现出拒食、啼哭不安等。

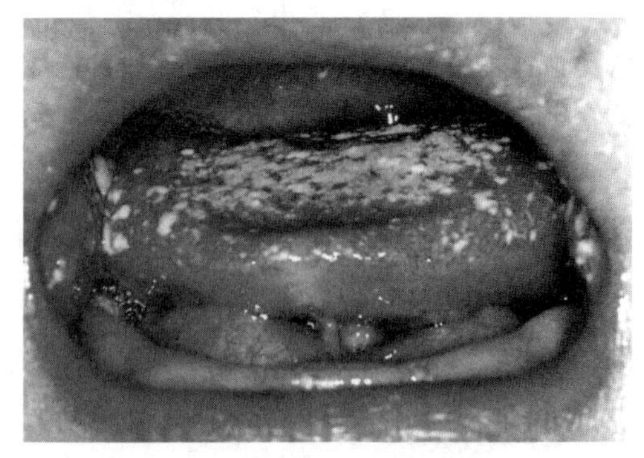

图 5–12　急性假膜型念珠菌口炎

3. 治疗

用 1%—2% 碳酸氢钠溶液轻轻擦洗以抑制假丝酵母生长繁殖；局部涂布制霉菌素混悬液，每 2—3 小时局部涂一次；重症患儿口服克霉唑 20—60 mg/（kg· d）分 3 次服；提醒家长注意口腔卫生及食具消毒；母乳喂养者应用碳酸氢钠溶液清洗乳头，及时换洗内衣。

（三）手—足—口病

1. 病因

该病最常见的病原微生物是柯萨奇 A16 型病毒与肠道病毒 71 型，多发于 3 岁以下的幼儿，夏秋季最易流行。

2. 临床表现

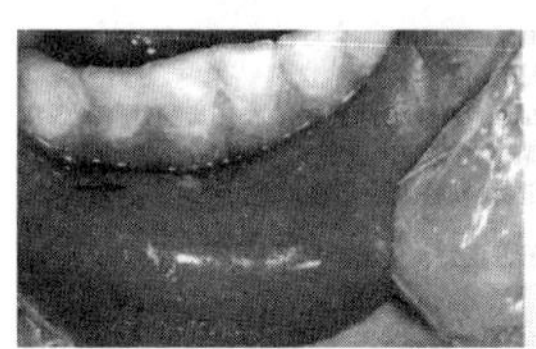
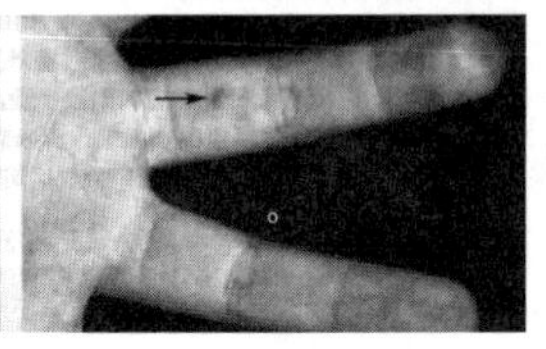

图 5–13　手—足—口病

该病前驱症状为低热、困倦、淋巴结肿大，口咽部疼痛，第二天出现皮疹（图 5–13），呈离心性分布，多见于手指、足趾背面及指（趾）甲周围，也可见于手掌、足底、会阴及臀部。玫红色丘疹，一天后形成半透明的小水疱，2—4 天吸收干燥，呈深褐色薄痂，脱落后无瘢痕。口腔黏膜出现散在的水疱、丘疹或斑疹，直径 2—10 mm，数量不等，小水疱极易破溃成溃疡，上覆灰黄色假膜，周围黏膜充血红肿。幼儿常有流口水、拒食、烦躁等症状，病程一般为 5—7 日。

3. 治疗

该病对症和抗病毒治疗；淡盐水或 0.1% 氯己定溶液漱口，局部外涂溃疡糊剂；口服维生素 B_1、维生素 B_2 及维生素 C 等；密切观察患儿的全身状况。

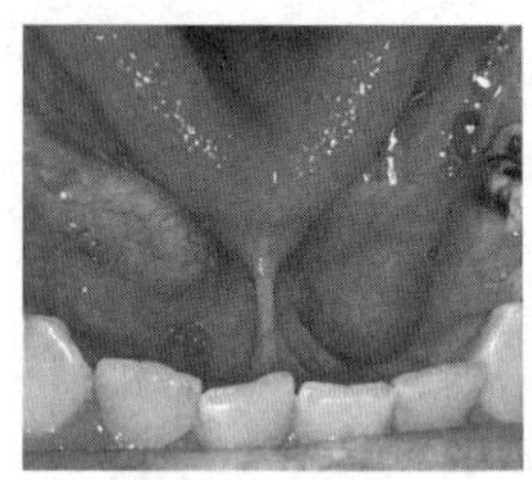
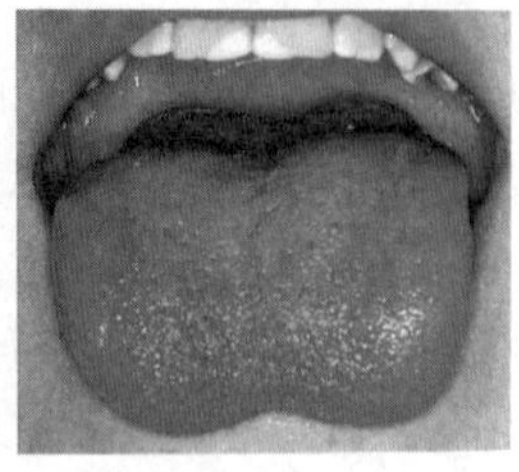

图 5-14　舌系带过短

（四）舌系带过短

1. 临床表现

舌系带过短或其附着点靠前，舌前伸时舌尖呈 W 形，舌上抬困难，影响舌正常活动，或舌前伸时系带与下切牙切缘摩擦导致创伤性溃疡（图 5-14）。

2. 治疗

宜在 1—2 岁时行舌系带修整术。

（五）地图舌

地图舌是一种浅表性非感染性的舌部炎症，其病损的形态和位置多变，又称游走性舌炎（图 5-15）。

1. 病因

该病可能与遗传、免疫因素、微量元素及维生素缺乏有关，多见于幼儿期和少儿期。

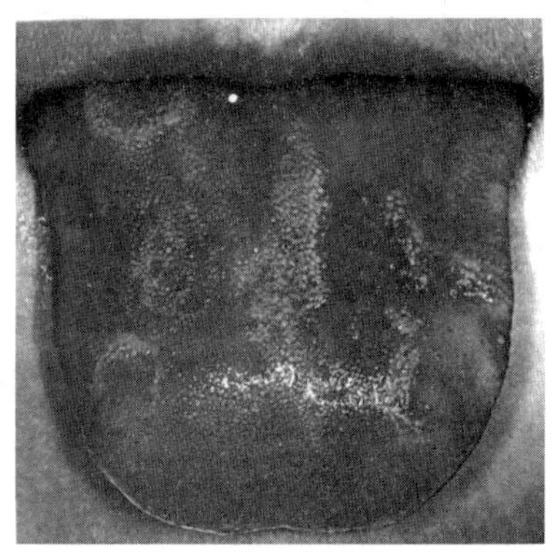

图 5-15　地图舌

2. 临床表现

该病好发于舌背、舌尖、舌缘部。中央区表现为丝状乳头萎缩微凹，黏膜充血发红、表面光滑的剥脱样红斑；周边为丝状乳头增殖形成白色或黄白色的弧形边界，宽度为 2—3 mm，且微微隆起呈地图状。一般无明显的自觉症状，局部无痛，可有灼热感、轻度瘙痒或对刺激性食物稍敏感。

3. 治疗

防治该病应尽可能去除相关发病因素的影响；尽量避免食用热、辣、酸及干咸坚果等食物；局部注意口腔卫生；适当给予消毒防腐剂含漱、清洗；症状明显时可用 0.05% 氯己定溶液含漱，1% 金霉素甘油等涂布。

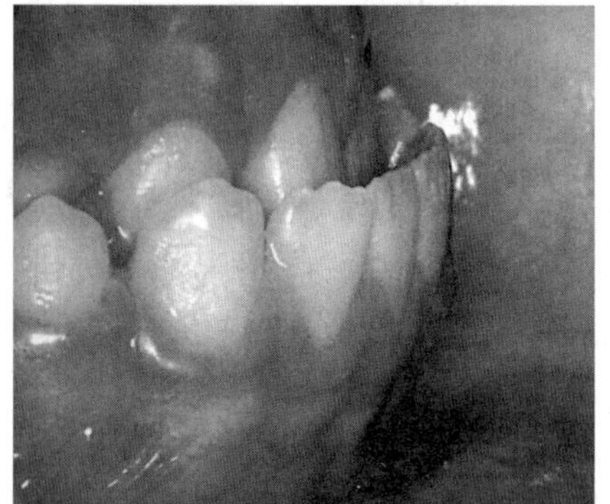

图 5-16　乳前牙反牙合

（六）乳前牙反殆（俗称“地包天”）

乳前牙反殆即下颌乳前牙咬合时位于上颌乳前牙前面（俗称“地包天”）。

1. 病因

家族遗传因素、先天性疾病（如腭裂）、全身性疾病（如佝偻病、扁桃体慢性炎症或肥大）、后天局部因素（如奶瓶喂养不良姿势、乳尖牙磨耗不足、咬上唇口腔不良习惯）等。

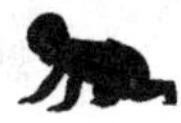

2. 治疗

治疗目的是为了避免对患儿骨胳与肌功能发育、口腔咀嚼功能、颜面美观和心理健康产生影响。最佳矫治时间为3—5岁，疗程一般为3—6个月。

本章小结

本章介绍了婴幼儿视觉发育特点，常见眼表感染性疾病的发生、预防与治疗；婴幼儿常见耳问题的症状与处理，包括耳聋的分度、病因及听力筛查和保健指导；婴幼儿常见口腔问题的症状与处理，包括儿童龋病、乳牙早萌、急性假膜型假丝酵母口炎，手—足—口病、舌系带过短、地图舌、乳前牙反殆，讲述了如何加强和做好口腔健康保健，指导儿童正确有效地刷牙。

延伸学习

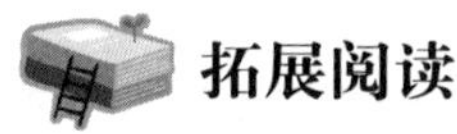

拓展阅读

预防近视健康教育

良好的视力功能是儿童少年顺利阅读、书写及进行各项活动的先决条件。儿童少年时期不重视眼的卫生，很容易发展成近视眼。保护视力与预防近视，应采取综合措施：

1. 教室采光、照明应充足，课桌椅应根据身高进行调整定期轮换学生的座位。

2. 注意用眼卫生，用眼时间不宜过长，特别要限制近距离用眼时间，平时要尽量延长视距，扩大视野；课间要到户外活动，可进行远眺以减轻视力疲劳；阅读、书写时，姿势要正确；眼离书本或纸的距离保持在30—35 cm之间；材料印刷要清楚；禁止走路、卧位看书；避免在光线过强、过弱的地方读书；写字不要写得太小太密。

3. 坚持每日做眼保健操，做到动作准确，持之以恒。

4. 提倡平衡膳食，避免出现蛋白质、钙、磷、维生素及微量元素摄入缺乏，限制精致粮食、脂肪及糖的摄入。

5. 做好近视监测，定期检查视力，对已发生近视的要到医院去验光，正确矫正屈光及佩戴适当的眼镜，并要设法延缓屈光度加深，保持或改善视功能。

6. 及时治疗角膜病变和防治各种流行性眼病。

儿童龋病的治疗

1. 非手术治疗

（1）药物治疗：采用化学药物治疗龋损，终止或消除病变。常用药物有氟化物（75%氟化钠甘油糊剂、8%氟化亚锡溶液、1.5%含氟凝胶、含氟涂料）、10%硝酸银和氨化硝酸银等。

（2）再矿化治疗：采用人工方法使脱矿釉质或牙骨质再次矿化，恢复其硬度，终止或消除早期病变。

（3）预防性树脂充填术：是窝沟龋的有效防治方法。

2. 深龋的治疗

（1）深龋的治疗原则：停止龋病发展，促进牙髓的防御性反应；保护牙髓；正确判断牙髓状况。

（2）深龋的治疗方法：垫底充填；安抚治疗；间接盖髓术。

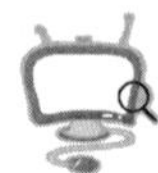

学习活动

1. 为婴幼儿每学期进行一次视力筛查，发现异常转诊到妇幼系统眼保健科诊治，用耳声发射仪及快速脑干诱发电位仪给新生儿进行听力筛查。

2. 指导婴幼儿正确有效地刷牙。

复习与思考

1. 婴幼儿常见眼表感染性疾病及预防。
2. 婴幼儿屈光不正的矫正。
3. 简述如何早期发现儿童听力问题。
4. 简述婴幼儿耳聋的常见病因。
5. 简述婴幼儿听力保健的必要性。
6. 简述如何保护婴幼儿听力。
7. 简述乳牙龋齿的危害及预防保健。
8. 简述正确有效地刷牙方法。
9. 简述乳牙早萌的病因、临床表现及治疗。
10. 简述急性假膜型假丝酵母口炎（又称“鹅口疮”或“雪口”）的病因、临床表现及治疗。
11. 简述手—足—口病的病因、临床表现及治疗。

第六章　婴幼儿常见症状鉴别与处理

学习目标

1. 知识目标

（1）掌握发热的定义、临床表现和原因，熟悉发热的鉴别，了解发热的处理原则。

（2）掌握哭闹的表现和原因，熟悉哭闹的鉴别，了解哭闹的处理原则。

（3）掌握多汗的原因，熟悉多汗的鉴别，了解多汗的处理原则。

（4）掌握食欲不良和偏食的原因，熟悉食欲不良和偏食的鉴别，了解食欲不良和偏食的处理原则。

（5）掌握咳嗽的定义、表现和原因，熟悉咳嗽的鉴别，了解咳嗽的处理原则。

（6）掌握呼吸困难的定义、表现和原因，熟悉呼吸困难的鉴别，了解呼吸困难的处理原则。

（7）掌握腹痛的表现和原因，熟悉腹痛的鉴别，了解腹痛的处理原则。

（8）掌握腹泻的表现和原因，熟悉腹泻的鉴别，了解腹泻的处理原则。

（9）掌握呕吐的表现和原因，熟悉呕吐的鉴别，了解呕吐的处理原则。

（10）掌握惊厥的定义、表现和原因，熟悉惊厥的鉴别，了解惊厥的处理原则。

（11）掌握皮疹的表现和原因，熟悉皮疹的鉴别，了解皮疹的处理原则。

2. 能力目标

（1）对于发热的婴幼儿，能够判断其临床过程，了解病史和症状，为医生提供诊疗信息，并采取恰当的降温措施。

（2）对于哭闹的婴幼儿，能够判断是生理性的还是病理性的，针对生理性哭闹，提出喂养和护理上的建议，针对病理性哭闹及时送医院治疗。

（3）对于多汗的婴幼儿，能够判断是生理性的还是病理性的，针对生理性多汗，提出喂养和护理上的建议，针对病理性多汗及时送医院治疗。

（4）对于食欲不良和偏食的婴幼儿，了解病史和症状，为医生提供诊疗信息，尽快明确食欲不良和偏食的原因，针对原因进行健康教育。

（5）对于咳嗽的婴幼儿，了解病史和症状，为医生提供诊疗信息，尽快明确咳嗽的原因，针对原因进行健康教育。

（6）对于呼吸困难的婴幼儿，了解病史和症状，为医生提供诊疗信息，尽快送医院就诊或联系120急救。

（7）对于腹痛的婴幼儿，了解病史和症状，为医生提供诊疗信息，尽快送医院就诊。

（8）对于腹泻的婴幼儿，掌握饮食和口服补液疗法，了解病史和症状，为医生提供诊疗信息，尽快送医院就诊。

（9）对于呕吐的婴幼儿，了解病史和症状，为医生提供诊疗信息，尽快送医院就诊。

（10）对于惊厥的婴幼儿，掌握急救的家庭处理原则，了解病史和症状，为医生提供诊疗信息，尽快送医院就诊或是联系120急救。

（11）对于皮疹的婴幼儿，了解病史和症状，为医生提供诊疗信息，尽快送医院就诊。

第一节 发　热

婴幼儿时期的正常体温较成人稍高，因为婴幼儿的新陈代谢较成人旺盛，体温调节中枢发育未完善。昼夜之间体温有一定波动，晨间低，下午稍高，但是波动范围不超过1℃新生儿或是小婴儿喂奶后、哭闹、衣服过厚、环境温度过高或情绪激动等可使其体温暂时性升高，这种暂时性体温变化不属于病理性发热。

一、发热的定义和表现

（一）定义

正常婴幼儿的体温范围是36—37.4℃；体温超过正常范围为发热。测量体温有3种方法，即腋温、口温、肛温；以肛温测量的体温最高，口温（舌下）次之，腋温最低。目前各地测量体温方法尚不统一，总之，肛温比较准确可靠，是因为用肛温测体温的正常范围是36—37.5℃，用腋表测体温的正常范围是36—37.0℃。临床上按体温的高低将发热（以腋下温度为准）的分为：低热37.5—38℃，中等度热38.1—39℃，高热39.1—41℃，超高热>41℃以上。

 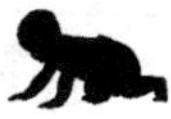

（二）发热的表现

1. 发热的发生机制

（1）致热原性发热

致热原性发热包括外源性和内源性两大类。

1）外源性致热原：外源性致热原的种类很多，包括各种微生物病原体及其代谢产物，抗原抗体复合物，炎症渗出物及无菌性坏死组织，某些内源性胆固醇物质，多醣体成分及多核苷酸、淋巴细胞激活因子等。外源性致热原多为大分子物质，特别是细菌内毒素分子量非常大，不能通过血脑屏障直接作用于体温调节中枢，而是通过激活血液中的中性粒细胞、嗜酸性粒细胞和单核吞噬细胞系统，使其产生并释放内源性致热原，引起发热。

2）内源性发热：又称白细胞致热原。通过血－脑脊液屏障直接作用于体温调节中枢的体温调定点，使调定点上升，体温调节中枢必须对体温加以重新调节发出冲动，并通过垂体内分泌因素使代谢增加或是通过运动神经使骨骼肌阵缩（临床表现为寒战），使产热增多；另一方面可通过交感神经使皮肤血管及竖毛肌收缩，停止排汗，散热减少。这一综合调节作用使产热大于散热，体温升高引起发热。

（2）非致热原性发热

常见于以下几种情况：

1）体温调节中枢直接受损：如颅脑外伤、出血、炎症等。

2）引起产热过多的疾病：如惊厥持续状态、甲状腺功能亢进等。

3）引起散热减少的疾病：如广泛性皮肤病、心力衰竭等。

2. 发热的临床过程

发热的临床经过一般分为以下 3 个阶段。

（1）体温上升期

体温上升期常有疲乏无力、肌肉酸痛、皮肤苍白、畏寒或是寒战等现象。皮肤苍白是因体温调节中枢发出的冲动经交感神经而引起皮肤血管收缩，浅表血流减少所致，甚至伴有皮肤温度下降。由于皮肤散热减少刺激皮肤的冷觉感受器并传至中枢引起畏寒。中枢发出冲动再经过运动神经传到运动终板，引起骨骼肌不随意地周期性收缩，发生寒战及竖毛肌收缩，使产热增加。该期产热大于散热使体温上升。

（2）高热期

指体温上升高峰之后保持一定时间，持续时间的长短可因病因不同而有差异，如疟疾可持续数小时，大叶性肺炎、流行性感冒可持续数天，伤寒可持续数周。在此期中体温已经达到或是略高于上移的体温调定水平，体温调节中枢不再发出寒战冲动，寒战消失；皮肤血管由收缩转为舒张，使皮肤发红并有灼热感；呼吸加快并变深；开始出汗并逐渐增多。产热和散热过程在较高水平保持相对平衡。

（3）体温下降期

由于病因消除，致热原的作用逐渐减弱或是消失，体温中枢的体温调定点逐渐下降至正常水平，产热相对减少，散热大于产热，使体温降至正常水平。此期表现为出汗多，皮肤潮湿。

3. 发热的热型及临床意义

将发热患者在不同时间测得的体温数值分别记录在体温单上，各体温数值点连接起来就是体温曲线，体温曲线的不同形态称为热型。不同原因所致的发热，热型也常不同，临床上常见的热型有以下几种。

（1）稽留热：高热持续≥39℃达数天或数周之久。可见于伤寒高热期、大叶性肺炎等。

（2）弛张热：高热在24小时内波动≥2℃。多见于败血症、重症肺结核病、化脓性感染等。

（3）双峰热：高热曲线在24小时内有2次小波动，形成双峰。多见于疟疾等。

（4）间歇热：体温突然上升达39℃以上，历时数小时，此后间隔1—3天再发作。多见于急性感染性疾病、急性肾盂肾炎等。

（5）波状热：体温呈波浪或起伏发热。可见于布氏杆菌病、恶性淋巴瘤等。

（6）周期热：高热期和无热期各持续若干天，呈周期性交替。可见于回归热等。

（7）双相热：第一次发热退热后又发热，持续数天退热。如脊髓灰质炎等。

（8）不规则热：发热时间不定，热度变化无规律。可见于结核病、风湿热等。

二、发热的原因

（一）感染性疾病

1. 细菌感染：包括败血症、猩红热及其他链球菌感染、伤寒及其他沙门菌属感染、结核病、化脓性脑膜炎（包括流行性脑脊髓膜炎）、细菌性痢疾等肠道细菌性感染性疾病。

2. 病毒感染：包括流行性腮腺炎、麻疹、水痘、病毒性脑炎、病毒性肝炎、脊髓灰质炎、EB病毒感染及传染性单核细胞增多症、新生儿宫内感染、狂犬病、流行性出血热、肠道病毒等病毒感染性疾病。

3. 其他：如弓形虫感染、螺旋体和立克次体传染病、真菌性疾病、寄生虫病等全身性感染性疾病。

（二）非感染性疾病

1. 风湿性疾病：常见风湿热、类风湿病全身型、类风湿性关节炎、系统性红斑狼疮、皮肌炎、皮肤黏膜淋巴结综合征等。

2. 蛋白质代谢异常：组织破坏或坏死时，体内蛋白质代谢异常增加而产热过多；或由于蛋白质产物可成为致热物质（致热原），如恶性肿瘤（白血病、恶性淋巴瘤、恶性网状细胞病等）、烧伤、严重创伤、大手术后等均可引起发热。

3. 大量失血或失水：大量失血或失水使有效循环量减少而致散热障碍、体温升高。可见于脱水热。

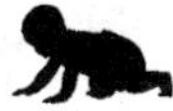

4. 肌肉运动过强：如剧烈运动、严重惊厥或癫痫大发作后，体温可升高。

5. 体温调节功能障碍：见于体温中枢尚未完善的弱小婴儿、颅内损伤（颅内出血或肿物）的患儿、中暑（暑热症）的儿童。

6. 生物制品：如血清制品、菌苗等高分子异体蛋白致发热，如血清病、药物热等。

7. 内分泌功能异常：如甲状腺功能亢进等。

8. 散热障碍：可见于皮肤疾患（如广泛性鱼鳞病、广泛性皮炎）以及外胚叶发育不良而缺乏汗腺不能散热的患儿。

（三）分类不明的疾病

诸如全身性结节性脂膜炎、婴儿骨皮质增生症、输液或输血反应、溶血性贫血等。

三、发热的鉴别

（一）首先确定是真性发热

须了解发热的高度和热型及发热持续时间、伴发症状等。

（二）询问病史

包括起病年龄及起病急缓、传染病接触史、预防接触史、治疗用药及对治疗的反应、阳性体征和相关的既往病史等，将有助于病因诊断。

1. 病史

发热高度、热型、发热持续时间、发热间隔时间、发热有无规律。用药历史、外伤史、手术史、结核及其他传染病接触史、动物接触史等。

2. 伴发症状

皮疹、肌肉或关节肿痛及部位、咳嗽、胸痛、腹痛及部位、异常包块、呼吸困难、尿频、尿痛、头痛、恶心呕吐、惊厥、进行性消瘦等。

3. 体征

全身营养及意识状态、皮疹、淋巴结肿大（部位、大小、坚硬度、活动情况、有无压痛）、关节肿胀及部位、眼－耳－鼻－口咽部阳性体征（结膜炎、外耳道疖肿、外耳道溢脓、扁桃体脓点等）、肺部体征（呼吸音增粗、干性啰音、湿性啰音、叩诊异常等）、心脏体征（心脏大小、心音、心率、节律、杂音等）、腹部压痛及部位、腹部异常包块、肾区叩击痛、肝脾大（程度、表面性质及坚硬度、有无压痛）、脑膜刺激征等。

（三）实验室检查

实验室检查将有助于确诊发热的病因及原发病。

1. 常规检查

（1）血常规

若白细胞总数增高，中性粒细胞核左移有中毒性颗粒出现，多见于严重细菌感染。嗜酸细胞计数升高须考虑寄生虫病和过敏性疾患。异型淋巴细胞出现，单核细胞、淋巴细胞增多提示 EB 病毒感染。贫血，幼稚的和原始的白细胞出现提示白血病。

（2）尿常规

如尿蛋白阳性，提示某些肾脏疾病；如镜检见到成堆脓细胞及白细胞管型有助于尿路感染的诊断。

（3）大便常规

大便镜检见到虫卵可诊断寄生虫病，若见到脓细胞及红细胞可诊断感染性腹泻，如细菌性痢疾或肠炎。

2. 纯化蛋白质衍生的结核菌素（PPD）试验

一般作为住院≥ 3 个月小儿的常规检查，以除外结核感染。

3. 红细胞沉降率（血沉 ）

血沉升高常见于炎症、风湿性疾病、恶性肿瘤等。

4. 培养检查

尿培养阳性，细菌菌落计数≥ 10^5/mL，可确诊泌尿道感染。大便培养阳性，可确诊肠道感染的病原体，如鼠伤寒沙门菌、大肠杆菌等。咽拭子或痰培养如致病菌阳性，可协助诊断呼吸道的病原体。血培养阳性，可确诊败血症的病原体。

5. 血清抗体检查

若肥达反应阳性见于肠伤寒和副伤寒患儿。抗链球菌溶血素“O”（即 ASO）滴度升高，有助于风湿热及链球菌感染的诊断。支原体抗体阳性，则支持支原体感染的诊断。C 反应蛋白阳性可见于细菌感染、恶性肿瘤等。

6. 血清抗原抗体检测

它有助于确定感染的病原体。如血中查出某病毒抗体 IgG 阳性，提示该患儿曾有过此种病毒感染，而 IgM 阳性则表明目前存在这种病毒感染。如 MP-IgM 阳性，提示患儿目前存在肺炎支原体感染。

7. 免疫功能检查

对反复感染的患儿，须考虑是否存在免疫缺陷问题（包括原发性和继发性免疫缺陷），应全面检查并评估其免疫功能，检查包括体液免疫（如免疫球蛋白等）、细胞免疫（如 T 细胞亚类、NK 细胞等）、补体系统、中性粒细胞的黏附、聚集、趋化及吞噬功能等。

8. 影像学检查

其中 X 线检查对发热待查的诊断有重要的价值，胸部的 X 线检查可明确肺部的感染病灶，如肺炎、肺结核、肺脓肿等。

9. 骨髓细胞学检查

此项检查简便易行，对确诊白血病、恶性组织细胞病等均有确诊价值。

10. 活组织检查

淋巴结活体组织检查、皮损及皮下结节活体组织检查均对诊断有帮助，如免疫母细胞淋巴结病的诊断依赖淋巴结活检确诊。

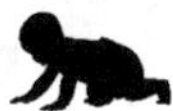

11. 其他检查

其他如胸腔穿刺胸水常规及培养可确诊胸膜炎及其病原体；腰椎穿刺脑脊液常规及培养确诊中枢神经系统感染及其病原体，也是临床常用的诊断性检查。

四、发热的处理原则

（一）对症治疗

对原因不明的高热患儿，在查找病因的同时应采取降温措施。

（二）支持治疗

对持续发热的患儿，因长期入量及热量不足，体力消耗较大，除注意饮食营养易消化外，可酌情给予支持治疗（如输血、部分静脉高营养等）。

（三）实验性治疗

对原因不明的发热患儿，若高度怀疑某种疾病时，在等待化验结果期间可同时给予针对此种病的特异性治疗，观察疗效以验证诊断。

（四）中药辨证治疗

中药治疗对部分患儿退热有效，但大多不能确定发热病因。

案例：男孩，10 个月，反复发热两天，最高可达 39℃，6 个小时后体温上升，口服退热剂可降至正常，偶有流涕，无咳嗽，无腹泻，大小便正常，饮食精神可，查体，一般情况尚可，全身皮肤未见皮疹，咽部红，双肺呼吸音清，心率 100 次 / 分，心律齐，腹部平软，神经系统体检未见阳性体征，血常规显示白细胞总数正常，淋巴细胞分类稍高，余正常，接诊医生考虑感染性发热，婴儿急疹可能性大，问题：应如何指导此患儿家长进行发热方面的院外处理？

分析：

1. 婴儿发热时，可以在医生指导下服用退热剂。可采取物理降温的方法，如适当松开衣服等。护理中还要注意观察婴儿的精神、面色、呼吸次数、体温变化。

2. 休息环境要安静、舒适，注意保持室内空气新鲜，开窗通风上下午各一次，每次 15—30 分钟，避免对流风。湿度和温度适宜，防止过热和过分干燥。

3. 让婴儿减少活动，注意休息。发热时应卧床休息，多饮开水，加速排泄。

4. 保持鼻咽部通畅，及时清除分泌物，并注意全身皮肤情况。

5. 饮食以流质、半流质为好，如果用奶瓶吃奶易呛咳，可以用小勺喂。婴儿食欲不好或呕吐，可以适当增加喂奶的次数，每次量少一点。水果和蔬菜包含维生素和矿物质，对疾病恢复有好处。

第二节　哭　　闹

哭闹是婴儿期很常见的一种表现，在没有语言表达能力时，“哭闹”常有语言的含义，是表达婴儿要求或痛苦的一种方式。婴儿受到饥饿、困乏、排尿或排便需求等内在生理刺激，或外界冷、热、湿、疼痛、痒、疾病或精神上的刺激都可引起哭闹。

一、哭闹的原因和表现

（一）哭闹的原因

1. 生理性哭闹

生理性哭闹由奶量不足、尿布潮湿、蚊虫叮咬、衣被过热过冷、衣着过紧、体位不适、排便等上述生理或外界刺激所引起，或是因为要抱、要哄等要求未得到满足。

2. 病理性哭闹

凡能引起身体不适或疼痛的任何疾病，均可致患儿哭闹不安，甚至在其他临床症状尚不明显前，即表现为哭闹。

（二）哭闹的表现

1. 生理性哭闹

饥饿和不适一般开始时哭声不太紧迫，可哭哭停停，当其要求得到满足后，哭闹立即停止，但若未引起成人注意则哭闹加剧。婴儿如因饥饿引起的哭闹，一遇奶头可能立即就不哭了，同时强烈吸吮。有时在大便前哭闹，可能由于肠蠕动增加或粪便干结不易解出。有些婴儿在睡眠中由于膀胱充盈可突然哭闹。

疼痛和受惊疼痛引起的哭闹一般比较剧烈，常突然发生，哄、抱或喂奶只起到暂时平息作用。小儿因巨大音响刺激而受惊时，也可突然啼哭，且常常有神色惊慌或面色改变。

婴儿夜啼日醒夜睡规律并非天生就有，婴儿出生后不论昼夜大部分时间都在睡眠中，以后随着夜间喂奶和护理时间的减少，夜睡时间逐渐延长。但在日醒夜睡的规律尚未完全形成以前，夜间有可能由于上述原因而引起哭闹。母亲害怕小儿夜啼影响别人睡眠，因此百般迁就，如半夜抱起来边拍边走，还要加以摇哄，这样不过几天就会造成不边拍边走就不睡、不加摇哄就要哭的不良习惯，结果一到晚上就好哭，白天呼呼大睡，形成了日睡夜醒的反常现象。

2. 病理性哭闹

（1）口腔疾病

患儿每吃即哭，有时吸吮尚可，吞咽时即哭。

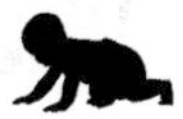

（2）耳部疾病

外耳道疖疼痛剧烈，常引起患儿哭闹不安，当小儿耳廓被牵引或有咀嚼动作时均可使哭闹加剧。中耳炎因耳痛而哭闹烦躁不安，常用手抓耳，或哭时摇头。

（3）肠道疾病

1）肠套叠：多见于4—10个月肥胖健康婴儿，有阵发性的突然哭闹不安，面色苍白，手足乱动，痛苦表情，有时伴呕吐。

2）肠绞痛：发作时患儿大声哭闹，两腿蜷缩，喂奶或抱起仍哭，不伴呕吐。

3）肠寄生虫病：农村婴儿患钩虫病时，除哭闹外，常伴贫血，多有黑粪。

（4）其他疾病

佝偻病患儿常烦躁不安、易惊、好哭，营养不良小儿亦好哭。皮肤疾病、关节脱位、骨折、身体深部脓肿、嵌顿性腹股沟斜疝、肛裂、尿道炎、脑膜炎等也可引起哭闹。

二、哭闹的鉴别

（一）生理性哭闹

啼哭是新生儿期婴儿的一种本能反应，哭声洪亮有力，多属于生理现象；不哭或是哭声微弱反而是一种异常病理反应。婴儿哭闹首先考虑是否由于奶量不足、尿布潮湿、衣被过热或过冷、体位不适、排便等生理或是外界刺激所引起，或是因为要抱、要哄等要求未能满足，这些因素予以纠正后，哭闹仍不止，则需要详细检查有无病理现象。有的婴儿在睡眠前常哭闹，尤其在傍晚时候，俗称"闹觉""吵瞌睡"，立即安排睡眠，则可停哭，有的夜间哭闹而白天多睡，发生日夜生活规律颠倒，则需要设法纠正其生活规律。婴儿除哭闹外，一般精神食欲良好，面色正常，哭声洪亮，吸吮有力，无发热，详细检查无病理情况，可考虑生理性哭闹。

（二）病理性哭闹

任何疾病凡能引起小儿身体不适或疼痛的都可出现哭闹，尤其在某些疾病初期或过程中，哭闹可为主要症状，这种病理性哭闹，其母大多能感觉到异常。

（三）哭闹的鉴别

1. 饥饿

饥饿是婴儿最常见的非病理性哭闹原因之一，常因喂养不当所致，如食稀释奶（牛乳或奶粉稀释过淡），晚间限制食量，或机械教条的定时、定量，或因母乳不足、吸吮困难等使婴儿经常处于半饥饿状态，因而反复哭闹、频繁觅食、吸吮手指和吸吮接触婴儿面部的衣被等物品。持续时间长者可出现饥饿性腹泻和消瘦等营养不良表现。改善喂养、满足婴儿营养需要，哭闹即停止。

2. 婴儿肠痉挛

肠痉挛是肠壁平滑肌阵发性强烈收缩所致的腹痛，可能与更换或添加食物、饮食过量、摄入糖类过多、肠内积气、感染、过敏等因素有关。肠痉挛是婴儿啼哭最常见的原因之一，昼夜均可突然发生，表现为不规则性、阵发性反复哭闹，疼痛剧烈者手足伸蹬、翻滚、出汗、面色苍白、拒压腹部，但腹肌张力不高。每次持续数分钟至数十分钟。疼痛停止后，婴儿一般情况好，无明显病容，全腹肌张力正常，无固定压痛和包块，亦无发热、呕吐、腹泻等表现。

3. 肠道寄生虫

蛔虫、鞭虫、钩虫、蛲虫感染导致腹痛和神经系统兴奋性改变、消化功能和营养紊乱等亦是婴儿啼哭的常见原因。钩虫感染常致明显缺铁性贫血，甚至大量便血。蛲虫感染常有夜间肛周瘙痒。大便查见虫卵或发现成虫则可确诊。生理盐水棉签洗肛门离心沉淀或用透明胶纸黏附肛门皱襞后直接置玻片上镜检蛲虫卵，阳性率较高。

4. 口腔疾病

由病毒、细菌、真菌所致的疱疹性口腔炎、溃疡性口腔炎、鹅口疮等均可因疼痛引起婴儿哭闹，吸乳时疼痛加剧，甚至因此而拒食。检查可见口腔溃疡、流涎多，黏膜表面有不易擦掉的白膜者多为鹅口疮。小儿萌牙时也常有流涎多，牙萌出通过骨膜时也可引起疼痛，应特别注意。

5. 中耳炎

小儿耳咽管相对短而粗，呈水平位，且患上呼吸道感染的机会较多，故易患中耳炎。有的小儿中耳炎的其他表现不明显，仅因疼痛引起反复哭闹，尤以夜间为甚，若不注意常鼓膜穿孔，脓液流出后方得确诊。对反复哭闹小儿，应注意检查耳鼓膜，若为中耳炎，应及时治疗，以免影响听力。

6. 低钙血症

低钙小儿的神经肌肉兴奋性增高。疾病早期可无手足搐搦典型表现，出现兴奋、烦躁、易激动、哭闹、惊吓、惊跳、睡眠不安。细致观察可能发现面部或四肢局部肌肉小颤动，若不及时用钙剂治疗，可发展为典型手足搐搦症，甚至抽搐窒息。注意询问喂养史，户外活动情况，有无长期腹泻史和佝偻病体征，必要时查血清钙及维生素 D 水平，钙剂治疗效果显著方可确诊。

7. 其他

特别多见的尿布疹和湿疹也是婴儿哭闹的常见原因，应注意护理和治疗。贫血或甲亢母亲所生的新生儿可有烦躁、哭闹的表现。

三、哭闹的处理原则

（一）寻找外来刺激

在婴儿突然剧哭时应仔细寻找有无产生疼痛的外来刺激，如热水袋太烫、衣带太紧、衣裤或被子里有刺痛小儿的异物。

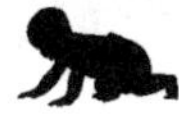

（二）做详细的全身检查

如注意上臂有无桡骨小头半脱位，外生殖器和腹股沟处有无局部炎症和嵌顿性斜疝，注意有无皮肤擦烂、皮疹、感染，有无身体深部脓肿，有无肛裂等，排除病理性哭闹后才能建立生理性哭闹的诊断。

（三）对症处理

针对哭闹原因进行治疗、处理，提出喂养和护理上的建议。

案例：男孩，4 个月，因夜间哭闹 3 个月就诊儿童保健科，儿童保健科医生体检未发现异常，男孩每天补充维生素 D 400U，追问病史，母亲害怕小儿夜间哭闹影响睡眠，从满月开始，半夜一哭闹，就抱起来边拍边走，并加以摇哄，结果一到晚上就好哭，白天呼呼大睡，形成了日睡夜醒的反常现象。问题：应如何指导此患儿家长进行夜间哭闹方面的院外处理？

分析：

1. 告诉家长日醒夜睡规律并非天生就有，婴儿出生后不论昼夜大部分时间都在睡眠中，以后随着夜间喂奶和护理时间的减少，夜睡时间逐渐延长。但在日醒夜睡的规律尚未完全形成以前，夜间有可能由于上述原因而引起哭闹。

2. 帮助婴儿调整睡眠时间，养成按时作息的习惯，以获得充分的休息。不可半夜一哭闹，就抱起来边拍边走，并加以摇哄，这样容易造成不边拍边走就不睡、不加摇哄就要哭的不良习惯。

3. 夜惊有时也是婴儿神经系统异常的一种表现，如果婴儿夜间哭闹，夜惊比较频繁，要考虑一下心理因素，如白天是否发生惊吓、过度紧张等，也可以请医生进行检查，服用一些药物来缓解症状。发生夜惊后可以将婴儿抱在怀里，轻轻地抚慰，可用温毛巾擦脸，让婴儿尽快清醒过来使之得到必要的安慰。

4. 告诉家长婴儿哭闹首先考虑是否由于奶量不足、尿布潮湿、衣被过热或过冷、体位不适、排便等生理或外界刺激所引起，或是因为要抱、要哄等要求未能满足，这些因素予以纠正后，如果哭闹仍不止，则需要详细检查有无病理现象，以免耽误病情。

第三节　多　汗

汗液分泌过多称为多汗。出汗本是一种生理现象，机体通过出汗蒸发，散发热量，以维持体温正常。小儿代谢旺盛，活泼好动，出汗常较成人多。新生儿（尤其是未成熟儿）汗腺发育尚未完善，故生后数周或数月内出汗较少。身体某些部位如手掌、足底、腋下、会阴等处局部多汗常为生理性，高温、衣被过多、进食、活动等情况下的多汗，也常为生理性；而安静、睡眠等情况下的多汗为病理性。在正常生理情况下，出汗多少的个体差异较大，常与遗传因素有关。多汗是小儿的常见临床症状，但是若在环境温度、衣被保温适宜，小儿安静或是入眠时候，仍大量出汗，就可能为病理性多汗，需要结合其他伴随症状进行分析，必须细心鉴别生理性还是病理性多汗，若为病理性则应仔细查明原因。

一、多汗的原因

（一）生理性原因

如炎热、衣被过多、活动、刺激性食物、紧张、恐惧等。

（二）病理性原因

很多疾病可致多汗，常见的有以下 6 类：

1. 营养缺乏和代谢性疾病：如活动性佝偻病、营养不良Ⅱ—Ⅲ度、坏血病、低血糖、糖尿病、尿毒症。

2. 感染性疾病：如败血症、感染性休克、脊髓灰质炎前驱期、肺炎、结核病、感染性多发性神经根炎、布氏杆菌病、伤寒、疟疾、黑热病、血吸虫病等。

3. 结缔组织病：如风湿热活动期、类风湿病、系统性红斑狼疮等。

4. 神经精神和内分泌疾病：如疼痛、脑损伤、脊髓损伤、家族性自主神经功能紊乱、甲状腺功能亢进、肾上腺皮质功能亢进等。

5. 药物和中毒：如毛果芸香碱类、解热镇痛药、抗组胺类、麻黄素等药物，铅、砷、无机磷、有机磷中毒等均可引起多汗。

6. 其他：如血管舒缩障碍所致晕厥、心力衰竭、嗜铬细胞瘤、神经细胞瘤、间脑综合征等。

二、多汗的鉴别

多汗是小儿的常见症状，必须查明原因，及时给予正确治疗，区别属生理情况还是疾病所致，以免延误诊断。

（一）查明多汗的原因

一般表现生理性多汗常有明确原因可查，去除其原因，多汗则消失，且小儿一般情况良好，无其他疾病表现。

（二）多汗出现的时间

如活动性佝偻病多为晚上入睡后多汗，深睡后汗逐渐减少；通宵多汗（盗汗）多见于结

 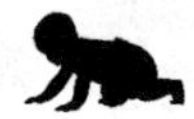

核病或其他慢性消耗性疾病；空腹时多汗应注意低血糖；进食时多汗多为生理性或体质性。

（三）多汗的伴随症状

多汗伴枕秃和颅骨软化、方额、肋骨串珠等骨骼改变者多为佝偻病；多汗伴低热、食欲减退、消瘦等表现者，应怀疑结核病或其他消耗性疾病；多汗伴骨关节游走性肿痛和心率增快等症状者，应注意风湿热。

（四）年龄与多汗

如婴幼儿多汗应注意活动性佝偻病；年长儿多汗应特别注意结核病、风湿病和寄生虫感染。

（五）多汗的部位

感染性疾病、风湿热、低血糖症、甲状腺功能亢进等所致多汗为全身性；单侧多汗应注意对侧脑肿瘤、脑出血、脑炎等颅内病变；下半身多汗或一个肢体多汗常为横断性脊髓灰质炎等；手、足掌面多汗可能为体质性；头部多汗多见于佝偻病或正常小儿。有的人全身出汗较一般人多，有的冬天进食时头面部明显汗多，特别是鼻尖可见“汗珠”，有的手足汗明显多，紧张或书写时可见手掌滴下“汗珠”，但无任何其他症状，经检查能排除有关疾病者，则为体质性，可能有家族倾向。

（六）化验检查

询问病史和体检后分析病因仍不明确者应做引起小儿多汗的常见疾病有关化验检查，如结核菌素试验，查血钙、磷、碱性磷酸酶、血沉，摄 X 线片等。经病史、体征和有关化验检查，病因仍不明者，应由临床医生继续随访观察。

（七）多汗的常见疾病

1. 佝偻病

佝偻病是 3 岁以下小儿常见的一种营养性疾病，主要由于维生素 D 不足导致钙磷代谢障碍，引起多汗和神经、骨骼等系统病变。初期症状可于 3 个月左右出现，如易怒、烦躁、睡不安宁、夜间惊啼等。由于多汗，常摇头擦枕，出现枕秃。此期骨骼改变很轻，骨碱性磷酸酶增高，血清 1，25-（OH）$_2$-D$_3$ 降低。若未及时发现或治疗不当，可发展为极期。极期除上述症状外，主要是骨骼改变和运动功能发育迟缓，出现颅骨软化、方颅、肋骨串珠、肋膈沟、鸡胸、手脚镯、“O”形或“X”形腿、脊柱骨盆畸形、出牙迟或前囟闭合迟等。由于肌肉韧带松弛，坐、立、走等动作发育均可延迟；由于免疫力降低，易患支气管炎、肺炎等感染性疾病。血清钙、磷均低，碱性磷酸酶更高。血清中甲状旁腺素可增高，致使尿中磷酸盐和氨基酸排泄增加。X 线见骨干骺端增宽，钙化预备带消失，呈毛刷样、杯口样，骨质普遍稀疏，可有骨干弯曲或骨折。

2. 肺结核

患者一般有结核接触史，常表现为通宵多汗、咳嗽、乏力、食欲减退、消瘦等，结核菌素实验阳性，X 线示肺部有结核病灶，必要时行纤维支气管镜检查。

3. 神经系统疾病

导致多汗的神经系统病变部位不同，多汗的部位也不同，查明多汗的部位有时有定位意义。大脑半球或一侧大脑皮质下有病变时，为病灶对侧偏身型多汗，如脑血管病变后遗症；脑桥或延髓等脑干有病变时，病灶对侧则出现瘫痪或感觉障碍和多汗，如脊髓灰质炎、脊髓肿瘤或外伤等；面部多汗可能为颈交感神经受刺激，同时伴有瞳孔扩大、眼球突出等体征；颊部局限多汗提示颞神经受损，颊下多汗提示鼓索交通支神经受损。

三、多汗的处理原则

（一）除去病因，治疗原发病是最根本的治疗措施。

（二）加强护理，勤洗澡、勤换衣被、保持皮肤皱褶部位干燥，避免感染。

（三）若系非病理性多汗，应作好宣传解释工作，多汗需要根据伴随症状、体征及必要的实验室检查进行鉴别，不宜仅根据多汗来诊断疾病。

案例：女孩，1 岁，因多汗 6 个月就诊儿童保健科，多为晚上入睡后多汗，伴有多汗，易激惹，体检发现肋骨串珠、肋膈沟、轻度鸡胸，平素体质差，易感冒，曾有 2 次肺炎史，母亲孕期有小腿抽搐史，出生后母乳喂养，添加部分辅食，3 个月龄后未补充维生素 D，检查血清 1，25-$(OH)_2$-D_3 水平为缺乏，医生诊断活动期佝偻病。问题：应如何指导此患儿家长进行佝偻病方面的院外处理?

分析：

1. 向父母宣传科学育儿和佝偻病防治的卫生知识，纠正不良的育儿方法，指导家长参与科学保健。

2. 指导家长携带婴儿尽早地参与户外活动。

3. 在医生的指导下补充维生素 D，并定期复查。

4. 定期进行预防接种，积极预防上呼吸道感染、肺炎、腹泻、贫血等急慢性疾病。

5. 合理喂养、平衡膳食，改变偏食等不良的饮食习惯。

6. 加强护理，勤洗澡、勤换衣被，保持皮肤皱褶部位干燥，避免感染。

 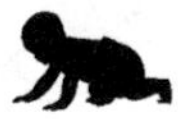

第四节　食欲不良和偏食

正常婴幼儿的食欲与其营养的需要是基本平衡的，小儿“吃饱”或摄食与其年龄相当的饮食，一般情况下可以很好地消化与吸收，也能满足热量和营养素的需要。由于遗传、环境、体型、活动量等方面的因素，正常婴幼儿对营养的需要量个体差异很大，其食欲和喜爱吃的食物种类也各有差异。若愿吃的食物种类与正常同龄小儿显著不同，从而导致热量或某些营养素不足称为偏食。

一、食欲不良和偏食的原因

（一）疾病

很多全身性和消化道疾病可使消化液分泌减少、酶活性下降和胃肠平滑肌舒缩功能紊乱致使消化功能降低，全身代谢障碍，食欲减退，食量减少乃至拒食。

1. 全身性疾病：如结核病或各种其他急慢性感染、内分泌疾病等。
2. 消化系统疾病：如肝炎、胃肠炎、胃溃疡、十二指肠溃疡等。
3. 寄生虫病：如蛔虫、钩虫、蛲虫、血吸虫等。
4. 其他疾病：如铁营养缺乏症、佝偻病、其他代谢和营养缺乏症。
5. 新生儿拒食：常提示有严重疾病，应特别注意败血症、脑膜炎、核黄疸等。

（二）不良习惯

食欲与神经精神状态关系密切，不良环境或独生子女教养不当可使小儿养成厌食的不良习惯。父母强迫小儿进食，由于过分担忧小儿营养不够充分，有的父母采用哄骗、打骂等方法强迫小儿进食，引起小儿反抗和厌恶饮食，导致食欲低下。吃饭不定时，吃零食多，扰乱了消化吸收的固有规律，或摄入的食物含蛋白质和糖太高，可使食欲减退。环境影响，如父母在小儿面前有意或无意评论自己喜厌的食物品种，可使小儿养成偏食习惯。

（三）药物

很多药物可使食欲减退，如磺胺类、红霉素、氨茶碱、硫酸亚铁等。

（四）其他

如劳累、恐惧、心情不愉快、紧张等精神因素和气候过热等也可使食欲减退。小儿的食欲有时可周期性轻度增减，多系生理现象。

二、食欲不良和偏食的鉴别

应认真找出食欲不良的原因，诊断时应注意以下几个方面因素。

（一）年龄

1 岁以下的婴儿，特别是新生儿有明显食欲低下者，多为疾病所致，特别应注意败血症、结核病、佝偻病和各种营养缺乏症等。幼儿和年长儿要特别注意各种不良饮食习惯和情绪等神经精神因素的影响。

（二）家庭环境

家庭条件较好的子女，因家长过分溺爱或过分担忧小儿健康和营养，采取诱骗、打骂、多给零食等方法，企图让小儿多吃，结果常适得其反；一些父母对子女不够关心，影响小儿情绪和食欲。

（三）食欲减退的程度

轻度食欲不良可能是正常个体差异或零食过多等不良习惯所致，严重食欲减退或拒食常提示潜在疾病的存在。

（四）有无伴随症状

虽有轻度食欲不良，但小儿活泼、愉快、精神饱满无症状者，多为正常。伴有疲倦、精神萎靡、低热者，多系结核病或其他感染；伴有腹疼和便血者应注意胃、十二指肠溃疡，寄生虫等；伴反应迟钝、皮肤粗糙、少汗和发育不良者，应注意甲状腺功能低下；伴多汗、肋骨串珠、方颅、颅骨软化等骨骼改变系佝偻病。

（五）婴幼儿食欲不良和偏食的常见疾病

如上所述，很多情况和疾病均可使食欲减退，其中以饮食习惯不良、缺铁性贫血、佝偻病、寄生虫病、结核病和传染性肝炎较多见。

1. 习惯不良

除家庭环境和病史中有明确饮食习惯不良外，必须排除有关疾病因素，方能诊断，并注意纠正不良习惯，要循序渐进，正确诱导和鼓励。

2. 慢性胃炎

也是引起幼儿食欲不良的原因之一，常见症状为反复发作的无规律性的腹痛，疼痛经常出现于进食过程中或是餐后，疼痛多数位于上腹部、脐周，部分部位不固定，常伴有食欲不良、恶心、呕吐、腹胀，继而影响营养状况及生长发育。应该培养良好的进食习惯，饮食定时定量，避免过度疲劳或是精神紧张，消除有害因素，如避免食用对胃黏膜有损害的食物和药物，同时配合保护胃黏膜的药物治疗。

3. 缺铁性贫血

缺铁性贫血是小儿的多发病，缺铁不仅导致贫血、代谢障碍、细胞免疫功能降低和行为异常等，还可引起胃酸减少，胃、十二指肠炎，肠黏膜萎缩和吸收功能障碍等胃肠消化功能异常，影响小儿食欲，甚至生长发育。应提倡铁强化食品，进行群体预防。经血红蛋白、网

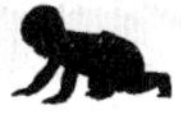

织红细胞、血清铁和血清铁蛋白等检查证实诊断者，应及时服用铁剂治疗。

4. 锌缺乏症

锌为人体必需的微量元素之一，缺锌可能引起消化功能减退、生长发育落后、免疫功能降低、智能发育延迟，还会引起脱发、皮肤粗糙、皮炎、地图舌、反复口腔溃疡、伤口愈合延迟等，针对病因治疗原发病，鼓励多进食含锌的动物性食物如肝、鱼、瘦肉、禽蛋、牡蛎等，并配合补充锌剂。

5. 甲状腺功能减低症

它是由于各种不同的疾病累及下丘脑—垂体—甲状腺轴功能，以致甲状腺素缺乏；或是由于甲状腺素受体缺陷所造成的临床综合征。多数先天性甲状腺功能减低的患儿在出生半年后出现典型症状，表现为特殊面容和体态，智能发育落后，生理功能低下，如精神差，安静少动，对周围事物反应少，嗜睡，食欲不良，声音嘶哑，体温低而怕冷，腹胀、便秘等，一旦诊断成立，应终身服用甲状腺制剂。

6. 钩虫病

对钩虫流行区小儿有贫血、异食癖和精神食欲差者，应检查大便常规找钩虫卵，确诊后及时驱虫，并补充铁剂。

三、食欲不良和偏食的处理原则

（一）病因治疗

有明显食欲减退者，必须查明病因，给予及时纠正或治疗，以免影响小儿的健康和发育。

（二）对症治疗

食欲不良和偏食者可给助消化药物和维生素，如胃蛋白酶、胰酶、多种维生素和酵母片等。

（三）开胃健脾中成药

如醒脾养儿冲剂、厌食宁、保和丸等。

案例：女孩，9个月，因面色苍黄3个月，伴食欲不良就诊儿童保健科，出生后母乳喂养，6个月开始添加自制的米糊，少量蛋黄，曾发生上呼吸道感染2次，儿童保健科医生根据血常规及铁代谢检查诊断缺铁性贫血，问题：应如何指导此患儿家长进行缺铁性贫血方面的院外处理?

分析：

1. 根据患儿的消化能力，适当增加含铁质丰富的食物，如强化铁的营养米粉和肉类、肝脏等富含铁的动物性食品。同时摄入富含维生素C的新鲜蔬菜和水果。

2. 在医生指导下口服铁剂治疗，并定期复查血红蛋白。
3. 加强护理，保证充足的睡眠，避免感染，如伴有感染者，应积极控制感染。

第五节 咳 嗽

咳嗽是儿童呼吸道疾病常见的症状之一，也是非呼吸道或是全身性疾病的常见症状。小儿喉、气管、支气管对刺激特别敏感，各种刺激如分泌物、渗出物、异物或是刺激性均易引起咳嗽。小儿喉、气管、支气管管腔相对狭窄，且缺乏咳嗽反射，咳嗽的力量较弱，咳嗽常常伴有呕吐。小儿咳嗽不能有效清除呼吸道分泌物及吸入物，故常因吸入鼻腔分泌物或呕吐物引起窒息。新生儿及营养不良或是体弱的小婴儿，咳嗽能力更差，故罹患呼吸道疾病时可无明显的咳嗽。

一、咳嗽的定义与表现

咳嗽是为了排除呼吸道分泌物或异物而发生的一种身体防御反射动作。一般咳嗽多先有短促的深吸气；继而声门迅速关闭，同时呼气，肋间肌、膈肌剧烈收缩，使胸内压力升高，最后声门突然开启，肺内被压空气和分泌液随之咳出。咳嗽的发生机制：咳嗽是由于物理性（寒气、水分等）、化学性（烟雾、刺激性气体等）和机械性（各种粉尘等）等刺激引起的，该刺激进入呼吸道咳嗽感受器，经传入神经（主要为迷走神经）传至延脑第四脑室下部咳嗽中枢后，通过传出神经（喉下神经、膈神经、脊神经）将冲动传到呼吸肌、肋间肌、膈肌、声带而产生咳嗽，表现为深吸气后，声门关闭，继而突然剧烈的呼气，冲出狭窄的声门裂隙产生咳嗽动作和发出声音。

二、咳嗽的原因

（一）呼吸道感染

小儿呼吸道血管丰富，气管、支气管的内径狭窄，黏膜柔嫩，容易发生感染，故为小儿咳嗽最多见的原因。如细菌性或（和）病毒性上呼吸道感染（包括急慢性咽炎、咽壁脓肿、喉炎）、支气管炎、毛细支气管炎、各种肺炎、支气管扩张、肺脓肿、肺结核、肺寄生虫病、麻疹、百日咳等。此外，还有真菌性感染，包括白假丝酵母、新型隐球菌及其他真菌引起的肺部疾病。

 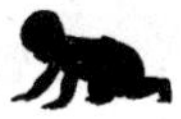

（二）变态反应性疾病

包括支气管哮喘（包括咳嗽变异性哮喘）、嗜酸粒细胞性肺部浸润等。

（三）异物及其他刺激

喉、气管、支气管异物可引起激烈的咳嗽发作，如奶类、鱼肝油、花生、石蜡油等吸入肺内引起吸入性肺炎，以及吸入浓烟、尘埃、刺激性气体，亦可引起咳嗽。

（四）压迫呼吸道疾病

如腺样体肥大、甲状腺肿、胸腺肥大、肺门及其他淋巴结肿大、纵膈炎、纵隔肿瘤和囊肿、全心扩大、心包积液等。

（五）胸膜疾病

包括胸膜炎、脓胸、脓气胸。

（六）循环系统疾病

包括充血性心力衰竭、肺水肿、肺栓塞及二尖瓣狭窄引起心房肥大等。

（七）神经精神因素

包括习惯性咳嗽、神经性咳嗽，如耳中异物、耳垢或炎症等刺激，通过迷走神经耳支反射可引起咳嗽。

（八）先天性畸形

包括气管软化症、支气管狭窄、支气管囊肿、先天性食管闭塞、先天性肺段隔离症。

（九）其他

如肺含铁血黄素沉着症、肺泡微结石症、肺泡蛋白质蓄积症、胰腺囊性纤维变性、白血病或网状内皮细胞的肺部浸润，以及自身免疫性疾病，包括出血性肺肾综合征、红斑狼疮及类风湿性关节炎等。

三、咳嗽的鉴别

首先，详细询问咳嗽性质，最好能亲自听到患儿的咳嗽声。然后，进行详细的体格检查，特别要注意检查鼻、咽、喉部及胸部。若伴有呼吸困难，应辨明其为吸气性或呼气性。肺部听诊要注意呼吸音强弱及有无异常呼吸音。此外，还应做周围血象检查、痰液或胃液检查、大便检查、鼻咽拭子或分泌物培养或病毒分离、血清学检查、过敏性疾病指标检查、结核菌素试验、X 线胸部摄片、支气管镜检查，以及胸部 B 型超声检查等。

（一）咳嗽的性质

咳嗽无痰或痰量甚微，称为“干性咳嗽”，常见于上呼吸道感染、支气管炎、肺炎、肺结核初期、胸膜炎、膈下脓肿等；咳嗽伴有痰液时称为“湿性咳嗽”，常见于支气管哮喘、肺炎、支气管扩张、肺脓肿、百日咳、慢性支气管炎等。急性突然发生的咳嗽，多由于急性上呼吸道感染，气管、支气管异物，肺炎，肺水肿等；慢性咳嗽多见于慢性支气管炎，咳嗽变异性哮喘，肺结核等。发作性咳嗽时面红耳赤，偶可伴有呕吐，常见于百日咳、支气管淋巴结结核、气管异物或肿瘤压迫气管等；周期性咳嗽可见于慢性支气管炎、支气管扩张等疾病。有咳嗽动作而无声音，偶见于癔症或声带麻痹的患儿。

（二）咳嗽的时间

晨起多咳，往往多见于支气管扩张、咳嗽变异性哮喘、慢性支气管炎。夜间多咳，常见于百日咳、急性痉挛性喉炎、咳嗽变异性哮喘等。

（三）咳嗽的声音

咳嗽声音嘶哑者可见于急性喉炎、喉白喉等；咳嗽伴有喘鸣声者，常见于支气管哮喘；咳嗽声音微弱或无声者，可见于声带麻痹或极度衰弱的患儿；二重性咳嗽可见于支气管淋巴结结核、气管异物；咳嗽伴有金属声调可见于纵隔肿瘤或气管受压疾病。

（四）婴幼儿咳嗽的常见疾病

1. 急性上呼吸道感染

多为病毒性感染所致，少数常合并细菌感染，大量鼻部分泌物可引起咽部刺激性咳嗽，咳嗽以夜间为重，本病以鼻咽部症状为主，有流涕、打喷嚏、咽痛、咳嗽等症状。体征有咽部充血、咽部滤泡增生、扁桃体肿大，婴儿常因鼻堵塞而出现张口呼吸，重症上呼吸感染，还伴有发热、头痛、乏力、呕吐、腹泻等。许多疾病，特别是传染病早期，常伴有上呼吸道感染的表现，需要注意鉴别。

2. 急性喉炎

常突然起病，伴有声音嘶哑，犬吠样咳嗽，吸气性呼吸困难，并有上呼吸道感染炎症的症状，病原为各种病毒和细菌，或为混合感染，婴幼儿症状较重，常有发热、呕吐等，严重时候可出现发绀、烦躁不安、面色苍白、心率加快，一般白天症状轻，夜间入睡后加重，喉梗阻若不及时抢救，可致窒息死亡。

3. 急性支气管肺炎

婴幼儿肺炎多为支气管肺炎，常由病毒或是细菌引起。起病急，有发热、咳嗽、气促、发绀等表现，本病主要体征为呼吸加快、鼻扇，重者可有三凹征。新生儿患肺炎咳嗽常不明显，主要表现为呼吸困难。

4. 急性毛细支气管炎

多见于婴幼儿，主要为呼吸道合胞病毒感染引起，多见于1—6个月的小婴儿，以咳嗽、喘憋、三凹征和呼气性呼吸困难为主要表现，严重发作者，可见面色苍白、烦躁不安、口周和口唇发绀。全身中毒症状较轻，可无热、低热、中度发热，少见高热。

5. 异物吸入

婴幼儿有异物吸入史，突然出现呛咳，可有肺不张和肺气肿，但有的病程迁延，有继发感染，则类似肺炎或是合并肺炎，须注意鉴别。

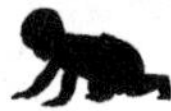

四、咳嗽的处理原则

（一）病因治疗

咳嗽为多种疾病的常见症状，首先应治疗原发疾病，如各种感染性疾病应针对病原给予有效抗生素、抗病毒、抗真菌、驱虫治疗，变异性咳嗽应给予抗哮喘治疗，肿瘤性疾病患者应给予化学治疗或放射治疗。

（二）对症治疗

1. 镇咳、祛痰剂

轻微咳嗽不需要镇咳治疗，特别在有痰时单独使用镇咳剂不利于呼吸道分泌物的排出，有害而无益。持续性干咳影响患儿睡眠，必要时可给予镇咳剂，但次数不宜多。有痰时可使用祛痰剂，如复方甘草合剂、氨溴索等。

2. 雾化吸入疗法

可采用雾化治疗的儿科疾病主要包含哮喘急性发作期和非急性发作期、咳嗽变异性哮喘、感染后咳嗽、婴幼儿喘息急性期和缓解期、肺炎支原体感染急性期和感染后恢复期、急性喉气管支气管炎、支气管肺发育不良等。

3. 心包、胸腔穿刺

心包积液和胸腔积液时穿刺引流可改善压迫症状。

（三）外科手术疗法

行支气管镜术将异物取出，先天性畸形手术矫正畸形，手术摘除肿瘤、囊肿。

案例：男孩，3 岁，因间断发作咳嗽伴气喘 6 个月就诊于儿科，既往曾有 5 次喘息发作史，喘息呈发作性，咳嗽喘息夜间较明显，查体双肺呼吸粗，可闻及呼气性哮鸣音，1 年前因过敏性鼻炎给予间断治疗，自幼患湿疹，间断皮肤瘙痒、皮疹至今。其父有支气管哮喘病史，医生考虑婴幼儿哮喘诊断。问题：应如何指导此患儿家长进行婴幼儿哮喘方面的院外处理？

分析：

1. 室内应保持合适的温度，以 18℃—20℃为好。
2. 忌养小动物，以避免空气污浊，发生感染、过敏等。
3. 避免室内吸烟和喷杀虫剂。
4. 尽量避免食用海鲜等容易过敏的食物。
5. 应限制患儿的运动量，避免过度劳累诱发哮喘。
6. 在医生指导下进行规范的抗哮喘治疗，并定期复查。对经常反复发作哮喘的患儿，应有必备药物；重度发作的哮喘，立即送医院治疗。

第六节 呼吸困难

呼吸困难不仅是患儿主观感觉呼吸费力的症状，也是一种客观体征。对于婴幼儿，呼吸窘迫一词比呼吸困难更为合适。应该特别观察呼吸困难发作患儿的体征，包括呼吸频率、深度、节律的改变，以及端坐呼吸、鼻翼扇动、胸凹陷、喘鸣、呻吟、发绀等。

一、呼吸困难的定义与表现

呼吸困难是婴幼儿常见的一个症状。呼吸困难是指各种原因引起的患者主观上感觉空气不足，呼吸费力，客观上患者有力呼吸，呼吸肌和辅助呼吸肌均参与呼吸运动，通气增加，呼吸频率、深度与节律都发生改变的症状。呼吸困难在小儿时期较成人期更为多见。吸气性呼吸困难表现为鼻翼扇动、三凹征，提示上呼吸道梗阻；呼气性呼吸困难表现为呼气延长、呼气期可闻及哮鸣音，提示下呼吸道梗阻。严重者可伴有张口、抬头、点头、烦躁不安、气促（正常新生儿呼吸频率为40—45次/分钟、婴幼儿30—35次/分钟、儿童20次/分钟）或是呼吸过缓、端坐呼吸，伴有明显发绀，甚至惊厥或昏迷。若有呼吸节律改变，如呼吸节律不齐（快慢深浅不一），包括潮式呼吸、叹息样呼吸、双吸气、下颌呼吸等，应注意中枢病变。

二、呼吸困难的原因

（一）呼吸系统疾病

1. 上呼吸道梗阻

可能由于先天性喉喘鸣、鼻后孔闭锁、舌后坠、小颌畸形、鼻炎、下鼻甲肥大、增殖体肥大、咽后壁脓肿、急性喉炎喉痉挛、白喉等疾病所造成。

2. 下呼吸道梗阻

（1）气管支气管病变：气管支气管炎、气管食管瘘、气管支气管异物、毛细支气管炎、支气管哮喘、支气管扩张等。

（2）肺部病变：新生儿肺透明膜病、新生儿肺出血、各种肺炎、肺大泡、肺囊肿、肺不张、肺气肿、肺水肿、肺脓肿、特发性肺含铁血黄素沉着症、肺间质纤维化等。

（3）胸腔压迫：胸腔积液、脓胸、脓气胸、张力性气胸、结核性胸膜炎、膈疝、膈肌麻痹等。

（4）纵隔挤压：胸腺肥大、纵隔肿瘤、纵隔囊肿、霍奇金病等。

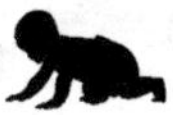

（5）呼吸肌麻痹：脊髓灰质炎、感染性多发性神经根炎等。

（二）循环系统疾病

包括先天性心脏病、心内膜弹力纤维增生症、二尖瓣狭窄、充血性心力衰竭、急性心包炎、阵发性心动过速、病毒性心肌炎等。

（三）血液系统疾病

各种严重贫血等。

（四）中毒及代谢异常

可见于一氧化碳中毒、氰化物中毒、酸碱平衡失调，以及各种酸中毒包括糖尿病、尿毒症等。

（五）神经、精神疾病

脊髓灰质炎、感染性多发性神经根炎、重症肌无力，以及颅内感染所致脑水肿和癔症等。

（六）其他

膈肌升高、腹腔大量积液、腹膜炎、严重肠充气等。

三、呼吸困难的鉴别

（一）肺源性呼吸困难

肺源性呼吸困难是因呼吸系统疾病引起肺通气、换气功能不良，肺活量降低，血中缺氧和二氧化碳浓度增高所致。其临床表现可分为 3 种类型。

1. 吸气性呼吸困难

吸气性呼吸困难由上呼吸道炎症、水肿、肿瘤或异物等引起狭窄或梗阻所致。如先天性喉喘鸣、喉炎、喉头水肿、喉痉挛、会厌炎、上呼吸道异物等。另外，呼吸尚薄弱的婴幼儿，仅有鼻闭塞亦能引起吸气性呼吸困难。吸气性呼吸困难的临床特点为吸气时呈现三凹征，吸气延长，呼吸次数反而减少，吸气时伴有高调喉喘鸣。

2. 呼气性呼吸困难

呼气性呼吸困难由下呼吸道炎症、水肿、痉挛或异物等引起狭窄或梗阻所致。其特点为呼气费力、延长而慢，常伴有呼气性喘鸣音。此种呼吸困难可分为以下几种：

（1）生理性：小儿活动量过度，精神强烈刺激或登高山等，因相对缺氧或兴奋而发生轻度气短。

（2）病理性：急性支气管炎、毛细支气管炎、急性肺炎、支气管哮喘、支气管异物、肺气肿、肺水肿、胸腔积液、气胸等。此种呼吸困难较严重，在小婴儿往往可出现点头样呼吸。

3. 混合性呼吸困难

由于广泛性肺部病变，使肺泡换气面积减少而产生。其特点为呼气和吸气均有困难，呼吸频率增快且表浅。多见于肺炎、大块肺不张、大量胸腔积液、自发性气胸等。

（二）心源性呼吸困难

心源性呼吸困难是由循环系统疾病所引起，主要见于心力衰竭，是混合性呼吸困难。由左心衰竭所致者较右心衰竭者重。

1. 心力衰竭

左心衰竭时表现为阵发性呼吸困难，多在夜间睡眠中发作，故称为“夜间阵发性呼吸困难”。夜间发作的原因，可能是睡眠时迷走神经兴奋性增高，冠状动脉收缩，心肌供血减少，以及平卧时肺活量减少，下半身静脉回流量增多，致使肺瘀血加重。发作时患儿常在睡眠中憋醒，被迫坐起。轻者数十分钟症状可消失；重者可有气喘、哮鸣音、发绀、咳粉红色泡沫痰、双肺湿啰音等。

右心衰竭亦可见呼吸困难，主要由体循环淤血引起，其机制为：①右心房与上腔静脉血压升高，刺激其压力感受器，反射性地兴奋呼吸中枢。②血氧含量减少与乳酸、丙酮酸等酸性代谢产物积聚，刺激呼吸中枢。③肝大或腹水、胸水等并发症使呼吸运动受限。

2. 先天性心脏病

不同类型的先天性心脏病，产生呼吸困难的机制不同：①右向左分流的先天性心脏病，是由于动脉血氧饱和度降低，刺激血管化学感受器引起呼吸困难。②左向右分流的先天性心脏病，是由于梗阻型肺动脉高压导致呼吸困难。③心血管畸形使心室工作量增加，常由于心室负荷过重而产生心力衰竭，引起呼吸困难。

3. 其他

急、慢性心包炎，大量心包积液或心包缩窄，均可引起呼吸困难，其机制是由于心脏压塞、心包缩窄、心室的收缩和舒张发生障碍，导致静脉回流受阻，静脉淤血，进而心室舒张期充盈不足，每搏量减少，不能满足身体活动的需要。此种呼吸困难在活动时更加明显，常表现为端坐呼吸。

（三）血源性呼吸困难

严重贫血时由于红细胞减少，携氧能力下降，血氧含量减少引起呼吸困难，活动量增大时更加明显。如长期严重贫血可因心肌缺血、缺氧，最终导致心功能不全，发生呼吸困难。这种呼吸困难常表现为呼吸浅而快。

（四）中毒及代谢异常性呼吸困难

一氧化碳中毒、氰化物中毒亦可使血红蛋白携氧功能下降，造成组织缺氧，出现呼吸困难。酸中毒时血液 pH 值下降，刺激颈动脉窦与主动脉体化学感受器，直接或反射性地兴奋呼吸中枢，使呼吸加深加快，其特点是深而大。

（五）神经精神性呼吸困难

由于颅脑疾病所致颅内压增高或病变，直接侵犯呼吸中枢引起呼吸困难。常表现为呼吸节律失常和频率的改变，如呼吸深浅快慢不均、长叹气、潮式呼吸、双吸气、下颌呼吸、呼吸暂停等。

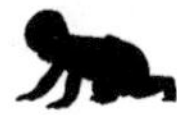

（六）癔症性呼吸困难

常有发作性过度换气或屏气，无缺氧表现。常因换气过度而发生呼吸性碱中毒，出现手足搐搦症。癔症在小儿时期少见。

四、呼吸困难的处理原则

（一）病因治疗

呼吸困难的治疗应该针对不同的病因适当治疗。呼吸道先天畸形，应适时手术；细菌感染，应选择有效抗生素；突然发生呼吸困难的小儿，疑为气管支气管异物时，应行支气管镜检查取出异物。

（二）氧疗

呼吸困难多因缺氧所致，严重缺氧可导致机体重要脏器细胞的不可逆损害，故积极纠正缺氧很重要。给氧时必须保持呼吸道通畅，有自主呼吸者，应保持头后仰、颏上举或下颌角前推，必要时行气管插管。随时注意吸痰，温湿化气道以利分泌物排出。雾化吸入，目前多采用超声雾化器进行雾化，因雾粒小，易达呼吸道深部，效果较好。给氧方法可用鼻导管、口罩或面罩法。给氧浓度一般为 30%—40%，严重缺氧时，氧浓度可达 60%—100%，但氧浓度为 60% 时吸氧不能超过 24 小时，100% 时不能超过 6 小时，超过此限度易发生氧中毒。

（三）强心剂和血管活性药物的应用

因心力衰竭所致呼吸困难或呼吸系统疾病伴心力衰竭，均应即时用强心剂治疗，缺氧或酸中毒的情况下，易发生洋地黄中毒，故用量宜偏小。血管活性药物能解除小血管痉挛，改善微循环；减轻心脏前后负荷，改善心功能；减轻肺动脉高压、肺淤血、肺水肿；增加肾小球滤过率和肾血流量，保护肾脏；改善肠微循环，促进蠕动，从而减轻中毒性肠麻痹所致腹胀。

（四）气管插管、气管切开和机械通气

气管插管指征：呼吸由快而慢或突然停止者；连续给氧 $PaO_2 < 40$ mmHg、$PaCO_2 > 60$ mmHg；呼吸不规则，无效呼吸以及神志不清、吞咽麻痹、痰液不易排出、病情危重不宜做气管切开者。

气管切开指征：经插管 48 小时病情无好转者；Ⅱ度以上急性喉梗阻；痰过于黏稠以及缺氧和二氧化碳潴留无法纠正者。

人工辅助呼吸：经气管插管、气管切开术后病情仍无好转，可用人工呼吸机辅助呼吸。

（五）其他措施

1. 呼吸兴奋剂：其应用适当可以增加通气量，有利于排出二氧化碳，严重气道梗阻或分泌物滞留者、神经肌肉疾病患者、用兴奋剂已超过 12 小时无好转者以及用机械通气时均不要用兴奋剂。此外，用呼吸兴奋剂后，代谢增强，耗氧增加，应加用能量合剂等。

2. 糖皮质激素。
3. 纠正水、电解质失衡。
4. 适当选择镇咳、化痰类制剂。
5. 支持疗法。
6. 注意并发症的治疗。

案例：男孩，1 岁，因发热、咳嗽伴气促 3 天就诊于儿科，患儿咳嗽为阵发性咳嗽，有痰，不易吐出，体温最高 38.7℃，查体双肺呼吸粗，可闻及中等量痰鸣音，双下肺细小水泡音，X 线胸片考虑支气管肺炎，医生诊断急性支气管肺炎。问题：婴儿患急性支气管肺炎，除了积极配合医生的治疗外，应如何指导此患儿家长进行院外处理?

分析：

1. 居室要保持安静，以利于婴儿充分休息。良好的休息可以减少患儿体内能量的消耗，保护心肺功能和减少并发症的发生。

2. 让婴儿睡高一点的枕头或保持半躺半坐姿势，经常翻身拍背或交换体位有利于减轻患儿肺部淤血。恢复期可适当参加户外活动，以促进肺部炎症的消失。

3. 营养与喂养。患儿因病程中发热等消耗增加，消化功能受到影响，所以应多吃易消化而富有营养的食品，保证足够的营养供给。如果出现呼吸困难，边吃边喘，可少量多餐，不要让食物呛入气管。咳嗽时应暂停喂食，以免引起窒息，同时应多喝水，有助于痰液稀释。

4. 护理期间要密切观察病情的变化，患儿出现气急、口唇发绀等异常表现应及时送医院进一步治疗。

第七节 腹　痛

腹痛为小儿一种常见的临床症状。引起腹痛的病因多种多样，同一疾病可以表现不同的腹痛，不同的疾病也可表现类似的腹痛。

一、腹痛的表现

婴儿尖声嚎哭可能是剧痛，可试着将其抱起，若嚎哭停止，一般可排除剧痛。较大儿

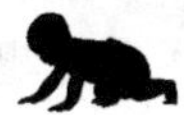

童，若腹痛不影响游戏、食欲、睡眠，不伴有面色改变，往往腹痛不严重；若双手捧腹或是两腿蜷曲则表示腹痛严重。引起腹痛的原因很多，且年龄越小，愈不能准确地表达腹痛性质和部位，新生儿尤其如此，往往给诊断带来一定的困难。

二、腹痛的原因

腹痛可由腹腔内脏器的器质性或功能性病变引起，也可由腹外器官的病变所致。

（一）腹内病变所致腹痛

1. 感染（炎症）

（1）腹膜：如原发性腹膜炎、结核性腹膜炎、继发于腹腔内脏器破裂或穿孔引起的化脓性或非化脓性腹膜炎。

（2）空腔脏器：如食管炎、胃炎、胆囊炎、肠炎、阑尾炎等。

（3）实质脏器：如肝炎、肝脓肿、胰腺炎等。

（4）盆腔脏器：如膀胱炎、直肠炎等。

（5）肠系膜：如肠系膜淋巴结炎、肠系膜淋巴结结核等。

2. 阻塞、狭窄等机械性因素或血管因素

（1）管腔脏器：如肠套叠、肠扭转、肠粘连、肠梗阻、胆道结石、输尿管结石、肠寄生虫病、消化道异物及胃结块、消化道肿瘤及溃疡等。

（2）实质脏器：如急性肝脾栓塞或破裂出血等。

（3）肠系膜：如肠系膜血管栓塞或大网膜扭转。

（4）盆腔脏器：如卵巢囊肿扭转、腹股沟嵌顿疝等。

3. 其他

功能性如胃肠痉挛（常见）、身心疾病引起的胃肠功能紊乱（少见）。

（二）腹外病变所致腹痛

1. 全身系统性疾病

如过敏性紫癜、血管神经性水肿、荨麻疹、腹型癫痫、白血病、糖尿病、尿毒症、风湿热、铅中毒、卟啉病等。

2. 腹外脏器炎症

如肺炎、胸膜炎、心包炎等。

三、腹痛的鉴别

（一）器质性与功能性腹痛的鉴别

1. 器质性腹痛

其腹痛具有持续性、局限性、固定性的特点。持续 6 小时以上腹痛，腹部局部性体征为压痛、肌紧张、肿物、肠型，以上各项必须具有固定的位置、固定的范围及固定的性质，多次检查不变，为典型的急腹症。

2. 功能性腹痛

腹痛具有间歇性、泛化性、非固定性的特点。腹痛间歇性发作，腹软、不胀，无固定的肌紧张、压痛或肠型。可以除外器质性病变。发作过后能正常行走，正常饮食，一般可以排除急腹症。

3. 器质性病变与功能性病变的交错

如阑尾内有粪石，可以引起阑尾痉挛，也可致功能性肠痉挛，但粪石也可引起阑尾坏疽穿孔；蛔虫可以引起肠痉挛，但蛔虫聚团也可以引起蛔虫性肠梗阻，阑尾蛔虫可致穿孔性腹膜炎；小婴儿肠痉挛可以发展为肠套叠。

（二）器质性腹痛三大类与功能性腹痛两大类的鉴别

1. 器质性腹痛三大类

器质性腹痛按腹部体征的性质分为三大类。

（1）局部病变

局部范围有压痛、肌紧张。如阑尾炎在右下腹有局限压痛。此外，如常见的胆道蛔虫、胆囊炎、出血性胃肠炎、梅克尔憩室炎、胰腺炎、肠系膜淋巴结炎、泌尿系结石、卵巢囊肿扭转也属于局部压痛类，表现为不同部位之压痛及其他炎症反应。

（2）肠梗阻

以腹部绞痛、腹胀、肠型为主要症状。

（3）腹膜炎

全腹有压痛、肌紧张、听诊肠鸣音消失。可分 4 种情况进行分析：

1）局灶性或蔓延性：如阑尾炎引起的腹膜炎，以右下腹压痛突出。

2）原发性：①血源性：无突出的压痛区，以腹水为主，穿刺涂片多有球菌。②腹水感染：腹水混浊，原有肝炎或肾炎之腹水继发感染。③胆汁性：穿刺为胆汁，如婴儿原发性胆汁性腹膜炎。

3）穿孔性：叩诊有气腹，X 线摄片见膈下游离气体。①伤寒穿孔：有伤寒接触史，发热、腹胀、穿刺为大便汁。②溃疡穿孔：有溃疡病史，穿刺为酸性黏液或掺杂有胆汁。

4）坏死性：绞窄性肠梗阻引起，多有腹胀，扪诊有囊肿样闭袢肠型，腹穿有血水。

2. 功能性腹痛两大类

功能性腹痛多为痉挛性腹痛。

（1）原发性肠痉挛

可分为免疫或过敏性肠痉挛，查不出器质性病变。多为肠痉挛症，腹部无固定之肌紧张和压痛。肠痉挛发作多在 10 分钟内自然缓解，很少超过一两小时，痛后吃、玩正常。常可在多日甚至数年中长期发作，但不影响生长、发育、营养。

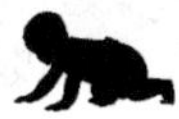

（2）继发性肠痉挛

继发性肠痉挛大体上可有 8 种，分别为：①消化道炎症、溃疡、肿瘤、重复畸形。②胆胰管汇合异常、胆总管扩张与结石。③幽门螺杆菌或贾第虫感染。④神经性痉挛如腹型癫痫、腹型破伤风、脊髓瘤等。⑤血液血管病如腹型紫癜与肠系膜脉管炎。⑥代谢病如克汀病、糖尿病。⑦慢性免疫病如风湿病、川崎病等。⑧农药中毒及食物中毒。

（三）具体急腹症病变器官的鉴别

无论是急腹症或非急腹症按此方案分析到某一疾病后，必须按该病的诊断关键反复核对，方可下诊断。如右下腹痛及固定压痛多为阑尾炎；腹痛伴呕吐、血便、腹块多为肠套叠。最后，按治疗的需要还须进一步分析现实的病理分型与分期，方可制定治疗计划。如阑尾炎 3 天后的局部浸润与脓肿形成，不完全性广泛粘连性肠梗阻等都不宜贸然手术。

（四）婴幼儿腹痛的常见疾病

1. 肠套叠

肠套叠是婴儿时期最常见的急腹症，多见于 1 岁以内，尤其以 4—10 月常见，男孩较女孩多见，临床表现为阵发性腹痛，起病急，患儿突然哭闹不安，面色苍白，手足乱动，呈异常痛苦状，腹痛缓解期间可安静如常，如此反复发作，每次发作持续约 10—15 分钟，间隔 15 分钟到 12 小时再次发作，腹痛发作后伴有呕吐，呕吐物先为奶块，后带胆汁，患儿常拒食，一般起病后 6—12 小时开始出现果酱样大便，肠套叠若一般情况较好，发病 24 小时内，可用空气灌肠复位。

2. 肠绞痛

肠绞痛多发生于 3 个月以下的婴儿。喂养不当、食物过敏，以及中枢神经系统发育不完善被认为和本病有关的因素。典型者表现阵发性剧烈的啼哭，入夜（下午 6 时）后开始，剧烈啼哭时候面颊发红，口唇苍白，腹部紧张，双下肢蜷曲，脚冷，双手握拳，持续约 5 分钟左右，然后疲乏入睡，但不久再次发作，如此反复可持续 4 小时。处理要点为避免进冷食，喂奶后轻拍背缓解嗳气，发作时候可用肥皂条（肥皂削成铅笔粗细、3 cm 左右长）塞进肛门，使之放屁或排便；或用腹部热敷或是置小儿于俯卧位，必要时酌情给予口服西甲硅油或是益生菌制剂。

3. 肠梗阻

各种类型的肠梗阻都可能出现腹痛。完全性机械性肠梗阻的患儿可有阵发性腹痛或是哭闹。不完全性机械性肠梗阻的腹痛可反复发生，呈阵发性而不剧烈。绞窄性肠梗阻时，患儿可有阵发性剧烈腹痛或是阵发性哭闹。

四、腹痛的处理原则

（一）密切观察

密切观察全身状态及腹痛的表现，一旦有外科情况，及时进行处理。

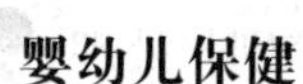

（二）病因治疗

针对腹痛的病因，给予相应治疗。如抗感染、驱虫、使用抗酸制剂等。

（三）对症处理

如输液、使用阿托品类药物抑制胃肠道平滑肌的痉挛。严禁随意注射吗啡、哌替啶等强烈止痛药，以免掩盖病情。

案例：男孩，8 个月，因阵发性哭闹不安伴有呕吐 12 小时就诊儿外科急诊，患儿为健康的肥胖儿童，突然出现阵发性有规律的哭闹，持续约 10 分钟，伴有手足乱动，面色苍白、拒食、异常痛苦的表现，然后有 8 分钟左右的时间暂时安静，如此反复发作，伴有呕吐，儿外科医生体检发现右上腹部有一包块，肛门指检后排出果酱样大便，考虑肠套叠，予以空气灌肠后恢复正常。应如何指导此患儿家长进行哪些方面的院外处理?

分析：

1. 肠套叠多见于年龄较小的肥胖儿，由于被套入的肠子血液供应受到阻碍会引起疼痛，时间过长可能发生肠管坏死。

2. 如果盲目按揉腹部，可能造成套入部位加深，加重病情。

3. 鉴于婴儿腹痛病因比较复杂，婴儿又缺乏一定的表达能力，所以不要以疼痛的程度来推测病情，更不要盲目动手按揉腹部，最好的办法是立即送医院就医。

第八节 腹　　泻

小儿腹泻是多病原、多因素引起的以腹泻为主的一组疾病。主要特点为大便次数增多和性状改变，可伴有发热、呕吐、腹痛等症状及不同程度的水、电解质、酸碱平衡紊乱。腹泻为小儿常见病，多发生在 5 岁以下小儿，尤以 2 岁内婴幼儿多见，夏季及秋末冬初发病率最高。世界卫生组织已将腹泻列为世界性保健问题。

一、腹泻的表现

不同病因引起的腹泻，临床表现和临床过程各有特点。

（一）腹泻分型

腹泻依病程可分为：急性腹泻，病程在 2 周以内；迁延性腹泻，病程持续或反复在 2

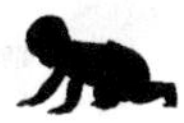

周—2 个月；慢性腹泻，病程持续或反复超过 2 个月。

腹泻根据严重程度可分为：①轻型腹泻，无脱水及中毒症状，仅表现胃肠道症状。多为饮食因素及肠道外感染所致。主要表现为食欲不良，偶有溢乳或是呕吐，大便次数略为增多，每次大便量不多，稀薄，呈黄色或是黄绿色，有酸味，常见白色及黄白色奶瓣和泡沫。大便镜检可见脂肪滴。②中型腹泻，有轻至中度脱水或有轻度中毒症状。肠道内感染比较多见。起病可急可缓，有溢奶、呕吐症状，大便每天 10 次以内，稀薄，呈黄色或是黄绿色，稍有酸味，可有低热。③重型腹泻，有重度脱水或有明显症状。多数由肠道内感染引起，也可由轻型或中型腹泻逐渐加重发展而来。常急性起病，主要表现严重的胃肠道症状，呕吐、腹泻造成明显的脱水、电解质紊乱，以及全身感染中毒症状。患儿全身情况较差，高热或是体温不升，常有烦躁不安，进而精神萎靡、嗜睡、面色苍白、意识模糊，甚至休克、昏迷。

（二）大便性状的改变

1. 饥饿性粪便：粪质少、黏液多、色深绿呈碱性反应，见于长期饥饿或母乳不足的婴儿。

2. 糖（淀粉）过多粪便：为深棕色、水样泡沫（发酵）便，呈酸性反应，表示碳水化合物消化不良。

3. 脂肪粪便：为淡黄色、液体、发亮，在便盆内可滑动，在尿布上有油腻感，不易洗掉，表示脂肪消化不良。

4. 小肠炎粪便：稀糊状，或为蛋花汤样甚至水样，常无肉眼脓血。病毒性肠炎粪便多为白色米汤样，或淡黄色稀水样。

5. 结肠炎粪便：为黏液、脓血便。

6. 血便：阿米巴痢疾粪便以血便为主，似猪肝色，粪便混有鲜血，并有大量黏液。粪质极少，伴有阵发性腹痛者应考虑肠套叠。大量鲜血水样或果酱样类便，腥臭味，并有发热、腹痛、腹胀者多为出血性坏死性肠炎。

（三）其他胃肠道症状

1. 腹痛

分泌性腹泻可无或只有轻度腹痛。严重腹痛以渗出性腹泻和侵袭性腹泻多见。腹痛的部位可能提示病变部位。小肠病变的疼痛位于脐周或右下腹（回肠）；结肠病变的疼痛多位于下腹部；痢疾的直肠受累则多有里急后重。腹泻而无腹痛，提示非炎症性肠功能紊乱。

2. 呕吐

吐出物多系不消化物，严重时吃什么吐什么。严重酸中毒时可呕吐咖啡水样物。轮状病毒性肠炎患儿呕吐常发生在腹泻之前。腹泻出现后呕吐持续 1—2 天停止。

3. 发热

各种肠炎可有不同程度发热。结肠炎发热尤为明显，可高达 39℃—40℃。

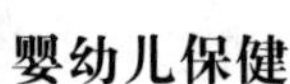

二、腹泻的原因

腹泻由多种病因引起，分感染性和非感染性腹泻两大类。任何年龄都可患感染性腹泻，婴幼儿多为急性且病情严重，年长儿可为急性或慢性，营养不良儿腹泻常呈迁延经过。感染性腹泻目前仍然是对人类健康威胁最大的疾病之一。现将腹泻的常见病因分类如下。

（一）感染性腹泻

1. 肠道内感染

（1）细菌性：不包括细菌性痢疾、霍乱等法定传染病。①大肠杆菌：产肠毒素性大肠杆菌、侵袭性大肠杆菌、致病性大肠杆菌、出血性大肠杆菌、黏附—集聚性大肠杆菌。②空肠弯曲菌。③耶尔森菌。④鼠伤寒沙门菌。⑤其他：变形杆菌、绿脓杆菌、枸橼酸杆菌、肺炎克雷伯菌、金黄色葡萄球菌和难辨梭状芽孢杆菌等。

（2）病毒性：主要有轮状病毒、诺如病毒，其他病毒如小圆病毒、星状病毒、冠状病毒、腺病毒等较少见。

（3）寄生虫性：蓝氏贾第鞭毛虫（梨形鞭毛虫）、结肠小袋虫、隐孢子虫、溶组织阿米巴原虫。

（4）真菌性：白假丝酵母。

2. 肠道外感染

如中耳炎、肺炎、肾盂肾炎、脑膜炎可伴发腹泻。

（二）非感染性腹泻

1. 饮食护理不当

2. 牛乳过敏

3. 低（或无）丙种球蛋白血症

4. 结肠过敏（刺激性结肠综合征）

5. 先天性失氯性腹泻

三、腹泻的鉴别

（一）病史

详细询问病史是鉴别腹泻病的关键，也是治疗的依据。常由于询问病史不详，妨碍了正确诊断而给以不必要的药物，尤其对非感染性婴儿腹泻，一般只要改善喂养方法、调整饮食即可达到制止腹泻的目的。询问病史应包括以下几方面。

1. 流行病学史

年龄、性别、居住环境、个别或集体发病、散发性或流行性、季节、最近有无腹泻病接触史等。如细菌性腹泻多发生在夏季，病毒性腹泻常在秋冬季节流行，霍乱更有流行病学病史。

 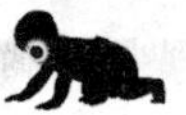

2. 过去用药情况

长期接受广谱抗生素治疗的患儿，突然发生严重腹泻，须考虑金黄色葡萄球菌肠炎。长期接受广谱抗生素、激素或免疫抑制剂治疗的体弱患儿，出现顽固性腹泻，粪便为黄色水样，有时呈豆腐渣状或有较多泡沫、带黏液、色绿者，应注意白假丝酵母性肠炎。

3. 粪便的性质

了解粪便的性质对诊断很有帮助。

（二）体检

全面详细的体检对做出正确诊断有重要意义。

1. 脱水、酸中毒

一般腹泻病人可有不同程度脱水、酸中毒。体检可发现：表情烦躁或淡漠、昏睡，呼吸正常或深快，带果酸味，口唇湿润或干燥，前囟和眼眶正常或凹陷，皮肤弹性正常或减低，脉搏正常或快弱，四肢温暖或厥冷，根据上述表现并结合腹泻次数、大便量、呕吐量及尿量的多少来判断脱水、酸中毒的程度。轻度脱水体重丢失 5% 以下，中度脱水 6%—9%，重度脱水 10% 以上。严重脱水者可出现低血容量性休克征。

2. 腹部检查

腹部呈舟状或膨隆，肠鸣音低或亢进，腹部压痛部位，有无包块及包块大小、部位、压痛、形状和移动性。

3. 腹泻伴全身性感染者

如肺炎、中耳炎、脑膜炎、肾盂肾炎、败血症者应全面查体，以发现相应体征。

（三）婴幼儿腹泻的常见疾病

1. 致病性大肠杆菌肠炎

多发生在气温较高季节，以 5—8 月最多。传染源为母亲、产婴室工作人员及与腹泻患者密切接触者，传播快。潜伏期约 1—2 天，多数起病较缓。大便次数增多，呈绿色稀水样便带黏液，有腥臭味。常无明显发热和全身症状。近来多为轻型、散发性病例，病后可成为带菌者。病情重者发生脱水和电解质紊乱。

2. 产肠毒素性大肠杆菌肠炎

近年来，产肠毒素性大肠杆菌肠炎作为婴儿腹泻的重要病原已引起越来越多的重视，仅次于轮状病毒肠炎。以 LT 型大肠杆菌为主，占肠毒性大肠杆菌总数的 60% 以上，LT-ST 型次之，ST 型最少。本病一年四季均有发病，以 7—10 月为高发季节。产肠毒素性大肠杆菌在产婴室可造成新生儿腹泻的暴发流行，也是旅游者腹泻的主要病原。本病通过被污染的水或食物经口传播，潜伏期 12—24 小时，起病急骤，大便每日 10—20 次，水样便。腹泻时伴发热、腹痛、恶心、呕吐等。严重产肠毒素性大肠杆菌肠炎有水、电解质及酸碱平衡紊乱。粪便中含钠浓度高，儿童粪钠在 44—67 mmol/L。病程持续数日，有自限性。

3. 侵袭性大肠杆菌肠炎

由产肠毒素性大肠杆菌引起的腹泻在小儿少见。食入被产肠毒素性大肠杆菌污染的食物可引起腹泻暴发流行，散发病例较少见。潜伏期约18—24小时，起病突然，腹泻重，伴寒战、发热、恶心、呕吐、全身不适、腹痛，常有里急后重。粪便为半液体状、含黏液多，带血似痢疾样便，但粪便培养无痢疾杆菌生长。粪便涂片有多数红、白细胞，可鉴别其他肠炎。抗生素治疗有效。

4. 鼠伤寒沙门菌肠炎

它是人和某些动物和鼠类、家畜、家禽共患的一种疾病。主要通过病人、病畜、病禽的粪便污染食物、水源经口传播，常以食物中毒的形式出现。此菌的自然疫源广泛，且有较强的生活力，因此感染不易被彻底消灭，是防疫和治疗工作中较困难的一个问题。易在产婴室和新生儿室造成严重流行，也有不少病例是医院内交叉感染所致。本病流行于夏末秋初，散发病例常年均可出现。鼠伤寒沙门氏菌可侵入血循环造成败血症，并可局限于任何器官形成化脓灶，如脑膜炎、骨髓炎、肺炎、泌尿系统感染等。临床上可分为胃肠炎型和败血症型，两者均存在者称混合型。

5. 轮状病毒性肠炎（又称秋冬季腹泻）

轮状病毒是婴儿腹泻的重要病原。通过粪—口或接触传染，空气传播的可能性不能除外。本病多见于6—24个月婴幼儿，大于5岁者少见。潜伏期24—72小时。起病急，1/2—2/3常有前驱症状如发热、咳嗽、流涕等上呼吸道炎症状。多数患儿有呕吐，常先于腹泻，每日大便约10—20次，呈蛋花汤样或白色水样便，量多，无臭味。感染后3—4天，粪便中有大量病毒排出，最长可达1周，镜检可见少许白细胞。一般无明显中毒症状。脱水及电解质紊乱症状轻重不一，大多为等渗性脱水，少数属高渗性脱水，可表现神经系统症状及体征。本病病程约3—7天。现已发现，人轮状病毒有多种血清型，无交叉免疫，故可再感染轮状病毒肠炎。偶可并发脑膜脑炎。

6. 肠道外感染性腹泻

当小儿患肺炎、中耳炎、肾盂肾炎、脑膜炎、败血症或病毒感染如麻疹、流感等时，由于细菌毒素或病毒的影响，可发生轻到中度腹泻，大便稀薄或水样，但无脓血，不伴腹痛。疾病早期如胃肠症状较重，而原发疾病的特征尚不明显时，可被误诊为细菌性食物中毒或急性胃肠炎，大便培养阴性，镜检无特殊。详细询问病史及体检即可鉴别。腹泻随原发疾病被控制而停止，如腹泻持久，特别大便带黏液、脓血，提示合并有肠道感染，如致病性大肠杆菌肠炎或细菌性痢疾，应进一步检查以明确诊断。

7. 饮食护理不当

这是引起婴幼儿腹泻原因之一，多见于人工喂养儿。喂养不定时、过多、过少，以淀粉食品为主食，饮食脂肪过多，断奶后突然改变食物品种，均能引起轻到中度腹泻（消化不良）。气候突然变化，腹部受凉使肠蠕动增加；天气过热，消化液分泌减少，由于口渴，吸乳过多，增加消化道负担，亦可诱发腹泻。大便为稀糊状或蛋花汤样而无脓血及酸臭味，如不及时控制，易并发肠道感染。

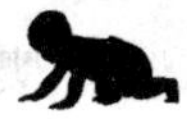

8. 牛乳过敏

牛乳过敏是肠黏膜被牛乳蛋白质致敏引起的过敏反应性腹泻，也称为牛乳不耐受症。本病多有家族发病倾向，但尚未肯定确切遗传机制。发病率在 0.3%—7.5%。多在出生后 6 个月内出现临床症状。除腹泻和各种胃肠道症状外，其他常见症状有哮喘、鼻炎、异位性皮炎、荨麻疹等。症状在 2 岁左右常自行消失或有好转趋势。婴儿摄入牛乳后 48 小时内出现症状（腹泻、伴有或不伴有呕吐或腹痛），停止牛乳摄入，症状好转。避免牛乳制品的摄入，采用母乳喂养是最好的防治方法。

四、腹泻的处理原则

急性感染性腹泻的治疗包括纠正水与电解质紊乱，控制肠内、外感染，调整饮食，加强护理，对症治疗等方面。

（一）液体疗法

急性腹泻时往往发生不同程度脱水、酸中毒，婴儿尤为严重，应积极采取措施以防脱水进一步加重，及时纠正电解质及酸碱平衡紊乱。

1. 口服补液疗法

此法是世界卫生组织推荐的一种治疗腹泻脱水的经济、有效、安全、易于掌握的方法。其理论是基于小肠的钠离子—葡萄糖偶联转运吸收机制，口服补液盐（ORS）含有适量的葡萄糖可促进钠和水的吸收。口服补液盐的配方是：氯化钠 3.5 g，碳酸氢钠 2.5 g，氯化钾 1.5 g，无水葡萄糖 20 g，混合装入袋中，用时加饮用水 1000 mL。口服补液盐可用于腹泻时预防脱水及纠正轻度、中度脱水，剂量按轻度脱水约 50—80 mL/kg，中度脱水约 80—100 mL/kg，于 8—12 小时服完。重度脱水伴休克，频繁呕吐，心肾功能不全者及新生儿不宜用口服补液疗法。我国南方地区使用米汤 -ORS。用炒米或生米磨成粉。50 g 米粉加入 1 升水中煮 5—7 分钟，搅拌作成米汤，用以代替标准 ORS 中的水和葡萄糖。米汤 -ORS 接近正常饮食而易于饮入，且含有更多的热量及其他营养物质，效果好，腹泻控制快，呕吐少。用量同标准 ORS。米汤 -ORS 不用于 3 个月以下婴儿。

2. 静脉输液疗法

严重脱水、酸中毒患儿或伴周围血循环衰竭、休克者，必须静脉输液，以扩充血容量、迅速纠正酸中毒、恢复水、电解质平衡和机体正常生理功能。补液包括 3 个方面：①累积损失量。②继续丢失量。③当日生理需要量。常用静脉输液应包含丢失的电解质，根据脱水的程度和性质确定所输液体的成分。第一日输液总量中度脱水 120—150 mL/kg，重度脱水 150—180 mL/kg，以先快后慢的滴速输入。脱水基本纠正后，可改用口服补液疗法继续补液。

（二）饮食疗法

目前不主张禁食，但应避免食不易消化的食物。重症腹泻患儿吐泻较重者，可暂禁食 8

小时，待呕吐好转后，逐步恢复饮食。

（三）抗生素疗法

1. 病毒性肠炎：无须应用抗生素，可试用中药制剂。

2. 大肠杆菌肠炎：可选用某些头孢菌素口服。

3. 空肠弯曲菌肠炎：可选用红霉素、阿莫西林、阿奇霉素、利福昔明口服。

4. 耶尔森菌肠炎：可选用某些头孢菌素口服。

5. 鼠伤寒沙门菌肠炎：可选用阿莫西林或某些头孢菌素口服。

6. 金黄色葡萄球菌肠炎：可选用新型青霉素、万古霉素、第一代头孢菌素等治疗。

7. 真菌性肠炎：可选用制霉菌素，氟康唑等治疗。

8. 阿米巴病：甲硝唑为各型阿米巴病的首选药物。

（四）对症疗法

对高热、腹痛、腹胀、呕吐等应作对症处理。世界卫生组织不提倡使用止泻药物，但对腹泻严重或治疗困难者可试用思密达、磷酸铝凝胶等药物。

（五）微生态疗法

有助于恢复肠道正常菌群生态平衡，抵御病原微生物定植、侵袭，从而起到治疗腹泻的作用。常用金双歧、培菲康、整肠生、乳酸菌素等制剂。

（六）中医疗法

中医疗法适合于久泻者，按辨证施治原则进行，常用参苓白术散加黄芪，也可加用针灸或激光照射止泻穴位。

案例：男孩，11 个月，因发热伴有排稀便 2 天就诊儿科，体温最高 38.5℃，伴有呕吐，为进食的胃内容物，大便每日数次，多为水样或蛋花样，偶有流涕和咳嗽，食欲低下，伴有口干，小便量偏少，粪便检查轮状病毒阳性，诊断轮状病毒性肠炎伴轻度脱水。应如何指导此患儿家长进行哪些方面的院外处理?

分析：

1. 婴儿所需要的水量，决定于体内新陈代谢和机体对热量的需要。由于婴儿机体内的每一生命过程都需要水，所以如果体内失水过多，婴儿就会出现口渴；而体内水分过多，就会引起水肿。家长应注意宝宝是否出现脱水及脱水的程度。

2. 脱水是指液体总量尤其是细胞外液量的减少，由水分摄入不足而丧失量过多引起的。脱水时伴有钠、钾和其他电解质的丢失。评定婴儿脱水要注意脱水程度及性质。脱水程度是指因疾病所造成体液的积累损失量，主要根据前囟及眼窝凹陷、皮肤弹性、循环情况及尿量估计脱水程度。①轻度脱水：失水量约为体重的 5%（50 mL/kg）。患儿精神稍差，略有烦躁不安，皮肤干燥、弹性尚可。眼窝和前囟稍有凹陷，哭时有泪。口唇略干，尿量稍减少。②中度脱水：失水量约

 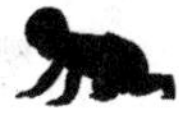

为体重的 5%—10%（50—100 mL/kg）。患儿精神萎靡或烦躁不安，皮肤苍白、干燥、弹性较差；眼窝和前囟明显凹陷，哭时泪少；口唇干燥，四肢稍冷，尿量明显减少。③重度脱水：失水量约为体重的 10% 以上（100—120 mL/kg）。患儿呈重病容，精神极度萎靡，表情淡漠，昏睡甚至昏迷。皮肤发灰或有花纹、干燥、弹性极差。眼窝和前囟深陷，两眼凝视，哭无泪。口唇过度干燥，因水容量极度减少而出现休克症状。如心音低钝，脉细速，血压下降，四肢厥冷，尿量极少或无尿。口服补液盐可用于腹泻时预防脱水及纠正轻度、中度脱水，剂量按轻度脱水约 50—80 mL/kg，中度脱水约 80—100 mL/kg，于 8—12 小时服完。

3. 调节饮食：轻者不必禁食，应尽量减少哺乳的次数，缩短喂乳的时间，可进食低乳糖配方的腹泻期专用奶粉。停吃牛奶、麦乳精、巧克力等不易消化的食物；可饮用补液盐、米汤等。频繁呕吐者可禁食 8 小时，禁食一定时间后症状缓解，可逐步恢复饮食。进食必须由少到多，由稀到干。对轻度脱水的患儿，可用口服补液盐调治；脱水严重的，应予静脉输液，以纠正电解质的紊乱。

4. 做好大便后的清洁，每次用温水清洗肛门，并注意双手卫生。

5. 不可乱用抗生素，防止出现不良后果。

第九节　呕　　吐

呕吐是小儿常见的症状之一，呕吐是由于食管、胃或肠道呈逆蠕动，并伴有腹肌强烈痉挛性收缩，迫使食管或胃内容物从口、鼻腔涌出。呕吐可造成很多并发症，如窒息或吸入性肺炎；呕吐频繁者可导致水、电解质紊乱；长期呕吐可导致营养不良及维生素缺乏症等。

一、呕吐的表现

（一）发病年龄

1. 出生后 24—48 小时内：首先考虑羊水吞入、颅内出血、先天性消化道发育畸形。

2. 婴儿时期：应考虑喂养不当、先天性肥厚性幽门狭窄、幽门痉挛、肠套叠、感染和败血症中毒状态、脑神经疾病、食管裂孔疝等。

3. 幼儿时期：除婴儿期常见的原因外，还有贲门痉挛症、药物中毒等。

4. 学龄前及学龄儿童期：应考虑感染性疾病、急腹症、神经系统疾病、再发性呕吐、肠蛔虫症、代谢性疾病、各种中毒等。

（二）呕吐的特点

喷射性呕吐多见于颅内压增高、先天性肥厚性幽门狭窄、肠梗阻、肠套叠等。持续性呕吐多见于消化道炎、消化道梗阻等。间歇发作性呕吐多见于幽门痉挛，胃黏膜脱垂症或颅内占位性病变等。

（三）呕吐物的性状

呕吐原奶者，提示病变在食管。呕吐物有乳凝块而无胆汁者，提示病变在幽门或十二指肠上端。呕吐物含胆汁者，提示病变在十二指肠壶腹以下。呕吐物含粪便者，提示低位肠梗阻。呕吐物带血者，提示新生儿出血症、消化性溃疡、胃黏膜脱垂症或食管裂孔疝等。

二、呕吐的原因

（一）消化系统疾病

1. 刺激性：如吞入羊水、喂养不当、肠蛔虫症或中毒等。

2. 炎症性：如急性胃肠炎、病毒性肝炎、细菌性痢疾或急性胰腺炎等。

3. 神经肌肉性：如幽门痉挛、先天性肥厚性幽门狭窄、贲门松弛症、巨结肠或肠麻痹等。

4. 梗阻性：包括先天性畸形，如消化道不同部位的狭窄或闭锁。后天性病变，如肠套叠、肠旋转不良或蛔虫性肠梗阻等。

（二）中枢神经系统疾病

1. 炎症性：如脑膜炎、脑炎或脑脓肿等。

2. 非炎症性：如脑水肿、颅内出血、脑肿瘤、再发性呕吐。

（三）反射性

感染性疾病的早期可出现呕吐，如肺炎、肾盂肾炎或猩红热等。代谢障碍，如尿毒症、代谢性酸中毒、糖尿病昏迷等。

三、呕吐的鉴别

根据呕吐的发病年龄、呕吐的特点及呕吐物的性状，结合患儿一般情况，意识状态，有无痛苦表情、脱水体征等。前囟膨隆者提示颅内压增高，检查有无脑膜刺激征；前囟凹陷者提示脱水或休克；注意心肺腹体检有无阳性体征；结合实验室及辅助检查作出综合的判定。

（一）腹部体检有以下几方面：

1. 望诊

若胃蠕动波由左肋缘向腹中线移动，提示幽门处有梗阻；有肠蠕动波提示小肠或结肠梗阻；腹部有肠型，提示肠梗阻或肠麻痹（Ⅲ度营养不良及新生儿者除外）；出现巨大肠型，

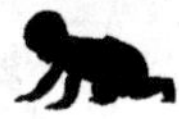

提示巨结肠。

2. 触诊

若腹肌紧张提示腹膜炎或腹腔内器官的炎症；腹部包块，若在右侧腹直肌与右上腹肝下缘之间触及枣核大小之硬块，提示先天性肥厚性幽门狭窄；触及腊肠样包块，提示肠套叠；腹部有压痛，提示腹膜炎、急性阑尾炎、急性胰腺炎等。肛门指诊手指不能插入提示肛门闭锁；肛门处紧张、直肠空虚感，提示巨结肠。

3. 叩诊

腹胀伴反响增强，提示肠梗阻或肠麻痹等。

4. 听诊

肠鸣音亢进，提示肠梗阻；肠鸣音减弱或消失，提示肠麻痹等。

（二）实验室及辅助检查

根据病史及体检不能明确病因者，应做以下检查：

1. 血常规

白细胞总数及分类有助于鉴别细菌性感染和病毒性感染。

2. 便常规

镜检有红细胞、白细胞、脓细胞者，提示肠道感染。

3. 尿化验检查

镜检发现红细胞、白细胞、脓细胞，提示泌尿系统感染；尿糖及尿酮体阳性提示糖尿病昏迷；再发性呕吐时，尿酮体常呈阳性。

4. 脑脊液检查

有助于中枢神经系统感染的诊断。

5. 血清学检查

若呕吐严重应查血清钾、钠、氯、钙、镁、二氧化碳结合力及血液 pH 值，以指导治疗；必要时做血糖、肝功能、肾功能等检查，以协助诊断。

6. X 线检查

腹部 X 线摄片：①新生儿期若多次检查见固定于一处的液平面，提示有梗阻。②直立位时在上腹部有一个较大液平面，提示幽门处梗阻；如见两个液平面，一大一小，提示十二指肠梗阻；如见阶梯状液平面提示小肠梗阻。

消化道造影：①怀疑食管气管瘘、食管狭窄或闭锁时，可选择碘油造影（少用，一般选择插胃管）。②怀疑先天性消化道畸形，可做钡餐或钡灌肠。

7. 其他

必要时做心电图排除心肌炎；疑为脑部疾病，必要时可选头颅 MRI、CT 等；疑为肝胆疾病，可做腹部 B 超、同位素扫描、腹部 CT 等；胃病时可进行胃镜等检查。

如以上方法均不能明确病因，且怀疑外科情况时，须考虑剖腹探查。

（三）婴幼儿呕吐的常见疾病

1. 消化系统疾病

溢乳与胃—食管反流都不是呕吐，须注意询问病史和观察予以鉴别。

（1）吞入羊水：出生后当天或次日频繁呕吐，吐物为黏液，吐净羊水后，可自行缓解。

（2）食管闭锁：出生后开始，每于喂水或喂奶后即呕吐，奶汁未经消化，并含有食管黏液。若合并食管气管瘘，在喂水或喂奶时，还可出现呛咳、发绀或窒息。

（3）肥厚性幽门狭窄：呕吐为典型喷射性，可于生后1—2周开始，但多在第3周后逐渐加重，呈喷射性，呕吐物为奶块，无胆汁，吐前哭闹并伴明显胃型。往往可触到肥大的幽门部（如枣核大小硬肿）。

（4）幽门痉挛：呕吐症状与幽门狭窄相似，一般发病较早，腹部无肿块，内科对症治疗（体位喂养或喂奶前从口腔滴入1：5000阿托品制剂）可以好转。

（5）消化道感染性疾病：由于炎症对胃、肠刺激可呈反射性呕吐，常伴腹痛、恶心、腹泻、腹胀等（如幽门螺杆菌感染、胃炎、肠炎、阑尾炎等）和发热等症状。

（6）消化道功能异常：见于各种全身性感染和代谢障碍时，常伴有发热、食欲减退、恶心、腹胀等其他感染中毒症状及原发病表现。

（7）肠道闭锁：以回肠闭锁尤多见，生后24小时出现肠梗阻体征、频繁呕吐，呕吐物可带胆汁，且伴上腹部胀满，出现胃、肠型。见不到正常胎便。

（8）肛门或直肠闭锁：初生后无胎便，24—36小时后出现呕吐和腹胀，呕吐物可混有胎便，腹胀严重不能缓解。应仔细检查肛门和直肠。

（9）胃或肠旋转不良：于出生后1周内或各年龄发病，经常呕吐是其常见症状。不同部位表现不同，多见肠梗阻征象。

（10）先天性巨结肠：起病较早较重者，可见于生后1周以内。呕吐物可含胆汁或粪便，伴腹胀、便秘、巨大肠型，肛诊直肠空虚感。

（11）肠套叠：6个月—1岁左右婴幼儿发病率最高，呕吐为喷射性，伴阵发剧烈哭闹（多因腹痛所致），随之出现血性黏液便。

（12）食管裂孔疝：呕吐物可带血，可有吞咽困难、呕血、便血、胸骨后疼痛。X线食管造影可见贲门及部分胃黏膜在膈上。

（13）肠蛔虫症：尤其是肠蛔虫所致肠阻塞或胆道蛔虫症，蛔虫逆行入十二指肠或胃均可引起反复呕吐，但常伴有腹痛及吐出或便出蛔虫的病史。

2. 中枢神经系统疾病

神经系统疾病不同病因发生颅内高压症状，脑膜刺激征或颅内占位性病变，引起中枢性喷射性呕吐，伴有其他神经性症状（如头痛、嗜睡、昏迷、惊厥等）。

小脑或前庭功能异常呕吐与体位变动有关，伴共济失调、眩晕、步态不稳等。

再发性呕吐多见于学龄儿童，女孩多见，常为发作性，可引起水、电解质紊乱。

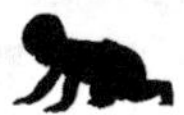

3. 各种中毒

包括毒物对胃肠道局部刺激及毒物作用于中枢神经系统而致呕吐。有用药、服用或接触毒物史，伴相应的症状与体征。

四、呕吐的处理原则

根据不同病因进行治疗。未确诊前的处理原则如下：

1. 观察病情详细记录呕吐次数、时间、与进食关系、呕吐量及呕吐物性质等。
2. 插胃管既可排除食管闭锁，也可进行洗胃，还可进行胃肠减压。
3. 胃肠减压腹胀严重者宜持续减压。
4. 补液纠正水、电解质紊乱，供给足够热量，必要时可行静脉营养。

案例：男孩，42 天，因反复呕吐两周就诊儿童保健科，儿童保健科医生经过详细地询问病史和检查，考虑喂养不当引起的呕吐，应如何指导此患儿家长进行哪些方面的院外处理？

分析：

1. 目前考虑是由于喂养不当而出现的溢奶或呕吐，对此要用科学方法喂养和加强护理。

2. 用奶瓶喂奶时要注意橡皮奶头孔眼不要过大，防止吸奶过急、过冲；喂奶次数不要过多或喂奶量过大；喂奶前不要让婴儿过于哭闹，不要吸吮带眼的假奶头；喂奶时要使奶瓶中的奶水充满奶头，这样可以防止婴儿胃内吸入过多的空气而致呕吐。

3. 喂奶后不要过早地翻动婴儿，最好把婴儿竖抱起来，轻轻拍打背部，打出几个“饱嗝”再放回床上，或将他的床头抬高一些，形成侧位睡姿，可以防止呕吐时发生窒息或引起吸入性肺炎。

4. 此外，如果婴儿出生后 24 小时就开始呕吐，或吃后就吐，量较多，甚至呈喷射状，或是除呕吐外还伴有其他异常的症状体征，那么这是因生病引起的呕吐（病理性呕吐），应及早送到医院进行治疗。

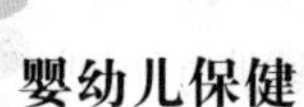

第十节 惊 厥

一个人一生中有 5% 的几率出现一次惊厥。惊厥是小儿时期常见的急症之一，应争取最短时间内止惊，并及早查明惊厥的原因，防止复发，以免造成缺氧性脑损害和后遗症。

一、惊厥的定义

惊厥是指全身性或身体某一局部肌肉运动性抽搐，是由骨骼肌不自主地强烈收缩而引起的，严重者可出现发绀和大小便失禁。可源于大脑或脊髓。表现为突然的意识丧失，双眼上翻及四肢与躯干出现强直性或（与）阵挛性抽搐，每次发作持续数秒至数分钟，常反复发作。严重者呈持续性状态。

二、惊厥的原因

（一）非感染性疾病

颅内疾病可见于癫痫、颅内占位性病变如脑肿瘤、脑变性病、颅脑外伤、脑出血、颅脑畸形等。颅外疾病可见于某些遗传代谢缺陷，如糖尿代谢病、半乳糖血症、苯丙酮尿症；代谢紊乱，如低血钙、低血镁、低血糖、低血钠、高血钠、维生素 B6 缺乏或依赖症；各种中毒，如药物、农药、有毒植物、一氧化碳等。颅外疾病包括急性心源性脑缺血综合征、缺氧、栓塞等；肾性高血压、尿毒症等。

（二）感染性疾病

颅外感染，包括高热惊厥、中毒性脑病如中毒性痢疾、重症肺炎、败血症等。颅内感染，包括病毒性脑炎、化脓性脑膜炎、结核性脑膜炎、新型隐球菌脑膜炎、脑脓肿、弓形虫病、脑型疟疾、脑寄生虫病感染、慢性病毒感染性脑炎（亚急性硬化性全脑炎）及进行性多灶性白质性脑炎等。

三、惊厥的表现

惊厥发作前少数可有先兆，如极度烦躁，精神紧张，神情惊恐。

（一）典型表现

患儿可表现为突然意识丧失或跌倒，两眼上翻或凝视、斜视，头向后仰或转向一侧，牙关紧闭，面部、四肢呈强直性或阵挛性抽搐伴有呼吸屏气，发绀，口吐白沫，大小便失禁，

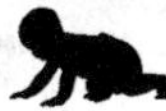

经数秒至数十分钟后惊厥停止，进入昏睡状态。

（二）不典型表现

新生儿惊厥很不典型，可以是局部的、半身性惊厥或肌阵挛发作，可表现为口角抽动，双眼凝视、斜视、眨眼、吸吮、吞咽动作。早产儿更为多见。

四、惊厥的鉴别

（一）诊断

1. 病史

（1）年龄

惊厥首次发作的年龄与病因之间具有一定的特征性。如新生儿期，产伤、颅内出血、败血症、脑膜炎、脑发育缺陷、代谢异常、宫内感染多见。婴幼儿及儿童期，前者高热惊厥、中枢神经系统感染、手足搐搦症、药物中毒、低血糖症、癫痫等多见，而后者中毒性脑病、颅内感染、癫痫、中毒、颅内肿瘤等多见。

（2）季节

某些传染病的发生有明显的季节性，如冬春季流行性脑脊髓膜炎；夏秋季乙型脑炎、中毒性痢疾等多见，诊断时须考虑这些因素。维生素 D 缺乏引起的低钙血症在冬春季多见。

（3）伴发症状

有热惊厥多为感染所致。无热惊厥大多为非感染性，应详询出生史、喂养史、智力与体格发育情况，既往有无类似发作史和误服有毒物或脑外伤史。此外，头痛、呕吐、咳嗽、胸痛、腹泻、大小便情况、意识障碍等伴发症状也与诊断有关。

2. 体检

观察惊厥的具体表现（全身性、局灶性、强直性或痉挛性），全面体检包括神志、瞳孔大小、面色、呼吸、脉搏、体温、肌张力，皮疹和瘀点。有无定位体征、局部感染病灶（如耳流脓、咽部疱疹、腮腺肿大）、脑膜刺激征和病理反射至关重要。此外，血压和眼底检查也很重要。

3. 实验室及辅助检查

针对诊断，可选择以下有关检查对诊断和鉴别诊断有帮助：

（1）血、尿、便常规有助于协助诊断原发病。

（2）生化检查：血电解质测定，血糖、尿素氮及肌酸酐、凝血酶原时间等检查有助于诊断。

（3）脑脊液检查：疑颅内感染者可做常规、生化，必要时做涂片染色和培养。

（4）硬脑膜下穿刺：对出血、积液、积脓可即刻确诊，培养结果可明确病原。

（5）脑电图：可用于癫痫和颅内病灶的定位诊断。

（6）脑 B 超、脑 CT 和磁共振成像（MRI），对颅内占位性病变、颅脑畸形、脑室出血、扩张等均很有诊断价值。

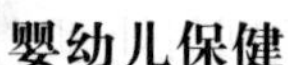

（二）婴幼儿惊厥的常见疾病

1. 高热惊厥

患者多有发热惊厥家族史。初次发作年龄多在6个月—3岁间，惊厥多见于急骤高热的初期（39—40℃以上）。发作多为全身性，持续一般不超过5—10分钟，发作后恢复较快，神经系统体征阴性。预后多良好，仅少数可转变为癫痫（1%—3%）。

2. 中枢神经系统感染

患者多伴有意识障碍、嗜睡、烦躁、呕吐或昏迷。根据发病年龄、季节、病史、临床特点及脑脊液的检查即可诊断。

3. 中毒性脑病

其主要临床表现是在原发病的过程中，突然出现中枢神经系统症状。临床主要表现和中枢神经系统感染很难鉴别。神经系统无定位症状。原发病常为败血症、中毒性菌痢等。脑脊液检查，除压力稍高，有时蛋白稍增高外，无其他异常。

4. 手足搐搦症

手足搐搦症多见于1岁以内的婴儿，特别是人工喂养儿与佝偻病患者，冬末春初多发。

5. 低血糖症

是指由于某些原因，血中葡萄糖含量降低所致。发病前多有吐泻、饥饿、感染等前驱症状；一般易在清晨早餐前发病，其表现为恶心呕吐、面色苍白、口渴多汗、疲乏、头晕、心慌、嗜睡甚至惊厥。新生儿常为精神淡漠、发作性呼吸暂停、体温不升与惊厥等。

6. 癫痫

癫痫是一种由多种病因引起的慢性脑功能障碍综合征，癫痫有发作性、短暂性和自然缓解的特点。癫痫有许多发作类型，如局灶性发作、全身性发作（强直性发作、阵挛性发作、失神发作、肌阵挛性发作、失张力性发作）等。

7. 中毒

小儿中毒多属意外，由于误服药物、毒物或误食毒果等所致。常见原因有药品或毒物中毒；进食有毒动植物，如河豚、白果、毒蕈及喷洒了农药的瓜果、蔬菜，采食野果蓖麻子、曼陀罗等；有机磷农药、有机氯、CO中毒等。上述中毒均可引起惊厥。

8. 其他

应与小儿癔症性抽搐、屏气发作、晕厥、偏头痛、抽动秽语综合征、交叉擦腿动作、夜惊、发作性睡病等鉴别。

五、惊厥的处理原则

（一）急救处理

1. 一般处理

须保持安静，禁止一切不必要的刺激。应及时吸去咽喉部分泌物使呼吸道保持通畅，

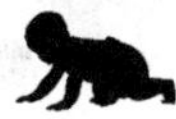

头偏向一侧，防止将呕吐物、分泌物吸入导致窒息；为防止舌咬伤，可用牙垫，但已咬紧牙关时不可强力插入。

2. 控制惊厥

止惊药物：最好交替使用，以免积蓄中毒，联合用药时应注意协同作用，剂量酌减。①地西泮为首选药物，每次 0.1—0.3 mg/kg，静脉缓慢注射。②每次 10% 水合氯醛 50 mg/kg，保留灌肠。③每次苯巴比妥钠 5—10 mg/kg，肌内注射。④每次副醛 0.1 mL/kg，静脉缓慢注射。⑤氯丙嗪，与异丙嗪合用对高热惊厥效果更佳，剂量为每次 1 mg/kg。根据药源还可选用苯妥英钠、丙戊酸钠注射液、异戊巴比妥钠等。

（二）对症处理

1. 降温。

2. 维持水和电解质平衡。

3. 脱水剂。

（三）病因治疗

1. 癫痫一旦诊断确立，发作 2 次以上，即宜开始抗癫痫治疗。

2. 感染性疾病针对原发病选用有效抗感染药物。

3. 低钙、低镁和低血糖症补充钙剂、镁和葡萄糖。

4. 维生素 B_6 缺乏症补充维生素 B_6。

5. 颅内占位性病变主要以手术治疗为主，对颅内压增高者，应适当给予脱水剂以暂时降低颅内压。

案例：男孩，1 岁，因发热半天，抽搐一次就诊急诊科，患儿体温骤升 40℃，突发抽搐一次，表现为双眼凝视，四肢抽搐，牙关紧闭，口吐白色泡沫，抽搐约 2 分钟自行缓解，神志逐渐恢复，其父小时也有类似发热抽搐病史，医生诊断抽搐原因考虑热性惊厥可能性大。应如何指导此患儿家长进行哪些方面的院外处理？

分析：

1. 告知家长最重要的是要防止发作带来的意外伤害，将孩子放在平坦不易受伤的平地或是床上，保持头向一侧偏斜，以利于口腔分泌物流出，不要向口腔内塞入任何物品，也不要过度按压患儿，以免造成骨折。避免不必要的刺激，没有证据表明按压人中可以缩短发作时间。

2. 如既往曾有惊厥持续状态或者是本次发作已经超过 3 分钟仍不缓解，应该尽快打急救电话求助。

第十一节 皮　疹

皮疹是儿科疾病的常见体征，根据不同疾病的前驱表现，常见的症状既包括瘙痒、疼痛、烧灼感、麻木等，也包括发热、乏力、食欲不振等全身症状，皮疹形态、分布、出疹和退疹演变过程均不相同，分析皮疹的特征，有助于对原发疾病的诊断和鉴别诊断。

一、皮疹的表现

根据皮疹形态可分为斑疹、丘疹、斑丘疹、疱疹、大疱、脓疱、瘀点、瘀斑、皮下水肿、风团、结节、肿块等，其发病机制分述如下：

（一）斑疹、丘疹、斑丘疹

斑疹为真皮内血管扩张，故斑疹呈红色，不凸出皮肤表面，按压退色，形态、大小不等，可融合成片，如幼儿急疹、猩红热、传染性红斑。丘疹为表皮或真皮浅层内血管肿胀，炎性细胞浸润，血浆、红细胞渗出，而且覆盖于皮疹上面的表皮细胞也肿胀、坏死，以后角化、脱屑，故丘疹凸出于皮肤表面，形态、大小不等，也可融合成片，如婴儿湿疹，维生素 A 缺乏症。斑丘疹指斑疹和丘疹同时存在，如麻疹、风疹、药疹等均属此种类型。

（二）疱疹、大疱

疱疹为表皮的棘状细胞变性、水肿，形成囊状细胞，囊状细胞进一步液化、破裂，相邻细胞融合成空腔即为疱疹。细胞破裂完全时呈单房疱疹，细胞壁破裂不完全时呈多房疱疹。疱疹液初透明，后因上皮细胞脱落和白细胞侵入而变混浊。如水痘、带状疱疹、种痘反应、白痱均属此类。大疱为棘状细胞层松解，细胞间桥变性、萎缩、断裂，棘状细胞间不能紧密连接而出现表皮内裂隙，真皮渗出液进入裂隙形成大疱。如天疱疮、大疱性表皮松解、疱疹样皮炎、烫伤、烧伤均属此类。

（三）脓疱

当细菌感染时，表皮水疱液内进入很多中性粒细胞，水疱液转变成脓性，形成脓疱，脓疱周围组织发炎形成一圈红晕，脓疱破裂后，脓液干燥、结痂。如脓疱疮、疖疮、脓痱子均属此类。

（四）瘀点、紫癜、瘀斑、血肿

皮肤或黏膜血管中血液流出淤积在组织内，皮肤表面光滑呈红色斑点，以后变紫转青，终于变成淡黄色而消失。按出血程度轻重不同，出血斑点呈针头大小者（<3 mm）称瘀点，如败血症、血小板减少性紫癜（3—5 mm）；出血成片者称瘀斑（>5 mm），如流行性脑脊髓膜炎、新生儿出血；出血过多积聚皮下，使皮肤表面隆起者称血肿，如血友病、副血友病、

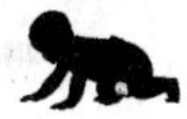

维生素 C 缺乏症均属此类。

（五）风团

其症状为局部皮肤毛细血管扩张，发生红斑，继而血清渗出形成皮肤组织内水肿呈一片略微隆起的皮疹，皮疹中央水肿区挤压组织呈淡白色，周围血肿区呈玫瑰色红晕。风团迅速出现和消失，常伴瘙痒和灼热感，如荨麻疹、血管神经性水肿属此类。

（六）结节、肿块

结节是真皮或皮下的炎症或非炎症性实体，边界分明，小结节隐没在皮肤内，触诊才能查及，大结节隆起皮面，视诊即可查及，如风湿热皮下结节、结节性多动脉炎。肿块较结节大，常深入皮下组织，如脂肪瘤、神经纤维瘤、皮胞囊肿均属此类。

二、皮疹的原因

（一）感染性疾病

1. 病毒：包括麻疹、风疹、幼儿急疹、肠道病毒感染、传染性单核细胞增多症、巨细胞包涵体病、水痘—带状疱疹、天花等。

2. 细菌：包括猩红热、流行性脑脊髓膜炎、伤寒和副伤寒、败血症、脓疱疮、新生儿脓疱疮。

3. 其他：包括钩端螺旋体病、先天梅毒、斑疹伤寒、白假丝酵母病等。

（二）变态反应性疾病

1. 局限性：包括婴儿湿疹、接触性皮炎、荨麻疹、血管神经性水肿、尿布性皮炎。

2. 全身性：如过敏性紫癜、变应性亚败血症、血清病、药物疹、丘疹样荨麻疹。

（三）血液病

包括新生儿出血、血友病、原发性血小板减少性紫癜、白血病、组织细胞增生症 X。

（四）维生素缺乏症

包括烟酸缺乏症、维生素 C 缺乏症、维生素 A 缺乏症。

（五）结缔组织病

包括风湿病、类风湿病、系统性红斑狼疮、皮肌炎、结节性多动脉炎。

（六）原因不明的疾病

包括皮肤黏膜淋巴结综合征（川崎病）、传染性红斑、流行性出血热。

三、皮疹的鉴别

（一）病史

有关原发病或皮疹病因的病史，疑为传染病所致皮疹者应询问既往患病史、预防接种史、传染病接触史。如诊断麻疹时，应询问病儿以往是否患过麻疹，是否接种过麻疹疫苗，最近有否麻疹接触史。疑诊变态反应性皮疹应询问过敏史，如婴儿湿疹是否与食物性变应原牛奶有关，接触性皮炎是否与接触性变应原如生漆有关。疑诊维生素缺乏症所致皮疹者应询问喂养史，如维生素 C 缺乏症，有否喂养食品缺少蔬菜水果。疑诊血友病病儿应询问自幼是否有出血倾向、肌肉和关节反复出血。

详细询问前驱期长短和临床表现，传染病皮疹的鉴别诊断尤其重要。如麻疹前驱期 3 天，发热、结合膜炎、鼻炎、咳嗽；风疹无前驱期，出疹前只有淋巴结肿大；幼儿急疹前驱期 3 天，高热、激惹、发热骤退时立即出疹；猩红热前驱期 12 小时，发热、咽痛、呕吐；流行性脑脊髓膜炎前驱期 24 小时，发热、呕吐、激惹、头痛；肠道病毒感染前驱期 3—4 天，低热。

（二）体征

1. 皮疹的特征

须注意检查皮疹的形态、分布、大小、数量、颜色、坚实度等，并注意检查出疹和退疹的演变过程。如麻疹的皮疹红棕色，先出现于面、颈，以后向下发展出现于躯干、四肢，出疹 3 日后面颈，躯干皮疹常较融合，而下肢皮疹常较分散，5—6 日皮疹消退，棕色素沉着，糠麸样脱屑，而手、脚不脱屑。猩红热皮疹呈针尖样点状红疹，成片分布，压之退色，皮疹先出现于肢体屈侧，24 小时内迅速分布于全身，前额、颊部潮红，环口苍白圈，颈、腋、腹股沟、腘窝部皮肤皱褶处皮疹连成红色线纹，退疹后大片脱皮，包括手掌足底也脱皮。流行性脑脊髓膜炎先出现前驱疹，呈红色斑丘疹，以后转变成瘀点、瘀斑，分布不规则。肠道病毒感染皮疹为红色斑丘疹，全身分散分布，无色素沉着，也不脱屑。皮肤黏膜淋巴结综合征全身分布斑疹和丘疹，分散而不融合，手掌足底红肿，唇、口腔黏膜、舌、结合膜干燥潮红，数天至数周后脱屑。

2. 其他特异表现

麻疹病人体征有颊黏膜斑（科氏斑），口腔颊黏膜处有成片呈黄白色细沙粒样小白点，周围呈红晕。风疹病人常有耳后，枕部淋巴结长大。猩红热患者常有杨梅舌，渗出性或脓性扁桃体炎。流行性脑脊髓膜炎患儿有脑膜刺激征。肠道病毒感染脑脊液常呈无菌性脑膜炎之改变等。

（三）实验检查

1. 微生物学检查

用于感染性疾病病原学诊断，包括涂片染色查病原微生物、培养和动物接种等。如患流行性脑脊髓膜炎时瘀斑穿刺液涂片染色查脑膜炎双球菌，患猩红热时咽拭子培养乙型溶血性链球菌。肠道病毒感染时粪便、咽拭子、血、脑脊液可培养分离出肠道病毒或柯萨奇病毒等。

2. 血清学试验

适用于感染性疾病，包括血凝抑制试验、中和试验、补体结合试验、ELISA、PCR。如麻疹常用血凝抑制试验，恢复期抗体滴度增高 4 倍以上或滴度在 1：256—1：1024 即可诊断。猩红热和风湿病时测定血清抗链球菌溶血素“O”超过 500U，说明近期有链球菌感染。

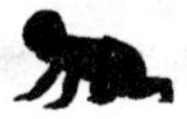

3. 皮疹细胞学检查

疱疹、大疱经挑破疱膜，放出疱液后，用刀片刮取疱底物涂片，染色检查细胞形态，以协助诊断。如单纯疱疹可查见气球细胞，天疱疮，查见棘状层松解变性的表皮细胞，疱疹样皮炎有较多中性粒细胞。

4. 皮肤活体组织检查

适用于结缔组织疾病或恶性肿瘤样疾病。

5. 皮肤过敏试验

用于过敏性疾病的检查。皮肤过敏试验分斑贴法、划痕法、皮内注射法等。斑贴法不可靠，阳性试验结果不一定是致敏物所致，阴性结果也不能否定诊断，目前常用皮内注射法，皮内注射 0.1—0.2 mL 试物注射液，经 20—30 分钟，注射局部发生风团或红肿结节，即为阳性反应。

6. 其他

血液疾病应作骨髓穿刺检查，肝、脾、淋巴结穿刺检查，凝血因子测定，血小板计数等。红斑性狼疮查狼疮细胞、抗核抗体等试验，类风湿病查乳胶凝集试验、类风湿因子等。

（四）婴幼儿皮疹的常见疾病

1. 麻疹

前驱期 3—5 天，发热，上呼吸道卡他症状，结合膜炎，鼻炎、咳嗽，口腔颊黏膜斑，常见于颊黏膜近臼齿处约 0.5—1 mm 大小散在细小沙粒状黄白色小点，其周围有红晕，也可见于下唇内侧面与牙龈之间，软腭及咽弓等处黏膜，暗红色斑丘疹相互融合，先出现于耳后，颈部，以后向下发展到躯干四肢，3 天后开始退疹。呈褐色色素沉着和糠麸样脱屑。疑难病人作红细胞凝集抑制试验以协助诊断。

2. 风疹

前驱期半天或一天，表现为低热或不发热，上呼吸道卡他症状轻。耳后和枕部淋巴结肿大，压痛。淡红色小斑丘疼，先出现于面部，1 天内迅速遍及全身，2—3 天迅速退疹，呈细小糠麸样脱屑，不留色素沉着。疑诊病人作病毒分离和血清学试验可协助诊断。

3. 幼儿急疹

病原系人疱疹病毒 6 型（HVV-6）引起。前驱期 3 天，高热，但一般状况良好，高热骤退时出现皮疹。皮疹呈玫瑰色细小斑丘疹，先出现于颈部和躯干，迅速波及全身，1—2 日消退，不脱屑，不留色素沉着。血白细胞计数明显减少，分类计数淋巴细胞明显增高。

4. 肠病毒感染

埃可病毒和柯萨奇病毒感染前驱期 3—4 日，表现为发热、头痛、咽痛、肌痛、结合膜炎，出疹时体温不降，皮疹类似风疹，呈全身散在分布的红色小斑丘疹，退疹时不脱屑，无色素沉着，大便、咽拭子、血液、脑脊液可分离出病毒，血清中和试验可确定诊断。

5. 猩红热

前驱期 1 天，表现为高热，头痛，呕吐，咽痛，渗出性扁桃体炎，猩红色点状斑疹先出现于颈部，24 小时迅速分布全身。皮疹呈弥散性，皮肤皱褶处密集连成红线。可有环口苍白圈、杨梅舌。咽拭子培养可有乙型溶血性链球菌生长。

6. 流行性脑脊髓膜炎

前驱期 1—2 天，症状体征有发热、呕吐、激惹、头痛，全身皮肤、黏膜出现瘀点瘀斑，分布不规则，有的病人在出现瘀点瘀斑前，可见玫瑰色斑丘疹，病情重者，瘀点瘀斑迅速扩大、融合、坏死，1—2 天后病人发生谵妄、昏迷、惊厥，脑膜刺激征阳性。瘀斑穿刺涂片，腰椎穿刺脑脊液涂片和培养可查见脑膜炎双球菌。

7. 水痘

无前驱期，低热、全身不适，常与皮疹同时出现，皮疹分批出现，发展迅速，分布呈向心性，躯干较四肢多，同一部位可见各阶段皮疹，即丘疹、疱疹、结痂同时存在。疑诊时取疱疹液分离病毒，做血清补体结合试验协助诊断。

8. 手足口病

本病是由多种人肠道病毒引起的传染病，多发生于 5 岁以下的儿童，尤其是 3 岁以下儿童，以发热和手、足、口腔等部位的斑丘疹或是疱疹为主要特征，少数患儿可引起心肌炎，肺水肿、无菌性脑膜炎等并发症。个别重症病人如果病情发展快，可导致死亡。

9. 脓疱疮

由金黄色葡萄球菌和乙型溶血性链球菌引起，初起为一个或数个小红点，迅速扩大成水疱，水疱液由草黄色浆液性转变成脓性，水疱周围红晕，脓疱干后结成黄痂，去除疱膜或厚痂即露出糜烂面。脓疱分布以头面、四肢暴露部位较多，有很强的接触传染性。脓疱液可培养出致病菌。

10. 新生儿天疱疮

新生儿患脓疱疮时因皮肤柔嫩，脓疱可迅速由豌豆大小扩大到核桃大小或更大，呈大疱性脓疱疮，亦称新生儿天疱疮。疱膜较薄，擦破后露出潮红光滑的糜烂面，病儿全身症状重，常致衰竭死亡。脓疱液培养可有致病菌。

11. 皮肤念珠菌病

表现为皱褶处皮肤糜烂，会阴、肛门，腋窝、指（趾）间的潮红并糜烂；甲沟发炎，红肿但不化脓，皮肤出现扁平丘疹，米粒大小，散在分布于颈、背、会阴部皮肤。其表面常有薄层鳞屑。广泛皮肤假丝酵母病，皮疹先为分散的浅水疱、水疱性脓疮，破裂后留剥离的表皮，蔓延融合成大片皮脂溢性皮炎样皮损。局部检查有大量菌丝和芽孢，培养有白假丝酵母生长。

12. 婴儿湿疹

多数呈湿烂型，多见于肥胖儿。在额部和面颊出现红斑、丘疹，密集水疱，剧痒，搔抓摩擦后成片糜烂，渗出淡黄色透明浆液，干燥后结黄色薄痂。少数瘦弱婴儿湿疹呈干燥型，表现为红斑、丘疹，薄屑，渗液少，较干燥。室温过高、肥皂洗擦、搔抓揉擦均可诱使湿疹复发和加重。

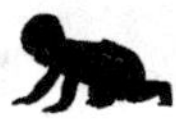

13. 尿布性皮炎

又称尿布疹，婴儿臀、背、股、会阴、阴囊、阴唇等和尿布接触的部位产生红斑。重症者于红斑上发生水疱，擦破后露出湿烂面，有时也可出现红色丘疹、脓疱和溃疡。

14. 丘疹样荨麻疹

多见于婴儿和学龄儿，好发于夏秋季节，四肢和躯干分批发生风团性红斑，中央有针头至黄豆大小的丘疹，以后风团性红斑消失，而丘疹持续 1—2 周，丘疹顶端可有水疱、脓疱、结痂，新的皮疹陆续分批出现，故风团、丘疹大疱可同时存在。

15. 血友病

患者自幼有出血倾向，轻微创伤可致皮下血肿，关节、肌肉和内脏严重出血，当运动、拔牙或是外科手术后出血不止。

16. 黏膜皮肤淋巴结综合征（又名川崎病）

症状体征有发热（ > 5 天）、咽炎、表浅淋巴结肿大；4—6 天后全身出现红色斑疹、丘疹，分散而不融合，手掌、足底红斑、硬性水肿，唇、口腔黏膜潮红、皲裂，眼结合膜充血；恢复期甲床皮肤、肛周皮肤膜样脱皮，心电图检查：P-R 间期、Q-T 间期延长，低电压，ST-T 改变，异常 Q 波，心律失常等。冠状动脉造影常 30% 可发现冠状动脉狭窄，血栓阻塞，动脉瘤等。目前尚无特异性化验检查确定诊断。

17. 多型性糜烂性红斑

特异性病人用磺胺类、卡马西平、丙戊酸钠、拉莫三嗪等抗癫痫药物后，偶有发生口腔炎、眼结合膜炎、尿道炎、多型性红斑、大疱形成、渗出及表皮脱落，同时伴有发热、白细胞增高，甚至致死。

四、皮疹的处理原则

（一）内用药

1. 抗生素

常用于感染性疾病，根据病原体的对药物的敏感性而选择不同的药物，化脓性感染可分别选择青霉素、头孢类抗生素。

2. 糖皮质激素

激素常有抗过敏、抗炎症、抗增生、抑制免疫反应等作用，适用于过敏性疾病，结缔组织病和严重感染性疾病，如剥脱性皮炎、系统性红斑狼疮。

3. 免疫抑制药

适用于自身免疫反应疾病。免疫抑制剂只能暂时缓解症状，不能根治疾病，且药物毒性较大，用时必须慎重。

4. 抗组胺药

能阻断平滑肌、毛细血管内皮细胞、神经组织上的组胺受体，和组胺竞争而起拮抗作用，可用于多种瘙痒或过敏性疾病，如荨麻疹、血管性水肿、湿疹、接触性皮炎，多形红斑。

5. 维生素

用于维生素缺乏症和其他某些皮肤病，如维生素 A 治疗毛囊角化病、痤疮；复合维生素 B 治疗脂溢性皮炎、带状疱疹、湿疹、多形红斑、口角炎、唇炎、舌炎；维生素 C 治疗荨麻疹、剥脱性皮炎；维生素 D 治疗硬皮病、冻疮、皮肤结核病；维生素 E 治疗红斑狼疮、皮肌炎；维生素 K 治疗慢性荨麻疹、冻疮；维生素 P 治疗出血性疾病。

（二）外用药

根据治疗目的不同，分别选用各种药物，如清洁剂、止痒剂（如 0.25% 薄荷止痒剂）、抗菌（如复方新霉素）和杀菌剂、抗真菌剂（如咪唑类）、角质促成剂、角质松解剂（如 3% 水杨酸、复方苯甲酸软膏）、收敛剂（如硝酸银）、保护剂（如紫草油）等。根据皮肤病炎症阶段不同而选用各种不同剂型，如急性期皮肤弥漫发红，用粉剂或振荡剂，如炉甘石洗剂。急性期渗液用硼酸溶液湿敷为主。亚急性期用乳剂如氧化锌乳剂或糊剂。过敏性炎症用氟轻松、糠酸莫米松乳剂、氟芬那酸丁酯软膏或乙氧苯柳胺软膏等。慢性期皮肤鳞屑、苔藓样变用糊剂或软膏，例如尿素霜。小儿皮肤较柔嫩，用药宜温和。大面积皮肤损害用药浓度宜低，毒性应小。避免引起吸收中毒。

（三）物理疗法

物理疗法包括电疗，有高周波电流、电解法、电烙术；水疗，有温浴（温泉疗法）、热浴、冷浴；光疗，有紫外线、X 线、激光；其他如红外线、氧气疗法等。可结合病情选做辅助治疗。

案例：男孩，2 岁，因发现手足疱疹 2 天，发热 0.5 天，就诊我院急诊科，医生查体发现患儿咽峡部可见疱疹，部分有破溃化脓，双手掌、双足底可见散在斑丘疹和疱疹，医生诊断手足口病。应如何指导此患儿家长进行哪些方面的院外处理？

分析：

1. 儿童患手足口病时要及时隔离治疗，不要让居家治疗的患儿接触其他儿童，父母要及时对患儿的衣服进行晾晒和消毒，对患儿粪便及时进行消毒处理，避免交叉感染。

2. 适当休息，饮食要清淡。因口中有疱疹，患儿进食会比较困难，最好喂食清淡、易于消化、柔软的流质或是半流质，禁食冰冷、辛辣、咸的食物，适当补充维生素 B 和维生素 C，有利于身体恢复。

3. 年龄较大的儿童要及时漱口，保持口腔清洁。

4. 保持局部皮肤清洁，避免出现继发细菌感染。

5. 手足口病没有特殊治疗方法，以对症治疗为主。若伴有发热，可在医生指导下合理地选用安全、有效的退热药。

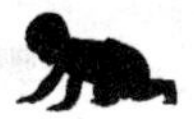

6. 轻症患儿无须住院，可居家治疗，同时注意休息，避免交叉感染，当患儿出现精神倦怠、嗜睡、易激惹、烦躁不安、惊跳、肌肉抖动、吞咽困难、四肢无力、持续性高热≥ 12 小时，应该及时到医院就诊。

本章小结

本章节对婴幼儿常见的发热、哭闹、多汗、食欲缺乏和偏食、咳嗽、呼吸困难、腹痛、腹泻、呕吐、惊厥、皮疹这 11 种症状和体征的原因、表现、鉴别和处理原则进行阐述。部分症状如发热、呼吸困难、惊厥等涉及儿科的急危重症，需要紧急处理。婴幼儿疾病中以感染性疾病占多数，且无明显的定位症状和体征，对病情的表述常有困难且不准确，需要仔细地观察精神状态、大小便情况，有助于判断病情。发病的年龄、季节，以及流行病学有助于某些疾病的鉴别。儿科疾病的处理原则应该强调综合治疗，及时处理，恢复较快，预后较好。

延伸学习

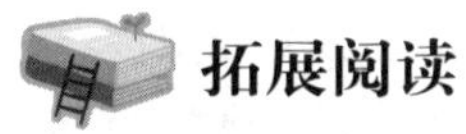

拓展阅读

发热篇：有关发热的知识拓展

凡事都有两个方面，同样发热对机体的影响也有利和弊的方面。有利的方面表现在以下方面：第一，发热是机体炎症反应中的组成部分，在抗感染方面起一定作用；第二，在体温 38℃—40℃时，白细胞吞噬功能最强，并杀灭大部分的细菌；第三，中性粒细胞制造更多的过氧化离子，更具活性的干扰素；第四，细菌和病毒的复制直接受到抑制，代谢率增加。不利的方面表现在以下方面：第一，氧耗增加，二氧化碳产生增加；第二，对心血管和呼吸系统的需求增加（尤其对休克或心肺异常的儿童是个麻烦的问题）；第三，使患儿感到不舒服，易致高热抽搐，加重脑损害。非紧急危急生命的发热患儿的临床评估过程可以参考以下方面：①发热的高度。它不能预测疾病的严重程度，但对于小于 3 个月的婴儿，体温≥ 38℃或对于 3—6 个月体温≥ 39℃，提示发生潜在严重感染的可能性大大增强。交际性微笑是其中一个最好的表明儿童健康的预测指标，通过外表有无中毒性表现，初步判断孩子疾病的严重程度。②选择性化验。对于发热的孩子，医生一般都会建议检查血常规和 C- 反应蛋白。因为血常规和 C- 反应蛋白增高往往提示细菌感染，需要抗生素进行抗感染治疗，可以初步判断是否需要门诊观察或住院治疗。如果血常规和 C- 反应蛋白正常，孩子一般状态好可以选择居家观察，注意松包裹，口服退热剂，保持空气流通，因为降温往往需要通过辐射、对流、传导等途径进行。危重发热患儿的评估要点可以参考以下方面：如果心率高于体温升高所代偿的心率增快可能是严重感染、特别是脓毒性休克早期的指标。毛细血管再充盈时间≥ 3 秒提示中等危险度的严重感染，结合心率增快，须测量血压。小于 3 个月患儿如果体温≥ 38℃，或 3—6 个月患儿体温≥ 39℃提示高等危险度的严重感染，须积极排除严重感染，还须评估发热患儿的脱水情况如毛细血管再充盈时间、异常皮肤弹性、异常呼吸模式、脉搏的强弱及肢端的冷暖。发热不会把脑袋烧坏，发热可以说是儿童本身免疫系统和入侵体内的病原体抗衡的机体表现。有些神经系统疾病，比如病毒性脑炎、化脓性脑膜炎等的发热，可能会出现神经系统后遗症，诸如癫痫、脑瘫、智力障碍、肢体运动障碍等。事实上，儿科门诊急诊大部分的发热儿童，都是普通的呼吸道感染，这种发热并不会对儿童脑神经产生不良影响。如何选择适合 0—5 岁儿童的体温测量工具和测量部位呢？儿童测量体温（肛温、腋温），可选择电子体温计或水银体温计进行测量，其两者温度差异小。电子体温计测得儿童额温比水银体温计测得儿童肛温低约 0.2℃，电子体温计测得儿童口温比水银体温计测得儿童肛温低约 0.5℃。儿童汞元素暴露主要来自于水银体温计使用中的破碎，并且可导致玻璃碎片损伤。电子体温计是替代水银体温计测量体温的理想工具之一。红外线体温计稳定性差，须多次测量，取平均值。物理降温在发热儿童中的疗效与安全性。虽然在对乙酰氨基酚退热基础上联合温水擦浴短时间内退热效果更好些，但会明显增加患儿不适感，不推荐使用温水擦浴退热，更不推荐冰水或酒精擦浴方法退热。退热药物又该如何选择呢？≥ 2 个月，肛温≥ 39.0℃（口温 38.5℃，腋温 38.2℃），或因发热出现了不舒适或情绪低落的发热儿童，推荐口服对乙酰氨基酚，剂量为每次 15 mg/kg，两次用药的最短时间间隔为 6 小时；≥ 6 个月儿童，推荐使用对乙酰氨基酚或布洛芬，布洛芬的剂量每次为 10 mg/kg，2 次用药的最短时间间隔为 6—8 小时，布洛芬和对乙酰氨基酚的退热效果和安全性相似。

惊厥篇：有关高热惊厥的知识拓展

儿童发热后（大多高于 38℃）突然发生的抽搐，医学上称之为热性惊厥，表现为意识丧失、双眼上翻、牙关紧闭、四肢抽动。高热惊厥是小儿时期较常见的中枢神经系统功能异常的紧急症状，好发年龄为 6 个月—5 岁，以 9—20 个月为高峰，其发病率约为 2%—4%，在欧美为 2%—5%。热性惊厥大多由于各种感染性疾病引起，以上呼吸道感染最为多见。惊厥多发生于高热时，持续时间比较短，一般数秒至数分钟，很少超过 5 分钟，惊厥停止后，患儿也随之清醒。一般情况下，在患病的过程中只抽一次，基本都发生在发病的初期，也就是体温升高的初期。高热惊厥绝大多数表现为一种良性自限性疾病，可有家族史。其中转为癫痫的比例不超过 5%。高热惊厥约多数发生在家中或幼儿园，患儿发作的样子可怕，大多数家长都感到惊慌失措，尤其是第一次。在孩子第一次发作惊厥时，家长首先要镇静，不要大喊大叫，乱摇患儿。高热惊厥的家庭急救要点包括以下方面：第一，将患儿放在没有锐物的地板或床上，不要垫枕头，把头偏向一侧侧卧，以便唾液或呕吐物可以顺利流出口腔，不要往孩子的口腔里塞任何东西，相反，如果口腔内有东西，尽量轻柔地取出，防止误吸，避

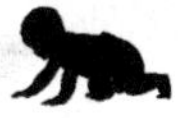

免呼吸道的堵塞造成窒息。第二，很多家长可能担心抽搐发作的时候孩子会咬断舌头，所以把手指、筷子，甚至金属汤匙等物件强行塞入孩子口中，殊不知，这样反而会导致舌头偏斜，被牙齿咬到，或者导致舌头向后堵塞气道，甚至导致孩子的牙齿脱落，掉入气道造成窒息。第三，多数孩子在 1—2 分钟后惊厥即自行停止，待抽搐停止后可以就近医院进一步诊疗。很多家长担心抽搐后孩子会“抽傻了”，研究表明，除非并发颅内感染等并发症，< 5 分钟的惊厥发作并不会影响到孩子将来的智力水平。如果孩子惊厥持续时间超过 5 分钟，即应立即拨打 120 或尽快送至就近医院治疗。第四，发作期间避免刺激患儿（如按压刺激人中的传统做法），没有证据表明按压人中会更快地终止发作，也不要按压抽动的肢体，以免发生骨折。同时，家长不要给孩子穿得过多、盖得过厚，即不要“捂孩子”，积极用物理方法或药物退烧。第五，需要说明的是，积极退热并不能预防热性惊厥的发生，正确使用抗惊厥药物才有可能预防下一次的发作。如果首次惊厥发作，家长可以接受再次惊厥发作的可能，可以暂时不用药，先予观察。一次热性惊厥发作后再次发作的机率为 33% 左右。但是如果孩子的父母有热性惊厥史，初次发作的年龄小，初次发作的体温低，从发热到发生惊厥间隔时间短，那么孩子复发的风险增高，可以使用抗惊厥药物来预防惊厥发作。如何正确应用抗惊厥药物呢？

由于口服抗惊厥药物要达到有效控制惊厥作用的血药溶度需要经过一定的服药时间才能达到。因此，考虑口服用药预防突然的惊厥发作，主要有以下两种方式（在医生的指导下使用）：第一，间歇使用抗惊厥药物，即平时不用药，只在每次患发热性疾病的初期，或当体温升高达 37.5℃时，即给予抗惊厥药物，首先选用地西泮片剂口服，每 8 小时 1 次，共服用 3 次。第二，长期服用抗惊厥药物，如果孩子发病前已经有中枢神经系统发育异常的表现，或发作时间长，或低热即引起反复发作者及间歇给药预防发作失败者，建议给予丙戊酸钠或苯巴比妥长期口服预防，并注意预防药物的不良反应。

学习活动

安排学生到儿科病房、儿科门急诊、儿童保健门诊进行婴幼儿常见疾病及相关症状的见习和实习，从而达到理论和实践的有效结合。

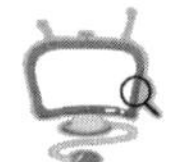

复习与思考

1. 发热的临床经过一般分为哪 3 个阶段？
2. 简述婴幼儿病理性哭闹的临床特点。
3. 简述婴幼儿多汗的原因。
4. 简述婴幼儿食欲不良和偏食的原因。
5. 简述婴幼儿咳嗽的原因。
6. 简述婴幼儿呼吸困难的表现。

7. 简述婴幼儿腹痛的表现。
8. 简述婴幼儿腹泻严重程度如何分度。
9. 简述婴幼儿呕吐的表现。
10. 简述婴幼儿惊厥的常见疾病。
11. 简述手足口病的院外处理原则。

第七章　婴幼儿意外伤害的防护与处理

学习目标

1. 知识目标：了解婴幼儿意外伤害的表现。
2. 能力目标：掌握婴幼儿意外伤害的处理方法及防护措施。

第一节　皮肤外伤（擦伤、挫伤）

一、皮肤外伤的表现

（一）擦伤

擦伤是由于钝器（略有粗糙）机械力摩擦的作用，造成表皮剥脱、翻卷为主要表现的损伤（图 7–1）。可表现为抓痕、擦痕、撞痕、压痕、压擦痕等，可伴有红肿、疼痛、局部出血。

（二）挫伤

挫伤系指人体运动系统皮肤以下骨骼之外的肌肉、韧带、筋膜、肌腱、滑膜、脂肪、关节囊等组织以及周围神经、血管的不同情况的损伤（图 7–2）。这些组织受到外来、内在的不同致伤因素的作用，造成组织破坏和组织生理功能紊乱产生损伤。表现为：

1. 疼痛：与暴力的性质和程度，受伤部位神经的分布及炎症反应的强弱有关。
2. 肿胀：因局部软组织内出血或（和）炎性反应渗出所致。
3. 功能障碍：指引起肢体功能或活动的障碍。

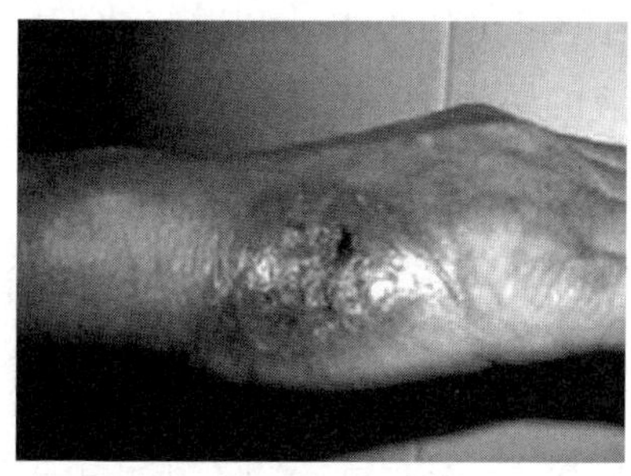

图 7–1　擦伤

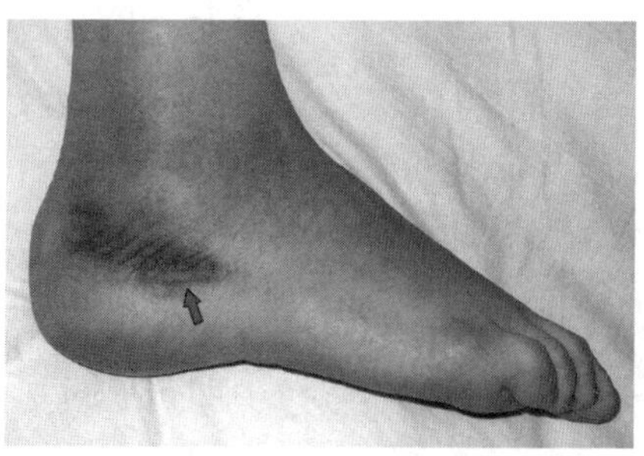

图 7–2　挫伤

4. 伤口或创面：据损伤的暴力性质和程度可以有不同深度的伤口或皮肤擦伤等。

二、处理方法

（一）擦伤的处理

1. 清创

由于擦伤表面常常沾有一些泥灰及其他脏物，所以清洗创面是防止伤口感染的关键步骤。可用淡盐水（1000 mL 凉开水中加食盐 9 g，浓度约 0.9%），没有条件也可用自来水、井水边冲边用干净棉球擦洗，将泥灰等脏物洗去。

2. 消毒

有条件者可用碘酒、酒精棉球消毒伤口周围，沿伤口边缘向外擦拭，注意不要把碘酒、酒精涂入伤口内，否则会引起强烈的刺激痛。也可用 20% 桉叶煎剂代替碘酒、酒精消毒皮肤。

3. 上药

可在创面上涂一点红药水（红汞），此药有防腐作用且刺激性较小。但要注意不宜与碘酊同用，因两者可生成碘化汞，对皮肤有腐蚀作用；汞过敏者忌用。新鲜伤口不宜涂紫药水（龙胆紫），此药虽杀菌力较强，但有较强的收敛作用，涂后创面易形成硬痂，而痂下组织渗出液存积，反而易引起感染。

4. 包扎

用消毒纱布或清洁布块包扎伤口，小伤口也可不包扎，但都要注意保持创面清洁干燥，创面结痂前尽可能不要着水。

5. 感染创面的处理

如果创面发生感染，可用淡盐水先将伤口洗净再涂以碘酊。或将鲜紫花地丁研细，加热消毒后，加等量甘油，和两倍水，调成糊状，涂敷患部，每天或隔天换药 1 次。对皮肤及浅表软组织早期化脓性炎症，敷药数次，即可见效。

6. 皮肤擦伤慎用创可贴

许多人擦伤皮肤后，习惯贴一片创可贴了事，但擦伤的伤口不适宜用创可贴，而应该用紫药水消炎，让伤口自然暴露在空气中，以待愈合。这是因为，擦伤皮肤的创面比普通伤口大，再加上普通创可贴的吸水性和透气性不好，不利于创面分泌物及脓液的引流，反而有助于细菌的生长繁殖，容易引起伤口发炎，甚至导致溃疡。

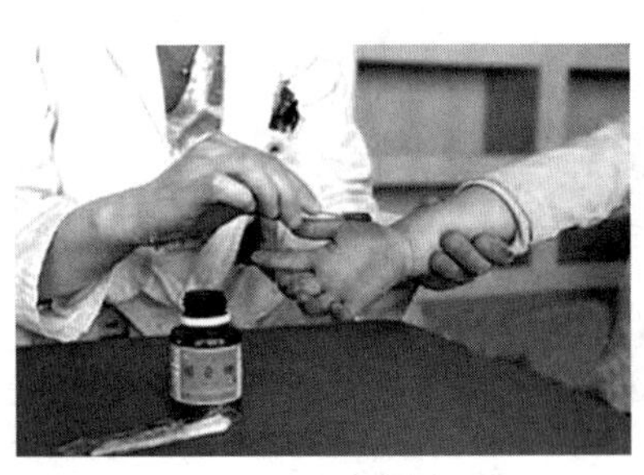

图 7-3 擦伤的处理

小儿奔跑玩耍时不慎跌倒，而致局部皮肤擦伤，这种擦伤伤口较浅，一般不用去医院，只要在伤口上涂些碘酊即可（图 7-3）。如果创面较脏，可用清水冲洗干净。否则，伤面口愈合后，脏东西可能留在皮肤里去不掉了。面

 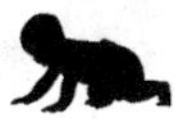

部擦伤时尤其应注意，以免影响孩子的容貌。擦伤的创面不必包扎，但注意避免沾水及沾上尘土及其他脏物，以防止创面感染。脸部的擦伤，须注意如有砂子、煤渣嵌入皮肤时，及时用软刷子刷洗创面，不能让渣屑留于皮肤内，一般不要涂抹紫药水。如果擦伤面较大，在面部创面清洁消毒后，敷上油纱布，再包扎好。

（二）挫伤的处理

1. 加压

患者须尽早使用护踝或者弹力绷带，限制肿胀，保护组织继发性损伤。

2. 抬高

患者如四肢挫伤，立刻抬高，可高于心脏水平以上，有利于肿胀减轻和防止进一步肿胀。

3. 冷敷或冰敷

患者在能忍受的温度下尽可能地增加冷敷的时间，作用是封闭断裂的毛细血管，减少出血、水肿，有一定止痛作用，但冰敷只在受伤后的前 24 小时内进行就可以了。

4. 热敷

患者须在受伤 24 小时后或稍晚开始热敷，温度控制在 50—60℃，每次半小时，每天 2 次以上，可坚持数天、数周直至疼痛症状完全消失，作用是利于肿胀消退、改善局部循环、利于软组织愈合。热毛巾、热水袋、热水足浴、红外理疗机等都是不错的选择。

5. 早期制动、休息

患者伤后的前几天，需要充分的休息，过早的、不合理的活动会增加康复所需的时间。

6. 功能练习

患者根据组织的肿胀情况、恢复进展做合理的运动，有利于尽早地恢复大部分功能。普通挫伤，2—3 天就可以在医生的指导下进行康复练习。经过精心处理和治疗的挫伤，大部分都会恢复满意的功能。

案例：俊俊课间活动时在走廊跑来跑去，不小心摔了一跤，哇哇大哭。校医过来检查，发现俊俊左小腿肿胀明显，用手指轻轻一压腿，俊俊立即痛得大叫，不能站立。查看腿骨外形正常，没有骨擦音。于是校医用弹力绷带缠伤处 4 圈压迫限制肿胀，又让俊俊躺下，用凳子把腿垫高，立即从冰箱里取出冰块包裹上毛巾，置于伤处冰敷。过了一会儿，俊俊的疼痛和脚肿消退了。医生让俊俊这几天多休息，少运动，从明天开始用毛巾热敷，并打电话让家长接回家。

三、防护措施

（一）使用防滑垫或防滑地板。

（二）桌角柔软防护包边。

（三）教育婴幼儿懂得安全要点，明白什么是危险并说明防范措施。

（四）教育幼儿在游戏中勿推挤、拉扯、互丢东西。

第二节 扭 伤

一、扭伤的表现

扭伤是闭合性软组织损伤之一。多在外力作用下，使关节发生超常范围的活动，造成关节内外侧副韧带损伤。关节出现疼痛、肿胀、皮下瘀血、关节功能障碍等症状，其程度随损伤程度而加重。轻者发生韧带部分纤维断裂，重者则韧带纤维完全断裂，并引起关节脱位或半脱位，同时合并关节内滑膜和软骨损伤。在幼儿运动中较为常见，多发于腰、踝、膝、肩、腕、肘、髋等部位。

二、处理方法

扭伤发生48小时内使用冰袋冰敷，之后冷热交替。在仍然疼痛的时候尽量避免使用扭伤的肌肉。当疼痛减缓后，开始缓慢地做一些适度的恢复性运动。

（一）急性期

首先要区分伤势轻重。一般来讲，如果自己活动时扭伤部位虽然疼痛，但并不剧烈，大多是软组织损伤，可以自己医治。如果自己活动时有剧痛，不能站立和挪步，疼在骨头上，扭伤时有声响，伤后迅速肿胀等，是骨折的表现，应马上到医院诊治。踝扭伤后48小时内，应用冰敷抬高压迫予以紧急处理（图7-4）。病患可先用弹性绷带或充气式固定器加以压迫防止进一步肿胀，同时将下肢抬高增加静脉血回流以防肿胀。此时更是冰敷的最佳时机，将冰块包上毛巾就是最简单的冰敷用具。冰敷目的在于防止内出血持续。热敷和冷敷都是物理疗法，作用却截然不同，要正确使用热敷和冷敷。血遇热而活，遇寒则凝，所以在受伤早期宜冷敷，以减少局部血肿；在出血停止以后再热敷，可加速消散伤处周围的瘀血。一般而言，受伤24—48小时后开始热敷。

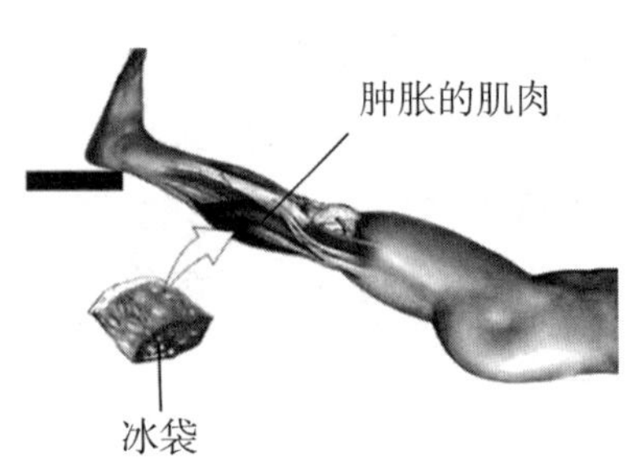

图7-4 扭伤的急性期处理

（二）亚急性期

此期可开始接受物理治疗，主要为超音波与经皮电刺激治疗。居家患者患部可泡热水，不痛范围在热水中轻轻活动5分钟，随后泡冷水静止一分钟，如此反复冷热交替，结束时也是泡热水。平时走路最好穿上护踝。还可以进行一些药物治疗。伤处可贴膏药，在敷药前

 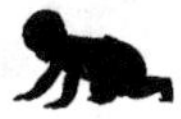

可按摩伤处，用双手拇指轻轻揉动，揉动方向是从下至上，这样既能止痛又能消肿。

（三）慢性期

可开始小步慢跑，或者活动扭伤部位。最好穿护踝再跑，即使治疗得当，最好也要等 6 周再渐渐恢复原来的运动量。在此之前锻炼小腿足外翻肌肉，是确保不再扭到的关键。

案例：小明上体育课时没有认真跟着老师做准备活动，练跑步时和小朋友追逐打闹，在快速奔跑过程中被绊倒。校医检查发现小明右踝关节小腿肿胀明显，皮下瘀血，周边有皮肤擦伤，局部出血，不能站立。查看腿骨外形正常，没有骨折征象。于是先用碘酊由内向外对伤口进行了仔细消毒，覆盖纱布包扎后，用弹力绷带缠伤处 4 圈压迫限制肿胀，又让小明躺在床上，用被子把腿垫高，立即从冰箱里取出冰块包裹上毛巾，置于伤处冰敷，直到小明停止流血、疼痛和脚肿消退。医生让小明这几天减少运动，尤其尽量不要活动右脚，并打电话让家长接回家，并嘱咐从明天开始用毛巾热敷。

三、防护措施

从医学的角度考虑，主动预防运动损伤与损伤后及时、正确的处理是非常重要的。那么，如何有效预防呢？主要有以下几个方面：

（一）幼儿运动前准备活动要充分

在实际工作中，不少运动损伤是由于准备活动不足造成的。因此，在训练前做好准备活动十分必要。

（二）注意间隔放松

在训练中，每组练习之后为了更快地消除肌肉疲劳，防止由于局部负担过重而出现的运动伤，组与组之间的间隔放松非常重要。

（三）防止局部负担过重

运动量过分集中，会造成机体局部负担过重而引起运动伤。

第三节　烫　　伤

一、烫伤的表现

烫伤（scald）是由无火焰的高温液体（沸水、热油、钢水）、高温固体（烧热的金属等）

或高温蒸气等所致的组织损伤（图 7–5）。常见低热烫伤，低热烫伤又可称为低温烫伤。是因为皮肤长时间接触高于体温的低热物体而造成的烫伤。接触 70℃的温度持续 1 分钟，皮肤可能就会被烫伤；而当皮肤接触近 60℃的温度持续 5 分钟以上时，也有可能造成烫伤，这种烫伤就叫做低温烫伤。

由于低热烫伤常发生在人体下肢。一般情况下，皮肤与低温热源短时间接触，仅造成真皮浅层的水疱型烫伤，但如果低温热源持续作用，就会逐渐发展为真皮深层及皮下各层组织烫伤。低温烫伤和高温引起的烫伤不同，创面疼痛感不十分明显，仅在皮肤上出现红肿、水疱、脱皮或者发白的现象，面积也不大，烫伤皮肤表面看上去烫伤不太严重，但创面深，严重者甚至会造成深部组织坏死，如果处理不当，严重时会发生溃烂，长时间都无法愈合。烫伤的严重程度主要根据烫伤的部位、面积大小和烫伤的深浅度来判断。烫伤在头面部，或虽不在头面部，但烫伤面积大、深度深的，都属于严重者。

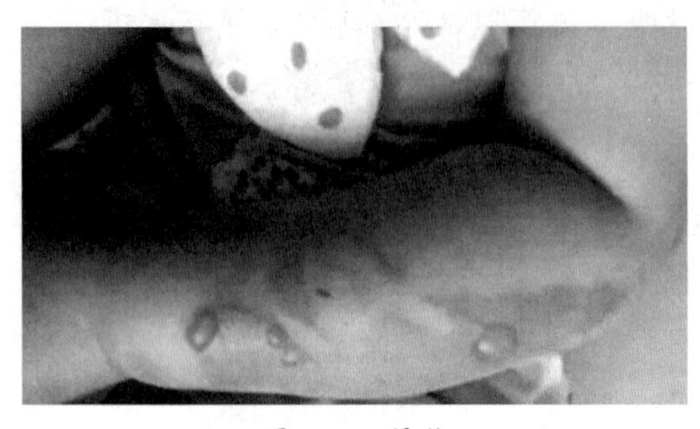

图 7–5　烫伤

烫伤的程度，一般分为三度。

（一）一度伤

烫伤只损伤皮肤表层，局部轻度红肿、无水疱、疼痛明显。

（二）二度伤

烫伤是真皮损伤，局部红肿疼痛，有大小不等的水疱。

（三）三度伤

烫伤是皮下，脂肪、肌肉、骨骼都有损伤，并呈灰或红褐色。

二、处理方法

（一）处理原则

刚被烧伤、烫伤时，可以对伤处进行降温处理，防止余热对肌肤深层组织造成伤害，同时可以缓解痛感。

（二）操作方法

先用凉水把伤处冲洗干净，然后把伤处放入凉水浸泡半小时，能够快速吸收烧烫伤处的余热。一般来说，浸泡时间越早，水温越低（不能低于 5℃，以免冻伤），效果越好。但伤处已经起疱并破了的，不可浸泡，以防感染。

（三）注意事项

如烫伤严重，不能用生冷水冲洗或者浸泡伤口，否则会引起肌肤溃烂，加重伤势，大大增加留疤的几率。严重烫伤者，在转送途中可能会出现休克或呼吸、心跳停止，应立即进行人工呼吸或胸外心脏按压。伤员烦渴时，可给少量的热茶水或淡盐水服用，绝不可以在短

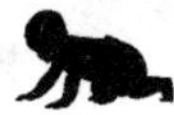

时间内饮服大量的开水，而导致伤员出现脑水肿。

一旦发生低温烫伤，先用凉毛巾或凉水冲一下烫伤处，以达到降温的目的，要及时就医，切忌用酱油或是牙膏涂抹烫伤处，容易引起烫伤处感染。因为低温烫伤会伤及肌肤的深部，治疗的时间也会加长，治疗上也比较麻烦。

（四）手术治疗

创面深且严重的低温烫伤，通过局部换药的方法很难治愈，须采用手术方法把坏死组织切除，依烫伤的程度而异，必要时接受外科治疗。

案例：欣欣倒水时不小心被溅出来的开水烫到了。老师检查后发现，欣欣手臂上有一粒水疱，直径 3 mm，有红肿、脱皮，疼痛明显。身边的小朋友告诉老师，溅出来的开水不太多。于是老师先用凉开水冲洗降温，然后让欣欣把伤处放入凉水浸泡半小时，吸收烧烫伤处的余热。等肿胀消退一些后，把手臂举起，用纱布吸干凉水，再用干燥纱布覆盖并轻轻包扎。嘱咐欣欣下次倒水要小心，并再次检查开水房有无安全隐患。

三、防护措施

（一）冬季使用热水袋保暖时，热水袋外边用毛巾包裹，手摸上去不烫为宜。注意热水袋的盖一定要拧紧，经检查无误才能放置于包被内，定时更换温水，既保暖又不会造成烫伤。

（二）洗澡时，应先放冷水后再兑热水，水温不高于 40℃。热水器温度应调到 50℃以下，因为水温在 65—70℃时，两秒钟内就可能使幼儿严重烫伤。

（三）暖气和火炉的周围一定要设围栏，以防婴幼儿烫伤。

（四）不要让婴幼儿轻易进入厨房。

（五）将可能造成烫伤的危险品移开或加上防护措施。如热水瓶、熨斗等电器用具要放在孩子够不到的地方。桌上不要摆放桌布，防止弄倒桌上的饭碗、暖瓶而烫伤。

（六）家庭成员要定期进行急救知识培训，并检查落实情况。时常提醒孩子自我防烫伤。

第四节　虫咬、蜇伤

一、虫咬、蜇伤的表现

单个昆虫（蜈蚣、山蚁、蜜蜂等）蜇伤很少引起全身症状，仅有轻微局部症状，无须特殊处理（图 7–6）。若为蜂群或黄蜂蛰伤，则可能引起全身中毒反应。在此重点讲解蜂蛰伤。

蜂毒内含有蚁酸、神经毒素、磷脂酶 A、透明质酸等过敏原。蜂尾部末端有一对毒囊和一根毒刺，毒刺刺入皮肤时即将蜂毒注入伤者体内。若为蜜蜂蛰伤，其毒刺留于刺伤处，黄蜂蛰伤人后其毒刺可收回，继续蛰人。蜂毒进入人体后，可与体内的免疫球蛋白结合，产生一系列反应，从而引起血管扩张，血管通透性增加，血浆外渗，血压下降。

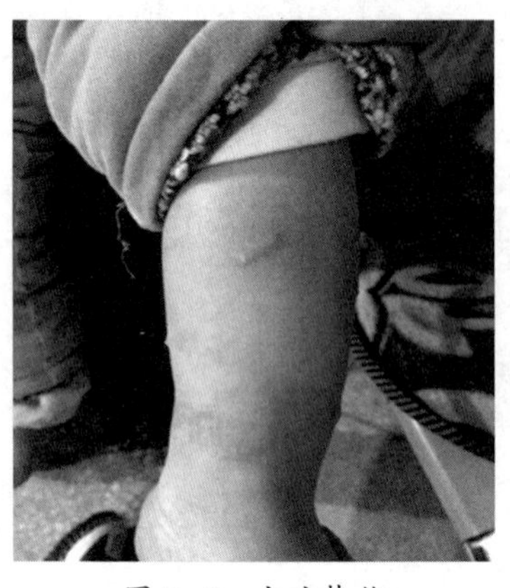
图 7–6　虫咬蛰伤

轻度蜂蛰伤后仅表现为蛰伤局部红肿、疼痛、瘙痒，少数有水疱或皮肤坏死。一般来说，数小时后症状即可消失、自愈。

蛰伤重者可迅速出现全身中毒症状，有发热、头痛、呕吐、腹痛、腹泻、烦躁不安，以至肌肉痉挛、昏迷，甚至休克、肺水肿及急性肾功能衰竭，最后可因心脏、呼吸麻痹而死亡。

部分对蜂毒过敏的患者，在蛰伤后可立即出现荨麻疹、喉头水肿、哮喘，甚至支气管痉挛，重者可因过敏性休克、窒息而死亡。

二、处理方法

（一）局部处理

伤口残留毒刺的立即拔出或用针挑出，但勿挤压蛰伤处，以免增加毒液的吸收。如为蜜蜂蛰伤，因其毒液为酸性，可用肥皂水、3% 氨水或 5% 碳酸氢钠液涂敷蛰伤局部；黄蜂蜂毒与蜜蜂蜂毒不一样，为弱碱性，所以局部可用食醋或 1% 醋酸擦洗伤处。

（二）止痛

蛰伤局部疼痛剧烈时可在伤口近心端皮下注射盐酸吐根碱 30 mg；

（三）休克处理

如因过敏性休克发生心跳呼吸停止的则应进行心肺复苏（详见本章第十节）。

案例：春游时阳阳没有听从老师的劝告，跑到一个草丛中抓蟋蟀，结果被蜜蜂蛰了。校医检查后发现，阳阳的额头上有一个直径约 1 cm 的红肿，周边有两粒小水疱，疼痛、瘙痒明显。于是，医生从随身带的药箱中取出镊子，仔细检查伤口有无残留毒刺，用 5% 碳酸氢钠液涂敷蛰伤局部，给阳阳口服西替利嗪抗过敏。观察阳阳半小时，直至确认没有出现心跳呼吸异常等过敏性休克表现。对阳阳进行批评和健康宣教。

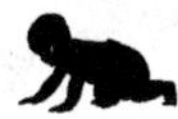

三、防护措施

（一）到野外登山郊游时，避免经过没人走的草径、草丛，这些区域可能是毒蜂筑巢之所。山岩及树枝上也要随时留心观察。有些蜜蜂是栖息在树枝上的。此外，垃圾堆、花圃区也是蜜蜂经常出没的地方，切记。

（二）阴雨天气蜂类多在巢内而不外出，因巢内拥挤容易被激怒而蛰人，所以在山区行走时要特别小心。每年 9—11 月雨季中登山郊游，须特别注意蜜蜂危害。

（三）登山最好穿戴表面光滑及浅色衣帽，避免深色、毛织品等表面粗糙的衣帽。裤子能够扎到靴子里最好、身体不可有香（异）味。

（四）发现蜂类从身边飞过时，最好站立不动，保持镇静、观察现场环境或让它自行飞去，如果用手拍打，虽然毒蜂可能被赶走，但是后来的人也许就成为受害者。

（五）离开时要用衣服或手肘保护头部、低下身子大步走开，至少走到它们的势力范围之外才算安全。走开时要慢慢的、静静的，特别要注意头发、眼睛和口部的动作。因为头发的飘动、眼睛的快速眨动和急速呼吸造成的气流，都会成为蜜蜂攻击的目标。

第五节　骨　　折

一、骨折的表现

骨折是指骨结构的连续性完全或部分断裂。多见于儿童及老年人。病人常为一个部位骨折，少数为多发性骨折。经及时恰当处理，多数病人能恢复原来的功能，少数病人可遗留有不同程度的后遗症。

（一）原因

发生骨折的主要原因主要有 3 种情况：

1. 直接暴力

暴力直接作用于骨骼某一部位而致该部骨折，常伴不同程度软组织损伤。如车轮撞击小腿，于撞击处发生胫腓骨骨干骨折。

2. 间接暴力

间接暴力作用时通过纵向传导、杠杆作用或扭转作用使远处发生骨折。如从高处跌落足部着地时，躯干因重力关系急剧向前屈曲，胸腰脊柱交界处的椎体发生压缩性或爆裂骨折。

3. 积累性劳损

长期、反复、轻微的直接或间接损伤可致使肢体某一特定部位骨折，又称疲劳骨折。如远距离行走易致第 2、第 3 跖骨及腓骨下 1/3 骨干骨折。

（二）表现

1. 全身表现

（1）休克

对于多发性骨折、骨盆骨折、股骨骨折、脊柱骨折及严重的开放性骨折，患者常因广泛的软组织损伤、大量出血、剧烈疼痛或并发内脏损伤等而引起休克。

（2）发热

骨折处有大量内出血，血肿吸收时体温略有升高，但一般不超过 38℃，开放性骨折体温升高时应考虑感染的可能。

2. 局部表现

骨折的局部表现包括骨折的特有体征和其他表现。

3. 骨折的特有体征

（1）畸形

骨折端移位可使患肢外形发生改变，主要表现为缩短、成角、延长。

（2）异常活动

正常情况下肢体不能活动的部位，骨折后出现不正常的活动。

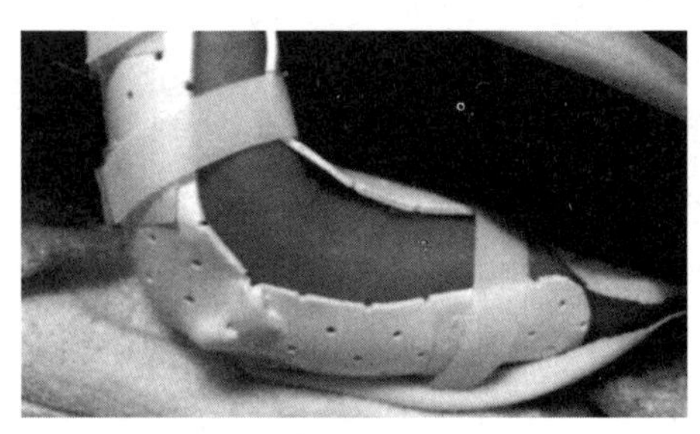

图 7-7　骨折的处理

（3）骨擦音或骨擦感

骨折后两骨折端相互摩擦撞击，可产生骨擦音或骨擦感。

以上 3 种体征只要发现其中之一即可确诊，但未见此 3 种体征者也不能排除骨折的可能，如嵌插骨折、裂缝骨折。一般情况下不要为了诊断而检查上述体征，因为这会加重损伤。

二、处理方法

发现婴幼儿可能存在骨折情况，应尽早拨打 120 送医院就诊。

骨折病人的典型表现是伤后出现局部变形，肢体等出现异常运动，移动肢体时可听到骨擦音。此外，伤口剧痛，局部肿胀、淤血，伤后出现运动障碍。

治疗骨折的最终目的是使受伤肢体最大限度地恢复功能。因此，在骨折治疗中，其复位、固定、功能锻炼这 3 个基本原则十分重要。

（一）复位

是将骨折后发生移位的骨折断端重新恢复正常或接近原有解剖关系，以重新恢复骨骼的支架作用。复位的方法有闭合复位和手术复位。

（二）固定

骨折复位后，因不稳定，容易发生再移位，因此要采用不同的方法将其固定在满意的位

 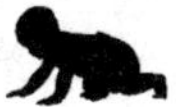

置，使其逐渐愈合。常用的固定方法有：小夹板、石膏绷带、外固定支架、牵引制动固定等，这些固定方法称外固定。如果通过手术切开用钢板、钢针、髓内针、螺丝钉等固定，则称内固定。

（三）功能锻炼

通过受伤肢体肌肉收缩，增加骨折周围组织的血液循环，促进骨折愈合，防止肌肉萎缩，通过主动或被动活动未被固定的关节，防止关节粘连、关节囊挛缩等，使受伤肢体的功能尽快恢复到骨折前的正常状态。

案例：小智平时很好动，经常不听老师劝告爬高，在课间休息时从栏杆上往下跳，手受伤了。老师检查了下，发现小智左手桡骨畸形，轻度异常活动，轻触时有骨擦感，判断发生了桡骨骨折。老师立即拨打 120，随后先制动患肢，避免过度搬运和移动，检查有无开放性皮肤破口，如有则用干净的纱布覆盖防止进一步感染。注意观察小智的心率、血压、神志等生命指标，等待救护车到来转运至医院作进一步治疗。

三、防护措施

（一）避免直接暴力

尽量避免孩子受重物打击，撞伤或车轮轧伤等外力造成。放好家中的沉重物品，以免孩子打翻击伤孩子；平时外出时，更好看好孩子，避免孩子遭受突来的撞击；另外，更要注意孩子在路上的安全，避免孩子遭受机动车的伤害。

（二）预防间接暴力

尽量避免孩子从高处摔下，摔伤或滑倒，导致骨折。让孩子尽量在软的地面玩耍，比如草地、沙地或铺了塑胶的游乐场所；不宜让孩子站在太高之处，在游乐场玩耍时也要注意，别让孩子从器械上掉下来，并有人随时照看；另外，走路和爬楼梯时，也要注意孩子的安全，尽量避免孩子跌倒、摔伤。

第六节　鼻　出　血

一、鼻出血的表现

鼻出血是临床常见的症状之一，可由鼻部疾病引起，也可由全身疾病所致。鼻出血多为单侧，少数情况下可出现双侧鼻出血；出血量多少不一，轻者仅为涕中带血，重者可引起失血性休克，反复鼻出血可导致贫血。

（一）原因

引起鼻出血的原因很多，可因鼻腔本身疾病引起，也可因鼻腔周围或全身性疾病诱发。

1. 局部原因

（1）鼻部损伤

1）机械性创伤：如车祸、跌伤、拳击伤及挖鼻等，是引起鼻出血常见的原因。

2）气压性损伤：在高空飞行、潜水过程中，如果鼻窦内外的气压差突然变化过大，会使鼻腔鼻窦内黏膜血管扩张破裂出血。

3）放疗性损伤：头颈部放疗期间及放疗后，鼻黏膜发生充血水肿，或上皮脱落，也可出现鼻出血。

（2）鼻中隔偏曲

多发生在骨嵴或骨棘（矩状突）附近或鼻中隔偏曲的凸面，该处黏膜较薄，空气气流的流向在此处发生改变，故黏膜变得干燥，以致血管破裂出血。存在鼻中隔穿孔的患者，由于穿孔边缘的黏膜干燥、糜烂及干痂脱落，可引起反复鼻出血。

（3）鼻部炎症

1）鼻部非特异性炎症：急性鼻窦炎、干燥性鼻炎、萎缩性鼻炎等易引起鼻出血，出血量一般不多。

2）鼻部特异性感染：结核、狼疮、梅毒、麻风和白喉等特异性感染，因有黏膜糜烂、溃疡、肉芽、鼻中隔穿孔可引起鼻出血。

（4）鼻腔、鼻窦及鼻咽部肿瘤

其中最易发生鼻出血者为鼻中隔血管瘤、鼻咽纤维血管瘤、出血性鼻息肉和鼻腔鼻窦恶性肿瘤。少量鼻出血或涕中带血是恶性肿瘤的早期主要症状之一。

（5）鼻腔异物

多为单侧鼻出血，因鼻腔异物长期存留于鼻腔内，可致鼻腔黏膜糜烂出血。动物性鼻腔异物，如水蛭等，可引起反复大量鼻出血。

2. 全身原因

（1）出血性疾病及血液病

1）血管壁结构和功能缺陷性疾病：如遗传性出血性毛细血管扩张症、维生素 C 缺乏症、过敏性紫癜、药物性血管性紫癜、感染性血管性紫癜、血管性假血友病等。

2）血小板数量或机能障碍性疾病：如原发性血小板减少性紫癜、各种原因引起的继发性血小板减少等。

3）凝血因子障碍性疾病：如各型血友病、维生素 K 缺乏症等。

4）血液的自身抗凝作用过强：如抗凝剂使用不当、血循环中存在抗纤维蛋白原等抗凝物质，或纤维蛋白溶解过度或加快，如弥漫性血管内凝血（DIC）等。

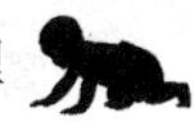

（2）急性发热性传染病

如上呼吸道感染、流感、出血热、猩红热、疟疾、麻疹及伤寒等。多因高热、血管发生中毒性损害，鼻黏膜充血、肿胀及干燥，以致毛细血管破裂出血。一般情况下出血量较少，多发生于发热期，且出血部位多位于鼻腔前部。

（二）表现

鼻出血由于原因不同其表现各异，多数鼻出血为单侧，亦可为双侧；可间歇反复出血，亦可呈持续性出血。出血量多少不一，轻者涕中带血、数滴或数毫升，重者可达几十毫升甚至数百毫升以上，导致失血性休克。反复出血可引发贫血。少数少量出血可自止或自行压迫后停止。

出血部位多数发生于鼻中隔前下部的易出血区，有时可见喷射性或搏动性小动脉出血，少年儿童鼻出血多发生于此区。局部疾患引起的鼻出血多发生于一侧鼻腔，而全身疾病引起者，可能两侧鼻腔交替或同时出血。

二、处理方法

鼻出血属于急症，治疗时应首先维持生命体征，尽可能迅速止血，并对因治疗。

（一）一般处理

首先对紧张、恐惧的患者和家属进行安慰，使之镇静，以免患者因精神因素引起血压升高，使出血加剧，并及时测血压、脉搏，必要时予以补液，维持生命体征平稳。如患者已休克，则应先针对休克进行急救。询问病史时，要询问以下情况：哪一侧鼻腔出血或哪一侧鼻腔先出血，出血的速度和出血量，过去有无反复鼻出血，此次出血有无诱因，有无其他伴随症状等。

（二）寻找出血点

根据具体情况，进行鼻腔局部和全身检查。检查鼻腔时清除鼻腔内凝血块，应用1%麻黄素及地卡因充分收缩并麻醉鼻黏膜，尽可能找到出血部位，以便准确止血。如有条件，最好是在鼻内镜下寻找出血点，并实施止血治疗。

（三）鼻腔止血方法

根据出血的轻重缓急、出血部位、出血量及病因，选择不同的止血方法。

1. 指压法

患者可用手指捏紧双侧鼻翼或将出血侧鼻翼压向鼻中隔10—15分钟，也可用手指横行按压上唇部位，同时冷敷前额和后颈部。此方法适用于出血少量且出血在鼻腔前部的患者，患者在家中发生鼻出血可采取此方法。

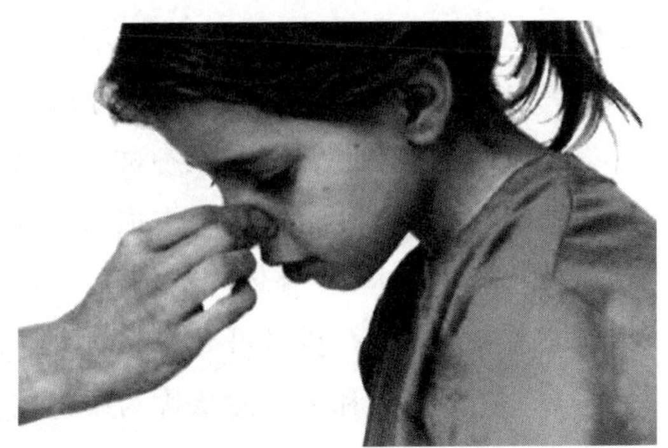

图7-8　鼻出血的处理

2. 局部止血药物

使用局部止血药物止血适用于较轻的鼻腔前段出血，此方法简单易行，患者痛苦较小。对于出血区域，可应用棉片浸以 1% 麻黄素、1‰肾上腺素、3% 过氧化氢溶液或凝血酶，紧塞鼻腔数分钟至数小时，可达到止血的目的。

案例：小华爱吃炸鸡翅，这段时间经常鼻子痒，忍不住抠鼻孔。今天上课时突然开始流鼻血，被急送到卫生室。校医快速做了体检，查看了皮肤和鼻子，立即用手指捏紧小华双侧鼻翼 15 分钟，用凉水浸润毛巾后冷敷前额。同时，校医准备了浸凝血酶的卫生棉片，以防出血量大时紧塞鼻腔达到快速止血目的。

三、防护措施

（一）保持房间的安静、清洁，温度要适宜。室内保持空气清新，适当开窗通风换气，温度宜保持在 18—20℃。因空气过于干燥可诱发鼻腔出血，所以空气湿度应≥ 60%。

（二）平日活动时动作要慢，勿用力擤鼻。

（三）饮食要进一些易消化软食，多吃水果蔬菜，忌辛辣刺激饮食，并保持大便通畅，便秘者可给予缓泻剂。

（四）应纠正患儿挖鼻、揉鼻、好奇而放置异物等易导致黏膜损伤的不良习惯。

第七节　急性中毒

一、急性中毒的表现

急性中毒（acute intoxication）是指毒物短时间内经皮肤、黏膜、呼吸道、消化道等途径进入人体，使机体受损并发生器官功能障碍。急性中毒起病急骤，症状严重，病情变化迅速，不及时治疗常危及生命，必须尽快做出诊断与急救处理。

毒物是指在一定条件下以各种形式和剂量作用于人体，产生对人体有害的生物学反应和病理变化，导致机体功能严重损害甚至危及生命的物质，包括化学品药物、植物和气体等。毒物进入人体后，在体内与体液、组织相互作用后可引起一系列中毒症状表现，组织代谢和器官功能障碍严重者可导致患者死亡或终身残疾。因摄入毒物而产生的一系列危及生命的病理生理改变和相应症状称为中毒。摄入毒物后数小时至数天内出现中毒表现者称为急性中毒。

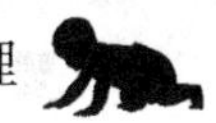

毒物的范围很广，一些毒物对人体有剧烈毒性，如氰化物、有机磷等。另一些毒物则在一定条件下才具备毒性，如食物、药物、维生素、氧等在平时不具备毒物特性，在过量应用或与其他物质作用后则产生毒性。

急性中毒是儿科的常见急症之一，儿童以食入毒物中毒最多见，年龄多见于1—5岁。原因是由于年幼儿有一定的活动能力，但认知能力和生活经验不足，对某些毒物和药物的危害缺乏认识。文献报道中，年龄小于5岁的中毒群体虽发病率较高，但大多属于无意中毒，其摄入的中毒物质剂量不大、毒物种类单一，其病死率低于青少年患者或成人患者。而后者有相当部分在存在精神抑郁或心理障碍情况下自伤性服毒，其服毒剂量通常较大，病死率相对较高。小儿发生中毒后被送至医院时，经常会遇到病孩家长不能准确提供毒物种类及毒物摄入量的病史，因缺乏针对的解毒措施，可在短时间内导致病孩死亡。因此，在遇到急性中毒时，家长应尽可能提供毒物；另外即使对于可疑中毒者，亦应争取抢救时间及早给予治疗处理，避免中毒进一步加重，降低和减少病死率及后遗症。

（一）疾病分类

毒物品种繁多，按其使用范围和用途可分为下列几种：

1. 工业性毒物：包括工业原材料，如化学溶剂、油漆、重金属汽油、氯气、氰化物、甲醇、硫化氢等。

2. 农业性毒物：有机磷农药、化学除草剂、灭鼠药、化肥等。

3. 药物过量中毒：许多药物（包括中药）过量均可导致中毒，如地高辛、抗癫痫药、退热药麻醉镇静药、抗心律失常药等。

4. 动物性毒物：毒蛇、蜈蚣、蜂类蝎、蜘蛛、河豚、新鲜海蜇等。

5. 食物性毒物：过期或霉变食品、腐败变质食物、有毒食品添加剂。

6. 植物性毒物：野蕈类、乌头、白果等。

7. 其他：强酸强碱、一氧化碳、化妆品、洗涤剂、灭虫药等。

（二）发病机制

1. 毒物吸收

（1）呼吸道

通常为气态或是挥发性毒物的吸入，常见一氧化碳中毒、有机磷吸入中毒等。

（2）消化道

各种毒物经口食入，常见食物中毒、药物误服、灭鼠药及杀虫药中毒等。

（3）皮肤黏膜

小儿皮肤较薄，脂溶性毒物易于吸收；毒物也可经过毛孔到达毛囊，通过皮脂腺、汗腺吸收。常见如苯胺、硝基苯、四乙铅、有机磷农药中毒等。

2. 毒物代谢

大多数毒物进入体内经肝脏代谢转化后毒性减弱或消失，并由肾脏排泄，一些毒物亦可为原形经肾脏排泄。少数毒物可由皮肤汗腺、乳腺、泪液、呼吸道、胆道或肠道排泄。各毒物间的排泄速度差异很大，主要取决于毒物本身特性和患者肾脏功能，毒物排泄时间最长可达数周甚至数月。毒物代谢动力学中的毒药物体内分布特点对指导中毒治疗具有重要意义。治疗中的促进毒物排泄方法对于中毒早期毒物大部分积聚于血流中的病人效果较好，当毒物的分布在体内达到平衡时，大多数毒物仅有 5% 左右存在于血液中，此时仅采用排泄治疗效果较差。此外，毒物脂溶性高或血浆蛋白结合率高，中毒时毒物剂量较大，休克等因素亦会导致毒物排泄速度减慢。

（三）表现

1. 皮肤黏膜灼伤（强酸、强碱）、发绀（亚硝酸盐）、黄疸（鱼胆）。

2. 眼瞳孔散大（阿托品）、瞳孔缩小（吗啡）、视神经炎（见于甲醇中毒）。

3. 神经系统昏迷、谵妄（见于阿托品中毒）、肌纤维颤动（见于有机磷）、惊厥（见于有机氯、异烟肼）、瘫痪（见于三氧化二砷）、精神失常（见于一氧化碳、阿托品）。

4. 呼吸系统

呼吸气味：酒味、苦杏仁（氰化物）、蒜味等。

呼吸加快：水杨酸类、甲醇。

呼吸减慢：催眠药、吗啡。

肺水肿：磷化锌、有机磷等。

5. 循环系统

心律失常：如洋地黄、茶碱类。

心跳骤停：如洋地黄、茶碱类是直接作用于心肌；窒息性毒物导致缺氧；钡盐、棉酚导致低钾。

6. 泌尿系统

急性肾衰。

7. 血液系统

溶血性贫血：砷化氢。

白细胞减少和再障：氯霉素、抗肿瘤药。

出血：阿司匹林、氯霉素。

血液凝固：敌鼠、蛇毒。

8. 严重并发症

患者出现致死性的心力衰竭和休克可并发严重心律失常、肺水肿、呼吸肌麻痹以及呼吸衰竭。肾脏损害，出现血尿、蛋白尿、急性肾功能衰竭、高血压、氮质血症等。神经系统出现抽搐、瘫痪、昏迷、中枢性呼吸衰竭。引起贫血、溶血，诱发 DIC、广泛出血。在度过急性中毒急性期后部分患者可遗留后遗症，如腐蚀性毒物中毒引起的消化道变形和狭窄，影响正常饮食；脑部中毒损害或严重缺氧后导致精神运动功能障碍等。

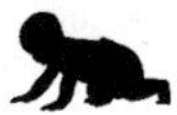

二、处理方法

（一）立即拨打 120，并将患者脱离中毒现场

1. 如为接触或吸入性中毒，应立即将中毒者迁离中毒场所，脱去污染衣服，以温开水洗净皮肤表面的毒物。

2. 如有创面，应将创面洗净、敷药、包扎。

（二）清除体内尚未被吸收的毒物

1. 清除胃肠道尚未被吸收的毒物

1）催吐。①适应证：神志清楚而能合作者。②禁忌证：昏迷、惊厥，进食强腐蚀剂、煤油、汽油等患者忌用；年老体弱、妊娠、高血压、心脏病、门脉高压等患者慎用。③方法：用手指或压舌板或用 500 mL 凉开水加食盐 60 g 灌服，连服 3—4 次，后刺激咽后壁，使患者呕吐，反复多次。

2）紧急送医，进行洗胃、导泻、灌肠等医学处理。

2. 清除皮肤、眼内及伤口的毒物

清洗皮肤和毛发；毒物溅入眼内，立即用清水冲洗 20 分钟以上；毒蛇咬伤者，应迅速捆扎伤口近心端，并彻底冲洗伤口及周围皮肤，清除伤口内可能存留的毒牙，反复冲洗，挤出伤口中残存的毒液。

（三）促进已吸收毒物的排出

大量饮水后紧急送医

三、急性一氧化碳中毒

一氧化碳（CO）是无色、无味、无臭、无刺激性，从感观上难以鉴别的气体。一氧化碳主要由含碳化合物不完全燃烧所产生。一般人常在无意中发生中毒而不自知，每年总有一些病例在被发现时，常因中毒太深而无法挽救。因此，应予以重视。

（一）急性一氧化碳中毒的常见原因

工业上炼钢、炼焦、烧窑等在生产过程中炉门或窑门关闭不严，煤气管道漏气，汽车排出尾气，都可逸出大量的一氧化碳。矿井打眼放炮产生的炮烟及煤矿瓦斯爆炸时均有大量一氧化碳产生。化学工业合成氨、甲醇、丙酮等都要接触一氧化碳。零散中毒病例多系北方冬季用煤炉、火炕取暖因燃烧不全而发生。亦有城市居民因煤气管道泄漏而致中毒。

（二）急性一氧化碳中毒的主要表现

最初的症状，可出现头晕、头痛、恶心、呕吐、心悸、乏力、嗜睡等，医学上称为轻度中毒。此时如能及时脱离中毒环境，吸入新鲜空气，症状可迅速缓解。

除反应迟钝、头晕、头痛、恶心、呕吐、心悸、乏力、嗜睡外，可出现面色潮红，口唇呈樱红色，脉搏增快，昏迷，瞳孔对光反射、角膜反射及腱反射迟钝，呼吸、血压可发生改变，医学上称为中度中毒。此时如能及时抢救，亦可恢复。

出现深度昏迷，各种反射减弱或消失，肌张力增高，大小便失禁，医学上称为重度中毒。此时可发生脑水肿、肺水肿、休克、应激性溃疡、大脑局灶性损害，受压部位可出现类似烫伤的红肿、水疱，甚至坏死。

（三）如何进行家庭救护

当发现或怀疑有人为一氧化碳中毒时，应立即采取下述措施：

1. 立即打开门窗通风，迅速将患者转移至空气新鲜流通处，卧床休息，保持安静并注意保暖。

2. 确保呼吸道通畅，对神志不清者应将头部偏向一侧，以防呕吐物吸入呼吸道引起窒息。

3. 迅速送往有高压氧治疗条件的医院。因为高压氧不仅可以降低碳氧血红蛋白的半衰期，增加一氧化碳排出和清除组织中残留的一氧化碳，并能增加氧的溶解量，降低脑水肿和解除细胞色素酶的抑制。

案例：因为父母常年外出打工，磊磊和爷爷一起生活。冬天家访，老师发现磊磊家的门虚掩着，有煤烟气飘出来。老师警觉起来，推门进去发现磊磊倒地昏迷。老师立即把门和窗开到最大，迅速将磊磊抱到门外开放式走廊。将磊磊平放，头偏向一侧，以防呕吐物吸入气管引起窒息。随后马上拨打120，告知可能是一氧化碳中毒。用衣服盖住磊磊，严密监测呼吸、心跳等生命体征，直到医护人员来到现场转诊急救。

四、防护措施

（一）看护好小儿，防止误食毒物和药物

中毒药物放置儿童无法取到的地方，避免儿童误食中毒，有毒有害物质要妥善保管，放置安全地方。

（二）与人和睦相处，相互体谅

朋友亲人之间避免不必要的过激刺激，相互体谅，和谐相处，避免因为各种感情纠葛或者生活矛盾导致食毒或者投毒之类的事情发生。

（三）加强宣传，普及植物、药物等相关防毒知识

避免一氧化碳中毒：注意通风透气，经常检查仪器设备是否漏气，时刻保持警惕；避免农药中毒：务农时，做好保护措施，穿防水衣，带口罩，避免农药经过皮肤呼吸道吸收。

 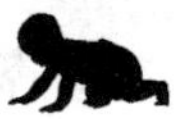

第八节　异物入体

一、异物入体的表现

幼儿常见的异物有鼻腔异物、口腔异物、眼内异物、耳腔异物。

（一）鼻腔异物

鼻腔异物是鼻腔内外来的物质，鼻腔外来物质可分为下列 3 种类型：

1. 非生物类：如包糖纸、塑料玩具、纽扣，项链珠、玻璃珠、石块、泥土等。
2. 植物类：如豆类、花生、果核等。
3. 动物类：如昆虫、蛔虫、蛆虫、水蛭等。

（二）口腔异物

幼小的儿童容易发生异物呛入气管，因为他们虽会吃些东西，但又不能充分嚼烂。还有小儿也爱把一些东西放入嘴中（如棋子、硬币、珍珠等），这些异物呛入气管是一种危险的疾病。它可以发生在喉、气管、支气管等各部分。多见于儿童，尤其 1—5 岁为多见。异物呛入气管如不及时诊断和处理，有时可以在短时间内发生严重的后果。父母必须引起足够的重视，预防其发生。

（三）眼内异物

眼内异物是一种特殊的眼外伤，较一般眼球旁穿通伤有更大的危害性。异物进入眼球，除了在受伤时所引起的机械性损伤外，由于异物的存留增加了对眼球的危害。有外伤史，特别是以锤敲击和爆炸致伤者眼内异物的可能性最大。此外，机床上的飞屑和射击的各种弹丸也是常见的致伤物。树枝、竹签、细木棍或细金属丝等的刺伤，也可能因其尖端折断而留在眼球内。

（四）耳道异物

耳道异物是指异物不慎进入外耳道所致损伤性疾病。外耳道异物多见于儿童。异物分 3 类：非生物类，如石子、小玩具等；植物类，如豆类、种籽等；动物类，如飞虫、蟑螂等。

二、处理方法

（一）鼻腔异物的处理方法

异物若长时间滞留在鼻腔内，压迫、刺激鼻黏膜，会发生炎症、肉芽肿、溃疡和鼻内分泌物的引流。处理方法：

1. 压住没有异物的一边鼻孔用力擤鼻子，借用空气的压力将异物喷挤出来。

2. 捻一纸条探入鼻内，刺激鼻腔黏膜使之打喷嚏，往往能把异物喷射出来。

3. 嘱患儿取头低坐位，一人固定头部，另一人用钩子将异物勾出。

4. 对表面光滑的圆形异物如花生米类，不宜钳夹，以免将异物推向鼻腔深处，甚至将其推入鼻孔后而导致掉入气管。

5. 如果孩子较大并能与大人配合，可叫他（她）用一只手指堵住无异物一侧的鼻子，然后由有异物的一侧鼻孔擤鼻涕，可使异物松动，随着擤鼻而滑出。如果孩子年纪太小，千万不要这样做，因为这样可能反把异物吸入呼吸道的深部。

6. 建议及时送往医院的耳鼻喉科就诊。

（二）口腔异物的处理方法

1. 当异物吸入喉内时，立即发生呛咳、气急、声嘶等症状，家长应让孩子保持安静，不要阻止咳嗽，有时通过咳嗽，可将异物咳出。

2. 咳嗽时，家长不要拍打孩子背部，以免异物移位。

3. 出现气急，说明异物已经进入呼吸道，切不可用手到患儿口里去掏取，也不要用大块食物强行咽下，以免刺激咽部，引起恶心、呕吐，声门、喉头痉挛、水肿，加重呼吸困难。

4. 简易急救的方法

（1）患儿坐着，术者站在患儿后面，用两手臂环抱患儿。一只手握拳，大拇指朝内，放在患儿肚脐与剑突之间，另一只手压在拳头上，有节奏地用力向内、向上推压。这样可使肺内产生一股气流冲出，有可能将异物冲到口腔里。

（2）当异物哽入食管时，咽异物常引起刺痛，食管异物常引起吞咽困难，如果没有引起呼吸困难，便不必过分惊慌。让患儿张开嘴，下巴向上，使咽喉伸直，再吃进饭团，哽入的小鱼刺等可能随饭团一同咽下。不要采用催吐的方法，以免误吸入气管，催吐法适用于靠近喉部的气管异物。多吃一些含淀粉、纤维素丰富的食物，然后观察婴幼儿大便，绝大部分异物会随大便排出。

案例：小进吃花生时，突然面色发绀、呼吸急促、眼神呆滞，妈妈判断很可能是花生卡到气管里了。于是，妈妈立即让小进坐下，妈妈站在背后，用两手臂环抱小进，一只手握拳，大拇指朝内，放在小进肚脐与剑突之间，另一只手压在拳头上，有节奏地用力向内、向上推压。处理之后立即送往医院抢救。

（三）眼内异物的处理方法

眼内进入异物以后，会出现一系列不适症状如眼睛不能睁开、眼内或眼周围疼痛、流泪、眼睛干燥刺痒、双侧瞳孔不等大等。

1. 沙尘类

当沙尘随风飞入眼内时，产生的刺激往往使人们不由自主地用手或手绢揉擦眼睛，这不仅无法解决问题，反而使异物嵌入组织内而难以取出。

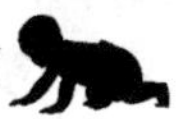

正确的方法是：用两个手指头捏住上眼皮，轻轻向前提起，救助者向眼内轻吹，刺激眼睛流泪，将沙尘冲出，这一方法如不奏效，则翻开眼皮直接查找异物。先让病人眼睛向上看，救助者用手轻轻扒寻找。如果没有，可翻开上眼皮寻找，以及眼皮的边缘和白眼球。找到异物后用干净的湿手绢开下眼皮寻找异物，应特别注意下眼皮与眼球交界处的皱折处，此处易存留异物，应仔细地将异物轻轻擦去。如果进入眼内的沙尘较多，可用清水冲洗。

2. 灰砂、铁屑等异物溅入眼内

铁屑、灰砂等异物溅入眼内，自觉有异物感，有疼痛、流泪等刺激症状，翻转上眼睑可见异物。

急救措施：不可揉，以防异物滚动损伤眼球。可将眼皮向前拉，让眼泪将异物冲走或用冷开水冲洗以冲走异物。如无效，闭上眼睛眼珠向下，作以下处理：①生理盐水或 3% 硼酸水冲洗结膜囊。②消毒棉签蘸少许生理盐水轻轻擦去，然后滴用抗生素眼药水。③必要时送医院诊治。

注意：①先用肥皂和水洗手后再对患者进行处理。②不要让患者擦眼睛。③不要用棉花等物品去取异物；不要取虹膜或瞳孔口的异物。④一旦异物取出，应让戴隐形眼镜的人摘掉隐形眼镜。

3. 硫酸、烧碱等具有强烈腐蚀性的化学物品溅入眼内

现场急救时，对眼睛及时、正规的冲洗是避免失明的首要保证。要立即就近寻找清水冲洗受伤的眼睛。冲洗时将伤眼一侧朝向下方，用食指和拇指扒开眼皮，尽可能使眼内的腐蚀性化学物品全部冲出。若附近有一盆水，让孩子立即将眼睛浸入水中并不停眨眼。如果孩子太小，可以用手帮助孩子做眼皮开合的动作。

4. 生石灰溅入眼睛

不能用手揉，也不能直接用水冲洗。因为生石灰遇水会生成碱性的熟石灰，同时产生大量热量，反而会烧伤眼睛。应用茶油等植物油冲洗。

（四）耳道异物的处理方法

1. 一旦外耳道有异物进入时，要镇静，不要慌张。

2. 如为昆虫进入时，可先滴入香油或酒精、乙醚、氯仿等可使昆虫瘫痪、死亡，然后用夹子取出或用水冲出。

3. 如为豆类、花生仁等异物进入时，可先滴入 95% 酒精，使之缩小，然后勾出或掏出。

4. 如系泥块不便取出时，可用温开水或温生理盐水冲洗，如有中耳炎鼓膜穿孔者不宜冲洗，可用棉花棍头之纤维扫出，或用挖耳、小匙小心挖出。

5. 扁形和棒形状异物可用耳镊夹出。

6. 圆形质硬异物可用耵聍钩经异物周围空隙绕过异物的深处勾出，切忌将异物推入深处。

7. 异物取出后应消毒换药，直至伤口愈合，同时适当应用抗生素以防感染。

三、防护措施

（一）培养婴幼儿养成不把小东西向耳朵、鼻子、口腔里乱塞的习惯。

（二）如有飞蚊、飞蝇吸入鼻中，切勿乱挖，只能用擤涕的方式来把它擤出，把鼻翼捏紧，把蚊、蝇挤死，然后再与鼻涕同时擤出。

（三）为婴幼儿购买玩具时，要查看是否适合 3 岁以下儿童。在外包装上，一般有详细的说明，如果里面有小零件，则不适合。

（四）培养成婴幼儿良好的进餐习惯，在进餐时，不要说话、大笑、跑跳，更不要训斥婴幼儿。

（五）家中婴幼儿能触及的地方，不要放细小物品，如扣子、钱币、小球等。

（六）婴幼儿吃东西时，一定要有人看护，并要看着他咽下去。

（七）婴幼儿吃果冻、花生、瓜子、葡萄、米花、水果糖等食品时，要格外小心，而且尽量不要让宝宝吸入口中，而要用勺子放入口中。尤其是果冻，它质地柔软，进入气管后极易随气管变形，完全堵住呼吸道，最好不要给婴幼儿吃。

（八）叮嘱婴幼儿不要口中含着东西跑，也不要让宝宝养成嘬食食物的习惯。

（九）婴幼儿睡觉前，不要口中含着食物入睡。

（十）儿童换牙时，要让其及时将掉落的牙齿吐出。

第九节　呼吸心跳骤停

一、呼吸心跳骤停的表现

呼吸心跳骤停为儿科危重急症，表现为呼吸、心跳停止，意识丧失，突发面色发绀或苍白、抽搐，脉搏消失，血压测不出。各种严重疾病、窒息、电击、溺水、严重外伤等突发意外事故均为其常见原因。呼吸心跳骤停说明患儿面临死亡，及时发现，争分夺秒，积极抢救往往可起死回生。另外，普及院外心肺复苏知识，有利于意外事故致呼吸心跳骤停患者就地积极抢救，增加成功机会。

（一）原因

引起小儿心跳呼吸骤停的原因甚多，如新生儿窒息、婴儿猝死综合征、喉痉挛、喉梗阻、气管异物、胃食管反流、严重肺炎及呼吸衰竭、药物、严重心律失常、中毒、代谢性疾病、心肌炎、心肌病、心力衰竭、心血管介入治疗操作过程、各种意外损伤等。心跳呼吸骤停难以预料，但触发的高危因素应引起足够的重视，其中最危险因素包括：①心血管系统的状态不稳定，如大量失血、难治性心衰、低血压和反复发作的心律失常。②急速进展的肺部

 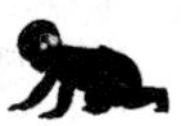

疾病，如严重的哮喘、喉炎、重症肺炎、肺透明膜病等。③外科手术后的早期，如应用全身麻醉及大量镇静剂足以使患儿对各种刺激的反射能力改变。④安有人工气道的患儿气管插管发生堵塞或脱开。⑤患儿神经系统疾病有急剧恶化时，如昏迷病人常无足够的呼吸驱动以保证正常的通气。

另外，临床的一些操作对于有高危因素的患儿能加重或触发心跳呼吸骤停。①气道的吸引：能引起低氧、肺泡萎陷及反射性心动过缓。②不适当的胸部物理治疗（如拍背、翻身、吸痰等），可使更多的分泌物溢出，阻塞气道，也可使患儿产生疲劳。③任何形式的呼吸支持（如人工呼吸机的应用）的撤离：使病人必须从以前的人工呼吸转变为自主呼吸，如降低吸氧浓度、撤离 CPAP 或机械通气、拔除气管插管等。④镇静剂的应用：如麻醉剂、镇静药和止咳药的应用所致的呼吸抑制；（5）各种操作：如腰穿时要求屏住呼吸，可使心跳骤停。⑤迷走神经的兴奋性增加：一些临床操作可引起迷走神经的兴奋性增加，如鼻胃管的放置、气管插管操作等。

此外，高危婴儿喂养时由于吞咽—呼吸的不协调也可引起心跳呼吸骤停。应特别注意循环的失代偿表现，包括外周循环不良、心动过缓、呼吸形式的改变或呼吸暂停、发绀、对刺激的反应性下降等。有上述表现时应尽可能停止相关的操作，并给以生命支持。

（二）表现

1. 神志突然丧失，出现昏迷、抽搐。
2. 发绀或面色苍白。
3. 心跳停止或心动过缓，年长儿心率 < 30 次 / 分，新生儿 < 80 次 / 分。
4. 呼吸停止或严重呼吸困难，无有效气体交换。
5. 颈动脉和股动脉搏动消失，血压测不出。
6. 瞳孔散大。
7. 心电图等电位线或室颤。

二、处理方法

如果婴幼儿失去知觉，应立即采用以下急救措施：

首先检查婴幼儿是否还有呼吸和脉搏。最简单的方法是触摸颈动脉，即颌下与其耳间的连线处。如果孩子心脏停止跳动，要立即实施胸外心脏按压。同时，马上与急救中心进行电话联系。如果发现呼吸停止，须要采取口对口的方式进行急救。

（一）口对口急救步骤

1. 先将婴幼儿的头部略向后倾 15° 左右，以使其呼吸道畅通，检查喉内有无异物。

2. 操作者先深吸一口气，如患者是 1 岁以下婴儿，将嘴覆盖婴儿的鼻和嘴；如果是较大的婴幼儿或儿童，用口对口封住，拇指和示指紧捏住患儿的鼻子，保持其头后倾；将气吹入，同时可见患儿的胸廓抬起。停止吹气后，放开鼻孔，使患儿自然呼气，排出肺内气体。

重复上述操作，儿童 18—20 次 / 分，婴儿可稍加快（图 7–9）。

3. 立即实施胸外心脏按压。

（二）胸外心脏按压

复苏抢救在血液循环系统工作之前，即可以摸到脉搏之前不能停止。如果婴幼儿的颈动脉不好摸到，可以摸臂动脉，其位置在上臂的内侧，肩肘连线的正中间。摸脉搏时，将拇指置于臂外侧，中指与示指置于内侧，将手指轻轻朝向臂骨压下，就可以摸到搏动。

救助 1 岁以下的婴儿时，用一只手垫着背部，支撑起婴幼儿的头颈，用另一只手的两个手指，按压胸骨下部的位置，每分钟至少 100 次，压下的深度约为 4 cm。2 次呼吸配合 30 次压迫（单人操作）；2 次呼吸配合 15 次压迫（双人操作）。

救助较大婴儿及幼儿时，将其放置在一块平地上，用一只手根部压迫胸骨的下部，每分钟至少 100 次，压下的深度约为 5 cm。2 次呼吸配合 30 次压迫。

每 5 个周期作一次评估，查看患儿颈动脉搏动和自主呼吸是否恢复、面色转红润、瞳孔恢复正常。但不应为了评估而随意中断心肺复苏。

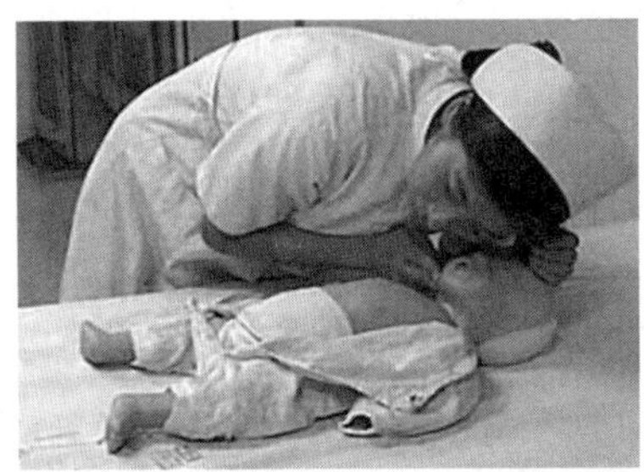
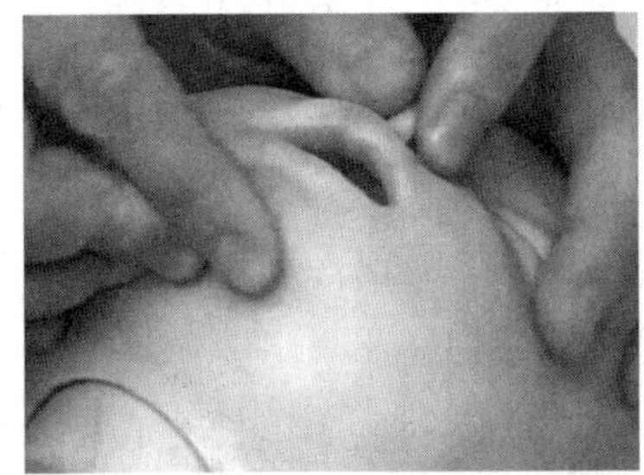
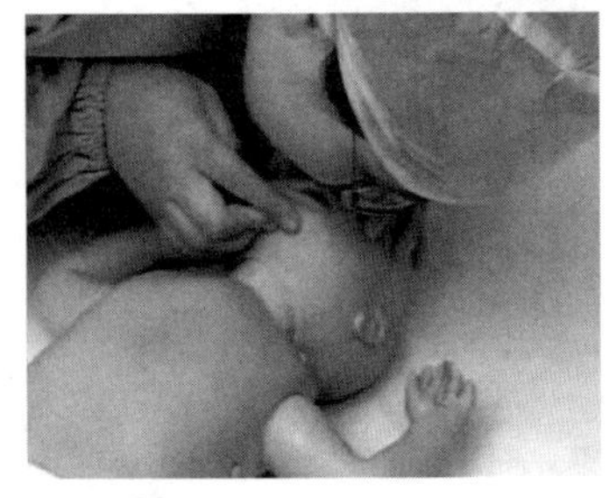
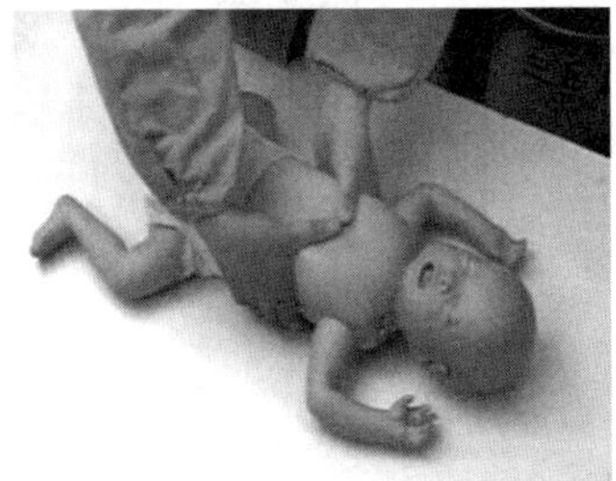
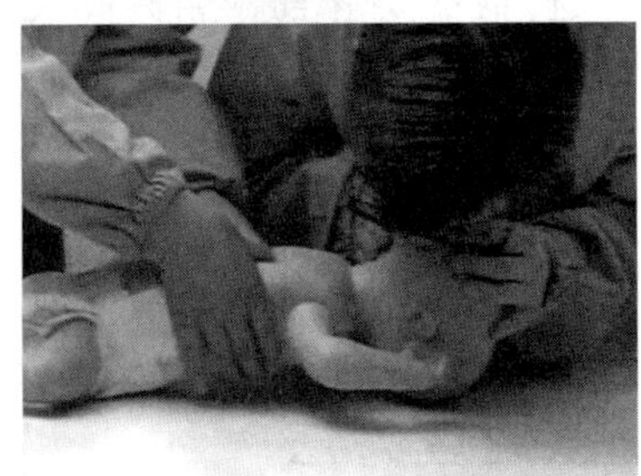

图 7–9　婴幼儿心肺复苏

案例：周末陈医生去滨江公园游玩，发现前方有一群人呼救，原来是溺水幼儿被群众救起，但患儿出现可疑呼吸心跳骤停，亟须心肺复苏。陈医生一方面立即告知群众拨打 120，另一方面迅速触摸颈动脉、俯身观察胸廓起伏情况、听呼吸音，判断确系呼吸心跳骤停。于是，陈医生先将儿童放置在一块平地上，头部略向后倾 15° 左右，以使其呼吸道畅通，检查喉内有无异物；然后深吸一口气，用口对口封住，拇指和示指紧捏住患儿的鼻子，保持其头后倾；将气吹入，同时可见患儿的胸廓抬起；停止吹气后，放开鼻孔，使患儿自然呼气，排出肺内气体。重复

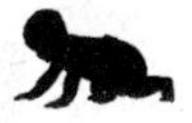

上述操作，18—20 次 / 分，同时立即实施胸外心脏按压。一只手根部压迫胸骨的下部，每分钟至少 100 次，压下的深度约为 5 cm。2 次呼吸配合 30 次压迫，直至救护车赶到转送医院进一步诊治。

三、防护措施

引发心跳呼吸骤停原因甚多，难以预料。最重要的预防措施是及时治疗新生儿窒息、喉痉挛、喉梗阻、气管异物、肺炎及呼吸衰竭等原发病，并预防意外损伤。

本章小结

婴幼儿意外伤害随时可能发生，应以预防为主，平时最好能有应对预案和安全处理流程。在出现意外伤害时，应根据基本处理原则，沉着、冷静、科学地处理，并及时求助 120、110、119 等外部支持性资源，等候救护。

延伸学习

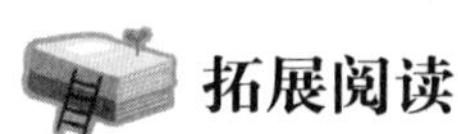

拓展阅读

婴幼儿意外伤害的预防对策

1. 积极开展教育干预

教育干预是预防儿童意外伤害“4E”干预理论，即教育干预（educational intervention）、工程干预（engineering intervention）、强制干预（enforcement intervention）和经济干预（economic intervention）中的重点。教育干预是指通过健康教育增强人们对伤害危险的熟悉，改变不良行为。应将儿童、父母、幼儿园教师作为重点干预人群，根据不同儿童的气质类型或性格特点进行个体化教育干预。同时通过教育干预也可提高家长及教师对意外伤害的警惕性和预防性，使他们掌握安全防范常识，及时发现和排除意外伤害隐患，从而避免或减少意外伤害的发生。

2. 加强安全教育和安全训练

学龄前儿童的语言表达能力已有明显发展，有较强的模仿力和求知欲，家长和教师可采用做游戏、讲故事、看图片等方式，将预防意外伤害的常识融入到日常生活和教学中。培养训练他们养成良好的生活习惯，改变不良行为，识别各种危险因素，使儿童由被动保护向识别危险、主动避开危险转变，提高自我保护意识和自控能力，减少意外伤害的发生。

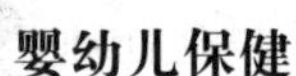

3. 重视环境安全管理

加强危险源的管理和改变危险环境可降低意外伤害的发生率。由于儿童具有好动、好奇心强、辨别能力差等特点，在一些有危险隐患的地方张贴明显的安全标志；阳台、窗户安装护栏网，及时关闭；开水瓶、电熨斗、锐利器具等应放在安全的地方；避免儿童接触电源；鼠药、农药、各类药品及消毒剂、洗涤剂要妥善放置，并告诉孩子药品或物品的用途及危害性，不可随便拿取，逐渐了解适应周围生活环境。

4. 加强急救和防护系统

建立健全院前儿童意外伤害的社会急救和防护系统，提高医务人员的急救技能。在急诊接诊时，医护人员不仅要有良好的专业技能，还应迅速及时、沉着冷静地处理每位意外伤害的儿童。由于意外伤害具有突发性和不可预知的严重后果，特别是发生窒息、溺水或触电时，现场急救尤为重要，应以社区为中心，开办家庭急救知识讲座及操作培训，教会群众做好儿童意外伤害的防护及简单易学的急救知识，如人工呼吸、胸外心脏按压，简单的止血、包扎、固定等技术，提高意外伤害现场首次抢救技术，从而降低儿童意外伤害致残率和死亡率。

婴幼儿意外伤害是由多种因素作用所致，其预防和控制是一系统工程，需要儿童、家庭、社会的共同参与。依其发生的危险因素，积极采取预防措施，加强健康宣教，增强儿童自我保护意识，强化家长、教师的安全防范意识，最大限度地减少儿童意外伤害的发生，提高儿童生命质量。

学习活动

1. 组织婴幼儿急救及心肺复苏专项培训。
2. 幼儿园安全应急预案演练。
3. 定期开展儿童保健科普讲座。

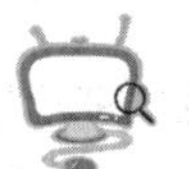

复习与思考

1. 婴幼儿心肺复苏操作的流程如何？
2. 挫伤后为什么需要上抬患侧肢体？
3. 结合生活和工作环境，谈谈对于减少婴幼儿意外伤害的风险有什么切实可行的防范预案？

第八章　高危儿童识别与照料

学习目标

1. 知识目标

（1）掌握高危儿童概念、范畴、儿童发育问题预警征象。

（2）熟悉胎儿期和新生儿期以及其后的发育期中存在的高危因素，熟悉体格生长发育偏离儿童、心理行为发育问题儿童、眼病及听力障碍高危儿童的临床表现。

（3）了解高危儿童的筛查评估方法及随访与康复，了解早产儿、低出生体重儿出院后的营养管理。

2. 能力目标

通过学习，能早期发现和识别高危儿童。

第一节　高危儿童范畴

一、高危儿概念

高危儿（high risk infant）不是一类疾病或综合征，广义上特指在母亲妊娠期及分娩期、新生儿期，以及婴幼儿期存在对胎儿、婴儿生长发育不利的各种危险因素的特殊人群，而狭义上指已经发生或可能发生危重疾病而需要监护的新生儿。总之，在胎儿期和新生儿期以及其后的发育期中存在对胎儿和婴幼儿身心发育有危险因素的儿童，称为高危儿。随着医学的进步，高危儿的存活率已经有了明显提高，同时，这些存活高危儿各种发育障碍如脑瘫、学习困难、视听障碍等的发生率也相应增加。

高危儿约占活产儿的10%—20%，是一个很大的群体，属于健康儿童范畴，但存在脑损伤的潜在危险。高危新生儿脑损伤的发生率是正常新生儿的数倍，各种高危因素可导致儿童脑损伤，引起脑性瘫痪、智力低下、癫痫和感知觉障碍及行为异常等病症的潜在危险，许多要等到出生后2—3个月，甚至学龄期才会出现异常状态。因此，这是特别脆弱的人群，需要特殊的医疗保健服务和教育康复训练。对高危儿的医疗保健应从预防医学的角度出发，才能达到预防残障、保护儿童身心健康的目的。

二、高危儿童范畴

高危儿童属于健康儿童范畴，但存在生长发育和神经精神发育障碍、感知觉障碍等潜在危险，高危儿童范围包括：早产儿、低出生体重儿，儿童蛋白质—能量营养不良（低体重、生长迟缓、消瘦），肥胖，营养性缺铁性贫血，维生素 D 缺乏性佝偻病，心理行为发育偏离，眼病和听力障碍等患儿。这些高危儿童须要进行医学监测，尽可能在早期发现异常，早期进行医学干预，避免病情发展或产生残障。

第二节　高危儿童预见与识别

一、高危因素

在胎儿期和新生儿期以及其后的发育期中存在对胎儿和婴幼儿身心发育（尤其是脑发育）有不良影响的各种内外因称之为高危因素。

（一）胎儿期高危因素

1. 母亲孕期感染

孕期尤其是孕早期病毒、原虫等病原体的感染可通过胎盘传染胎儿，最常见是 TORCH 系列感染（弓形虫、风疹病毒、巨细胞病毒、单纯疱疹病毒等）。这种感染对孕妇影响相对较小，对胎儿危害较大，轻者可造成胎儿器官发育障碍和畸形。

2. 接触或使用有害物质

妊娠期频繁或较长时间、较大剂量地接触、使用各种有害有毒物质，如各种放射线、重金属、致畸物质、药物、毒品等，均可对胎儿组织器官造成损害，导致发育障碍、器官功能异常、畸形、流产或死胎等。

3. 妊娠期高血压疾病

在妊娠 20 周以后出现，表现为高血压、蛋白尿和水肿，严重的可出现抽搐、昏迷甚至母婴死亡。这种妊娠期特异性综合征，容易导致胎盘功能不良、胎儿宫内窘迫、生长受限、早产、死产等严重后果。

4. 妊娠期合并糖尿病

是妊娠期最常见的合并症，包括妊娠期才出现的糖尿病或糖耐量减低（妊娠期糖尿病）和妊娠前就患有糖尿病的孕妇（糖尿病合并妊娠）。无论妊娠期糖尿病还是糖尿病合并妊

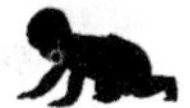

娠，均会增加胎儿畸形、胎儿生长受限或生长过度（巨大儿）、呼吸窘迫、脑发育异常、早产、生后低血糖的概率，也会增加生后远期肥胖、糖尿病、心理行为发育偏离的危险。

妊娠期贫血、多胎妊娠、羊水异常（过多或过少）、脐带胎盘异常、宫内窘迫、胎儿生长受限等因素可导致出生后体格、心理行为发育偏离和视听障碍。

（二）分娩期高危因素

1. 早产儿、低出生体重儿

胎龄满28周不满37周分娩的新生儿为早产儿。出生体重低于2500 g的新生儿称为低出生体重儿，出生体重＜1500 g的称之为极低体重儿，出生体重＜1000 g的称之为超低体重儿。我国早产发生率为5%—15%，约25%左右的早产儿会遗留智力障碍或神经系统后遗症。

2. 新生儿窒息

出生时无呼吸或呼吸抑制者为新生儿窒息。发生率约5%—10%，早产儿较高，可达50%—60%。窒息时的缺氧可导致大脑、心脏、肝脏、肾脏等多器官的损伤，引发近期和远期的功能障碍，是世界范围内导致新生儿死亡、婴儿脑瘫和智力障碍的主要原因之一。

3. 先天缺陷

胚胎或胎儿发育过程中因染色体畸变、基因突变或环境因素导致的婴儿机体结构或功能的异常。我国出生缺陷发生率较高，2010年统计数据为14.99‰，我国每年出生缺陷儿总数高达数十万。中枢神经系统畸形（如小头畸形、先天性脑积水），先天性代谢缺陷（如甲状腺功能低下症、苯丙酮尿症），小儿最为常见的常染色体畸变疾病21–三体综合征等都会直接或间接地造成婴儿大脑发育障碍或功能异常。

4. 过期产儿

胎龄满42周或以上（≥294天）出生的称为过期产儿。过期妊娠的发生率约占分娩总数的3%—15%。过期妊娠的危险性在于容易发生胎盘功能减退引起胎儿宫内窘迫、发育障碍、羊水过少，严重的引起死胎、死产。胎盘功能减退也增加新生儿窒息、产伤和新生儿低血糖。

（三）新生儿期高危因素

1. 新生儿缺氧缺血性脑病

新生儿缺氧缺血性脑病（HIE）主要由宫内窘迫、新生儿窒息等围产期异常引起缺氧缺血所致的脑部病变。发生率约为活产儿的3‰—6‰，其中15%—20%在新生儿期死亡，存活者25%—30%可能留有不同程度的远期功能损害如智力障碍、脑瘫和癫痫等，是新生儿死亡和婴幼儿脑功能障碍的最常见的原因。

2. 颅内出血

是新生儿脑损伤的常见形式，出血可发生在颅内各个部位，脑室周出血最为常见（80%以上），可导致局部脑组织压迫、炎性反应、血液循环异常、脑脊液循环障碍等原发与继发性损伤进而引起各种脑功能障碍。

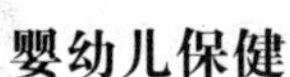

3. 病理性黄疸

当足月儿血清总胆红素超过 220.6 μmol/L（12.9 mg/dL），早产儿超过 256.5 μmol/L（15 mg/dL），或每天增量超过 85 μmol/L（5 mg/dL），或生后 24 小时内出现，或消退过迟（2—3 周以后）均提示为病理性黄疸。未结合胆红素可通过血脑屏障，对中枢神经系统有潜在毒性，过高的未结合胆红素可造成核黄疸等损伤，可遗留远期后遗症，是小儿脑瘫最常见的病因之一。

4. 严重感染病史

感染在新生儿期较为常见。严重的感染，如新生儿肺炎、颅内感染、败血症等全身感染，可以直接或间接地造成多器官包括大脑的损害和功能异常，也会导致长期的后遗症。

（四）婴儿期高危因素

1. 蛋白质—能量营养不良

早期的营养不良对大脑发育影响轻微，但随着营养不良的加重可导致脑细胞体积减小、数量减少，形态改变与脑组织结构的萎缩、生长不良，导致各种脑功能障碍。在胎儿期和婴儿期这些脑发育高峰期出现的营养不良所导致大脑组织改变往往是不可逆的，会遗留永久性的脑功能障碍。

2. 颅内感染

婴儿期发生的颅内感染如化脓性脑膜炎、病毒性脑炎等均可使发育中的大脑产生局灶性的损害，并导致相应的功能障碍和发育问题。

3. 颅内出血

迟发型维生素 K 缺乏、外伤等各种原因导致的婴儿颅内出血往往病情凶险，急性期死亡率较高，急性期过后也常发生瘫痪、智力发育落后、癫痫等后遗症。

4. 反复或长期感染

反复的呼吸道、消化道感染，慢性消耗过多和营养不足，会导致复合型的营养障碍、代谢紊乱和组织器官功能异常，长此以往影响儿童的体格生长和大脑发育。

5. 养育环境不良

一些不良养育环境如严重的忽视、虐待，长期的寄养，显著的社会文化剥夺等都可对儿童的认知发展、情绪发展、个性发展和社会能力发展造成不利影响。

（五）各种潜在的高危因素

1. 符合下列高危因素之一的新生儿为高危新生儿

（1）早产儿（胎龄＜37 周）或低出生体重儿（出生体重＜2500 g）。

（2）宫内、产时或产后窒息儿，缺氧缺血性脑病及颅内出血者。

（3）高胆红素血症。

（4）新生儿肺炎、败血症等严重感染。

（5）新生儿患有各种影响生活能力的出生缺陷（如唇裂、腭裂、先天性心脏病等）以及遗传代谢性疾病。

（6）母亲有异常妊娠及分娩史、高龄分娩（≥35岁）、患有残疾（视、听、智力、肢体、精神等残疾）并影响养育能力者等。

2. 蛋白质—能量营养不良的高危因素

（1）早产、低出生体重儿或小于胎龄儿。

（2）喂养不当，如乳类摄入量不足、未适时或适当地进行食物转换、偏食和挑食等。

（3）反复呼吸道感染和腹泻，消化道畸形，内分泌、遗传代谢性疾病及影响生长发育的其他慢性疾病。

3. 营养性缺铁性贫血的高危因素

（1）早产、双胎或多胎、胎儿失血和妊娠期母亲贫血。

（2）未及时添加富含铁的食物。

（3）不合理的饮食搭配和胃肠疾病。

（4）生长发育过快。

（5）长期慢性失血。

4. 维生素D缺乏性佝偻病的高危因素

（1）孕妇和乳母维生素D不足、早产、双胎或多胎。

（2）室外活动少、高层建筑物阻挡、大气污染（如烟雾、尘埃）、冬季、高纬度（黄河以北）地区。

（3）生长发育速度过快的婴幼儿。

（4）反复呼吸道感染、慢性消化道疾病、肝肾疾病。

5. 肥胖的高危因素

（1）家族史：过度进食、肥胖、糖尿病、冠心病、高脂血症、高血压等。

（2）饮食史：过度喂养或过度进食史。

（3）出生史：低出生体重或巨大儿。

（4）体质指数（BMI）快速增加：BMI在过去1年中增加≥2.0。

6. 智力障碍（整体发育迟缓）的高危因素

（1）早产（胎龄＜37周）或低出生体重（出生体重＜2500 g）。

（2）宫内、产时或产后窒息，缺氧缺血性脑病，颅内出血。

（3）高胆红素血症，新生儿惊厥，持续性低血糖。

（4）新生儿期严重感染性疾病（如化脓性脑膜炎、败血症等）。

（5）患有遗传病或遗传代谢性疾病（如唐氏综合征、甲状腺功能低下、苯丙酮尿症等）。

（6）母亲患有中度以上妊娠期高血压综合征、糖尿病、严重感染（如风疹病毒、巨细胞病毒）等。

7. 新生儿眼病的高危因素

（1）新生儿重症监护病房住院超过7天并有连续吸氧（高浓度）史。

（2）临床上存在遗传性眼病家族史或怀疑有与眼病有关的综合征，如先天性白内障、先天性青光眼、视网膜母细胞瘤、先天性小眼球、眼球震颤等。

（3）巨细胞病毒、风疹病毒、疱疹病毒、梅毒或毒浆体原虫等引起的宫内感染。

（4）颅面形态畸形、大面积颜面血管瘤，或者哭闹时眼球外凸。

（5）出生难产、器械助产。

（6）眼部持续流泪、有大量分泌物。出生体重＜ 2000 g 的早产儿和低出生体重儿，应当在出生后 4—6 周或矫正胎龄 32 周，由眼科医师进行首次眼底病变筛查。

8. 儿童听力障碍的高危因素

（1）听力障碍家族史。

（2）近亲结婚史。

（3）风疹病毒、巨细胞病毒、梅毒螺旋体或弓形虫引起的宫内感染。

（4）新生儿颅面部畸形，包括耳廓及外耳道异常。

（5）出生体重低于 1500 g。

（6）高胆红素血症超过换血要求。

（7）出生窒息（Apgar 评分 1 分钟 0—4 分或 5 分钟 0—6 分）。

（8）机械通气时间 5 日以上。

（9）与感觉—神经性听损伤同时存在的综合征。

（10）睡眠过分安静，不怕吵闹，或语音水平落后于同年龄儿童。

（11）流行性脑脊髓膜炎、麻疹、腮腺炎等传染病或反复发作的中耳炎。

（12）曾用过耳毒性药物。

二、儿童发育问题预警征象

在儿童健康检查同时要进行高危儿童发育问题监测评估，高危儿童发育问题监测可使用儿童发育问题预警征象（表 8–1）。预警征象适用于 0—6 岁儿童，检查有无相应月龄的预警症状，发现相应情况在“□”内打“√”，该年龄段任何一条预警征象阳性，提示有发育偏异的可能。

表 8–1　儿童发育问题预警征象

年龄	预警征象		年龄	预警征象	
3 个月	1. 对很大声音没有反应 2. 逗引时不发音或不会微笑 3. 不注视人脸，不追视移动人或物品 4. 俯卧时不会抬头	□ □ □ □	6 个月	1. 发音少，不会笑出声 2. 不会伸手抓物 3. 紧握拳松不开 4. 不能扶坐	□ □ □ □

（续表）

年龄	预警征象		年龄	预警征象	
8 个月	1. 听到声音无应答 2. 不会区分生人和熟人 3. 双手间不会传递玩具 4. 不会独坐	□ □ □ □	12 个月	1. 呼唤名字无反应 2. 不会模仿“再见”或“欢迎”动作 3. 不会用拇食指对捏小物品 4. 不会扶物站立	□ □ □ □
18 个月	1. 不会有意识叫“爸爸”或“妈妈” 2. 不会按要求指人或物 3. 与人无目光交流 4. 不会独走	□ □ □ □	2 岁	1. 不会说 3 个物品的名称 2. 不会按吩咐做简单事情 3. 不会用勺吃饭 4. 不会扶栏上楼梯 / 台阶	□ □ □ □
2 岁半	1. 不会说 2—3 个字的短语 2. 兴趣单一、刻板 3. 不会示意大小便 4. 不会跑	□ □ □ □	3 岁	1. 不会说自己的名字 2. 不会玩“拿棍当马骑”等假想游戏 3. 不会模仿画圆 4. 不会双脚跳	□ □ □ □
4 岁	1. 不会说带形容词的句子 2. 不能按要求等待或轮流 3. 不会独立穿衣 4. 不会单脚站立	□ □ □ □	5 岁	1. 不能简单叙说事情经过 2. 不知道自己的性别 3. 不会用筷子吃饭 4. 不会单脚站	□ □ □ □
6 岁	1. 不会表达自己的感受或想法 2. 不会玩角色扮演的集体游戏 3. 不会画方形 4. 不会奔跑	□ □ □ □			

三、高危儿童的筛查评估

通过定期健康检查，对儿童生长发育进行监测和评价，早期发现异常和疾病，及时进行干预，做好科学育儿及疾病预防，促进儿童健康成长。

（一）胎儿期、分娩期高危儿童的筛查评估

1. 胎儿期

各类医疗卫生机构的孕期保健专业科室（产科、妇女保健科等）、社区卫生服务机构均承担一定的孕期胎儿保健任务，按照孕期保健技术常规，建立《孕期保健档案》，筛查、评估各种孕期高危因素，进行相应孕期的保健、干预、指导工作，以及转诊和随访工作。

2. 分娩期

承接接生的产科要通过《孕期保健档案》了解前期存在的高危因素，为接生做好充分的准备。对胎儿分娩时和新生儿在产科住院期间的高危情况进行初步筛查、管理，有窒息、早产、低出生体重、过期产、多胎、先天缺陷、黄疸出现过早或迅猛、母亲或婴儿感染，以及其他高危情况的，均及时请新生儿科会诊，进行健康状况高危评估，需要住院治疗者转新生儿科。

（二）新生儿期高危儿童的筛查评估

定期对新生儿进行健康检查，早期发现异常和疾病，及时处理和转诊。高危新生儿首次访视应在得到高危新生儿出院（或家庭分娩）报告后 3 日内进行，根据具体情况酌情增加访视次数。访视内容上要特别注意高危因素可能带来的损害表现，可做新生儿 20 项行为神经测查，以密切观察高危儿发育情况和健康状况。

（三）婴幼儿期高危儿童的筛查评估

健康检查婴儿期至少 4 次，分别在 3、6、8 和 12 月龄；3 岁及以下儿童每年至少 2 次，每次间隔 6 个月，时间在 1 岁半、2 岁、2 岁半和 3 岁；3 岁以上儿童每年至少 1 次。健康检查可根据高危儿童个体情况，结合预防接种时间或本地区实际情况适当调整检查时间、增加检查次数。

1. 高危儿童体格生长评价方法

（1）评价指标

体重 / 年龄、身长（身高）/ 年龄、头围 / 年龄、体重 / 身长（身高）和体质指数（BMI）/ 年龄。

（2）评价方法

1）数据表法

① 离差法（标准差法）：以中位数（M）为基值加减标准差（SD）来评价体格生长，可采用五等级划分法和三等级划分法（表 8–2）。

表 8–2　等级划分法

等级	＜M–2SD	M–2SD—M–1SD	M ± 1SD	M+1SD—M+2SD	＞M+2SD
五等级	下	中下	中	中上	上
三等级	下		中		上

② 百分位数法：将参照人群的第 50 百分位数（P50）为基准值，第 3 百分位数值相当于离差法的中位数减 2 个标准差，第 97 百分位数值相当于离差法的中位数加 2 个标准差。

2）曲线图法：以儿童的年龄或身高（身长）为横坐标，以生长指标为纵坐标，绘制成曲线图，从而能直观、快速地了解儿童的生长情况，通过追踪观察可以清楚地看到生长趋势和变化情况，及时发现生长偏离的现象。

描绘方法：以横坐标的年龄或身高（身长）点做一与横坐标垂直的线，再以纵坐标的

 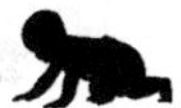

体重、身高（身长）、头围测量值或BMI值为点作与纵坐标垂直的线，两线相交点即为该年龄儿童体重、身高（身长）、头围、BMI在曲线图的位置或水平，将连续多个体重、身高（身长）、头围、BMI的描绘点连线即获得该儿童体重、身高（身长）、头围、BMI生长轨迹或趋势。

（3）评价内容

1）生长水平：指个体儿童在同年龄同性别人群中所处的位置，为该儿童生长的现况水平（表8–3）。

2）匀称度：包括体型匀称和身材匀称，通过体重/身高（身长）可反映儿童的体型和人体各部分的比例关系（表8–3）。

表8–3　生长水平和匀称度的评价

指标	测量值		评价
	百分位法	标准差法	
体重/年龄	＜P3	＜M–2SD	低体重
身长（身高）/年龄	＜P3	＜M–2SD	生长迟缓
体重/身长（身高）	＜P3	＜M–2SD	消瘦
	P85—P97	M+1SD—M+2SD	超重
	＞P97	≥M+2SD	肥胖
头围/年龄	＜P3	＜M–2SD	过小
	＞P97	＞M+2SD	过大

3）生长速度：将个体儿童不同年龄时点的测量值在生长曲线图上描记并连接成一条曲线，与生长曲线图中的参照曲线比较，即可判断该儿童在此段时间的生长速度是正常、增长不良或过速。纵向观察儿童生长速度可掌握个体儿童自身的生长轨迹。

正常增长：与参照曲线相比，儿童的自身生长曲线与参照曲线平行上升即为正常增长。

增长不良：与参照曲线相比，儿童的自身生长曲线上升缓慢（增长不足：增长值为正数，但低于参照速度标准）、持平（不增：增长值为零）或下降（增长值为负数）。

增长过速：与参照曲线相比，儿童的自身生长曲线上升迅速（增长值超过参照速度标准）。

2. 高危儿童心理行为发育评价方法

婴幼儿每次进行健康检查时，按照儿童生长发育监测图的运动发育指标进行发育监测，定期了解儿童心理行为发育情况，及时发现发育偏离儿童。如果某项运动发育指标至箭头右侧月龄仍未通过者，需进行心理行为发育筛查或转诊。还可使用全国标准化的儿童发育筛查量表[如新生儿20项行为神经评分法(NBNA)、小儿智能发育筛查量表(DDST)、0—6岁儿童发育筛查量表(DST)等],以及儿童心理行为发育问题预警征象进行高危儿童心理行为发育的筛查评估。使用全国标准化的儿童发育量表(如盖瑟尔量表、儿心量表、韦氏量表等)进行诊断评估。

心理行为发育门诊接诊一般心理行为发育问题和常见心理行为发育障碍儿童,进行评估、初步诊断。

(1)一般心理行为发育问题

不适当的吸吮行为、咬指(趾)甲、饮食行为问题、睡眠问题、遗尿、过度依赖、退缩行为、屏气发作、暴怒发作、习惯性摩擦综合征等。

(2)常见心理行为发育障碍

智力障碍(整体发育迟缓)、言语和语言障碍、孤独症谱系障碍、异食癖、拔毛癖、口吃、睡眠障碍、分离性焦虑障碍、注意缺陷多动障碍、抽动障碍、对立违抗性障碍、创伤后应激障碍等;还包括精神分裂症、双相情感障碍、抑郁症、焦虑症、恐惧症、强迫症、神经性厌食症、贪食症等,此类儿童应当转诊至精神专科门诊或专科医院。

(3)智力障碍(整体发育迟缓)

智力障碍是指年龄大于5岁,在智力发育期间(18岁前),由于各种有害因素导致的神经系统结构、功能障碍,智力显著低于一般水平[发育商(DQ)小于75或智商(IQ)小于70],并伴有适应行为障碍,年龄小于5岁称为整体发育迟缓。

轻度:能生活自理、能承担一般的家务劳动或工作、对周围环境有较好的辨别能力、能与人交流和交往、能比较正常地参与社会活动;需要环境提供间歇的支持,一般情况下生活不需要由他人照料。

中度:能以简单的方式与人交流、生活能部分自理、能做简单的家务劳动、能参与一些简单的社会活动;需要环境提供有限的支持,部分生活由他人照料。

重度:与人交往能力差、生活方面很难达到自理、运动能力发展较差;需要环境提供广泛的支持,大部分生活由他人照料。

极重度:不能与人交流、不能自理、不能参与任何活动、身体移动能力很差;需要环境提供全面的支持,全部生活由他人照料。

轻度智力障碍(整体发育迟缓):$50 \leqslant IQ \leqslant 69$;$55 \leqslant DQ \leqslant 75$。

中度智力障碍(整体发育迟缓):$35 \leqslant IQ \leqslant 49$;$40 \leqslant DQ \leqslant 54$。

重度智力障碍(整体发育迟缓):$20 \leqslant IQ \leqslant 34$;$25 \leqslant DQ \leqslant 39$。

极重度智力障碍(整体发育迟缓):$IQ < 20$;$DQ < 25$。

(4)孤独症谱系障碍

以社会交往与语言交流障碍,刻板重复动作行为为主要表现,伴注意力和感知等多种心理功能发育偏离或发育迟缓。患儿与人缺乏交往,缺乏感情上的联系,与亲人不亲,不会对视和社会交往性微笑,对亲人和陌生人不加区分。起病后一般语言逐渐减少,以致完全

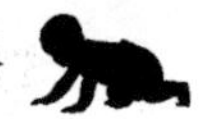

缄默。有各种感觉调节障碍，行为具有仪式性和强迫性，对外界刺激缺乏反应或反应过强。大都活动过度，多数尚有不同程度的智能低下。孤独症儿童早期发现预警征：4 个月时不会看着别人的脸微笑；6 个月时没有明显的快乐情绪；12 个月时听力没有问题但喊其名字不理睬；16 个月时不会说任何一个单词；18 个月时不会用食指指点东西；18 个月时目光不会跟随别人的指点看东西；18 个月时不会玩假扮游戏。

（5）注意缺陷多动障碍

注意力不集中、活动过多、冲动为多动症的核心症状。表现为活动过多、部分患儿可有动作不协调、笨拙、不能做精细动作（如扣纽扣、系鞋带、临摹图画困难等），手眼协调功能差；注意力不集中，主动注意功能明显减弱，而被动注意亢进，常被环境中的无关刺激所吸引，而上课不专心听讲；不经思考即开始行动，由于缺乏克制能力，容易激惹，对愉快或不愉快的事件常作出过度兴奋或愤怒的反应，因此可在教室内大声喊叫，与同学争吵和打架。部分患儿尚有认识功能上的障碍，如不能区别左右，听觉功能障碍、知觉转换困难，视觉—空间障碍等。

（6）言语和语言发育障碍

言语发育障碍指口头言语中发育及言语节律性障碍，主要包括特定言语构音障碍及言语流利障碍（口吃），特定言语构音障碍患儿运用语言的能力低于其智龄的应有水平（发音不清），但言语技能正常。而语言发育障碍指各种原因引起的理解、表达和交流过程出现障碍，主要包括表达性语言障碍、感受性语言障碍和伴发癫痫的获得性失语等，表达性语言障碍患儿表达性口语应用能力显著低于其智龄的应有水平，但言语理解力在正常范围内。感受性语言障碍患儿对言语的理解低于其智龄所应有的水平，几乎所有患儿的语言表达都显著受损，也常见语音发育异常。

（7）抽动障碍

抽动障碍是指身体任何部位的一组或一群肌肉发生的不自主、快速、重复的收缩或（和）发声，在 18 岁之前发生，症状包括运动性抽动和发音性抽动，表现为眨眼、皱眉、耸肩、歪脖、清嗓等动作。严重程度可以分为三个级别，分别为轻度、中度和重度。轻度抽动障碍是指症状轻，不会影响患儿生活、学习或社交活动等；而中度抽动障碍是指症状重，对患儿生活、学习或社交活动等影响较小；重度抽动障碍不仅病情的症状严重，还会明显影响患儿生活、学习或社交活动等。

（四）蛋白质—能量营养不良评估

是食物中蛋白质—能量供给不足或由于某些疾病等因素而引起的一种营养不良，主要表现为渐进性消瘦、皮下脂肪减少、水肿及各器官功能紊乱。

评估及分度（表 8–4）：

蛋白质—能量营养不良分别以体重 / 年龄、身高（身长）/ 年龄和体重 / 身高（身长）为评估指标，采用标准差法进行评估和分度，测量值低于中位数减 2 个标准差为低体重、生长迟缓和消瘦。

表 8–4　蛋白质—能量营养不良评估及分度

指标	测量值标准差法	评价
体重 / 年龄	M–3SD—M–2SD	中度低体重
	＜ M–3SD	重度低体重
身高（身长）/ 年龄	M–3SD—M–2SD	中度生长迟缓
	＜ M–3SD	重度生长迟缓
体重 / 身高（身长）	M–3SD—M–2SD	中度消瘦
	＜ M–3SD	重度消瘦

（五）营养性缺铁性贫血评估

是食物中铁摄入不足，体内铁储存缺乏，造成机体缺铁，导致血红蛋白合成减少而引起的小细胞低色素性贫血。主要表现为皮肤黏膜逐渐苍白，以口唇、口腔黏膜、甲床较为明显；常有食欲减退、消化不良，严重时出现吸收不良综合征；烦躁不安或精神不振，注意力不集中，理解力下降或智力减退；免疫功能低下常易合并感染。

评估及分度：

1. 评估指标

（1）血红蛋白（Hb）降低：6 个月—6 岁＜ 110 g/L。由于海拔高度对 Hb 值的影响，海拔每升高 1000 m，Hb 上升约 4%。

（2）外周血红细胞呈小细胞低色素性改变：平均红细胞体积（MCV）＜ 80 fl，平均红细胞血红蛋白量（MCH）＜ 27 pg，平均红细胞血红蛋白浓度（MCHC）＜ 310 g/L。

（3）可进行铁代谢等进一步检查，以明确诊断。

2. 贫血程度判断

Hb 值 90—109 g/L 为轻度，60—89 g/L 为中度，＜ 60 g/L 为重度。

（六）维生素 D 缺乏性佝偻病评估

1. 早期

多见于 6 个月内，特别是 3 个月内的婴儿。可有多汗、易激惹、夜惊等非特异性神经精神症状，此期常无骨骼病变。血钙、血磷正常或稍低，碱性磷酸酶（AKP）正常或稍高，血 25-（OH）D 降低。骨 X 线片无异常或长骨干骺端临时钙化带模糊。

2. 活动期

（1）骨骼体征：小于 6 个月婴儿可有颅骨软化；大于 6 个月婴儿可见方颅、手（足）镯、肋骨串珠、肋软骨沟、鸡胸、O 形腿、X 形腿等。

（2）血生化：血钙正常低值或降低，血磷明显下降，血 AKP 增高，血 1，25-$(OH)_2D_3$ 显著降低。

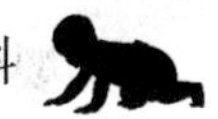

（3）骨 X 线片：长骨干骺端临时钙化带消失，干骺端增宽，呈毛刷状或杯口状，骨骺软骨盘加宽＞ 2 mm。

3. 恢复期

（1）症状体征：早期或活动期患儿可经日光照射或治疗后逐渐减轻或消失。

（2）血生化：血钙、血磷、AKP、1，25-（OH）$_2$D$_3$ 逐渐恢复正常。

（3）骨 X 线摄片：长骨干骺端临时钙化带重现、增宽、密度增加，骨骺软骨盘＜ 2 mm。

4. 后遗症期

严重佝偻病治愈后遗留不同程度的骨骼畸形。

（七）超重 / 肥胖评估

1. 超重

体重 / 身长（身高）≥ M ＋ 1SD，或体质指数 / 年龄（BMI/ 年龄）≥ M ＋ 1SD。

2. 肥胖

体重 / 身长（身高）≥ M ＋ 2SD，或 BMI/ 年龄≥ M ＋ 2SD。

（八）听力评估

新生儿期听力筛查后，进入 0—6 岁儿童保健系统管理，在健康检查的同时进行耳及听力保健。

通过耳外观检查，检查有无外耳畸形、外耳道异常分泌物、外耳湿疹等，根据新生儿听力筛查结果、儿童发育问题预警征象进行听力障碍初筛，其中 6、12、24 和 36 月龄为听力筛查的重点年龄。早产儿属于听力障碍高危人群，在出院前进行自动脑干听觉诱发反应（AABR）检测。听力筛查未通过的早产儿，在出生后 3 个月内，转至儿童听力诊断中心进行听力综合评估。听力筛查未通过的婴幼儿应结合行为测听、耳声发射、脑干听觉诱发反应（ABR）及声导抗测试结果进行综合听力学评估，做出诊断及鉴别诊断。

可运用听觉行为观察法（表 8–5）、便携式听觉评估仪（表 8–6）或筛查型耳声发射仪进行听力筛查，听力障碍根据听力损伤程度分级（表 8–7）。

表 8–5　0—3 岁儿童听觉观察法听力筛查阳性指标

年龄	听觉行为反应
6 个月	不会寻找声源
12 个月	对近旁的呼唤无反应 不能发单字词音
24 个月	不能按照成人的指令完成相关动作 不能模仿成人说话（不看口型）或说话别人听不懂
36 个月	吐字不清或不会说话 总要求别人重复讲话 经常用手势表示主观愿望

表 8–6　0—6 岁儿童听觉评估仪听力筛查阳性指标

［室内本底噪声≤ 45dB（A）］

年龄	测试音强度	测试音频率	筛查阳性结果
12 个月	60（dB SPL，声场）	2kHz（啭音）	无听觉反应
24 个月	55（dB SPL，声场）	2、4kHz（啭音）	任一频率无听觉反应
3—6 岁	45（dB HL，耳机或声场）	1、2、4kHz（纯音）	任一频率无听觉反应

表 8–7　听力损伤程度分级标准

平均阈值（dB）及粗略判断	听力分级
≤ 25（可以听到耳语声）	正常听力水平
26—40（听小声讲话困难）	轻度听力障碍
41—60（听一般讲话有困难）	中度听力障碍
61—80（听大声讲话亦有困难，影响工作和生活）	重度听力障碍
＞ 81（几乎听不到任何声音，残存听力一般不能利用，儿童则为聋哑）	极重度听力障碍

（九）眼病筛查

1. 检查内容

在儿童健康检查时应当对 0—6 岁儿童进行眼外观检查，有吸氧治疗史的早产儿，在生后 4—6 周或矫正胎龄 32 周转诊到开展早产儿视网膜病变（ROP）筛查的指定医院开始进行眼底病变筛查，对 4 岁及以上儿童每年采用国际标准视力表或标准对数视力表灯箱进行一次视力筛查。

满月访视时进行光照反应检查，以发现眼部结构异常；3 个月婴儿进行瞬目反射检查和红球试验，以评估婴儿的近距离视力和注视能力；6 个月婴儿进行视物行为观察和眼位检查（角膜映光加遮盖试验），1—3 岁儿童进行眼球运动检查，以评估儿童有无视力障碍和眼位异常。

2. 检查方法

（1）眼外观

观察眼睑有无缺损、炎症、肿物，眼睫毛内翻，两眼大小是否对称；结膜有无充血，结膜囊有无分泌物，持续溢泪；角膜是否透明呈圆形；瞳孔是否居中、形圆、两眼对称、黑色外观。

（2）光照反应

检查者将手电筒快速移至婴儿眼前照亮瞳孔区，重复多次，两眼分别进行。婴儿出现反射性闭目动作为正常。

（3）瞬目反射

受检者取顺光方向，检查者以手或大物体在受检者眼前快速移动，不接触到受检者。

 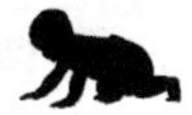

婴儿立刻出现反射性防御性的眨眼动作为正常。如 3 个月婴儿未能完成，6 个月时继续此项检查。

（4）红球试验

用直径 5 cm 左右色彩鲜艳的红球在婴儿眼前 20—33 cm 距离缓慢移动，可以重复检查 2—3 次。婴儿出现短暂寻找或追随注视红球的表现为正常。如 3 个月婴儿未能完成，6 个月时继续此项检查。

（5）眼位检查（角膜映光加遮盖试验）

将手电筒放至儿童眼正前方 33 cm 处，吸引儿童注视光源；用遮眼板分别遮盖儿童的左、右眼，观察眼球有无水平或上下的移动。正常儿童两眼注视光源时，瞳孔中心各有一反光点，分别遮盖左右眼时没有明显的眼球移动。

（6）眼球运动

自儿童正前方，分别向上、下、左、右慢速移动手电筒。正常儿童两眼注视光源时，两眼能够同时同方向平稳移动，反光点保持在两眼瞳孔中央。

（7）视物行为观察

询问家长儿童在视物时是否有异常的行为表现，例如不会与家人对视或对外界反应差，对前方障碍避让迟缓，暗处行走困难，视物明显歪头或距离近，畏光或眯眼、眼球震颤等。

（8）视力检查

采用国际标准视力表或对数视力表检查儿童视力，检测距离 5 米，视力表照度为 500 勒克斯，视力表 1.0 行高度为受检者眼睛高度。检查时，一眼遮挡，但勿压迫眼球，按照先右后左顺序，单眼进行检查。自上而下辨认视标，直到不能辨认的一行时为止，其前一行即可记录为被检者的视力。对 4 岁视力≤ 0.6、5 岁及以上视力≤ 0.8 的视力低常儿童，或两眼视力相差两行及以上的儿童，都应当在 2 周—1 个月复查一次。

第三节　高危儿童照料

一、体格生长发育偏离儿童的照料

注意并保持家庭卫生，接触新生儿前要洗手，减少探视，家人患有呼吸道感染时要戴口罩，以避免交叉感染。生后数天开始补充维生素 D，足月儿每日口服 400 IU，早产儿每日口服 800 IU。对未接种卡介苗和第 1 剂乙肝疫苗的新生儿，尽快补种。未接受新生儿疾病筛查的新生儿，应到具备筛查条件的医疗保健机构补筛。

提倡母乳喂养，进行科学的食物转换、均衡膳食营养、培养儿童良好的进食行为、注意食品安全。预防儿童蛋白质—能量营养不良、营养性缺铁性贫血、维生素 D 缺乏性佝偻病、

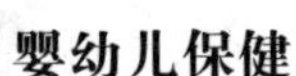

超重 / 肥胖等常见营养性疾病的发生。

定期测量儿童体重、身高（身长）、头围，正确使用儿童生长发育监测图进行生长发育监测。

积极预防儿童消化道、呼吸道等常见疾病，按时预防接种，加强体格锻炼，培养良好卫生习惯。

对低体重、生长迟缓、消瘦、肥胖、营养性缺铁性贫血及维生素 D 缺乏性佝偻病儿童进行登记，并转入儿童营养性疾病管理范围。

运用儿童生长发育监测和评价方法，向家长说明情况，特别是对生长发育曲线的描绘和解释，早期发现生长发育偏离或异常情况，并进行追踪随访。

（一）蛋白质—能量营养不良照料

1. 进行喂养咨询和膳食调查分析，根据病因、评估分类和膳食分析结果，为儿童提供满足其恢复正常生长需要的膳食，使能量摄入逐渐达到推荐摄入量（RNI）的 85% 以上，蛋白质和矿物质、维生素摄入达到 RNI 的 80% 以上。

2. 早产 / 低出生体重儿采用特殊喂养方法，定期评估，积极治疗可矫治的严重先天畸形。

3. 及时分析病史，明确儿童生长发育不良的原因，针对原因进行个体化指导；对存在喂养或进食行为问题的儿童，采取合理喂养和行为矫治，使儿童体格生长恢复正常速度。

4. 对于反复患消化道、呼吸道感染及影响生长发育的慢性疾病儿童应及时治疗。

（二）营养性缺铁性贫血照料

1. 饮食调整及铁剂补充

（1）孕妇

应加强营养，摄入富含铁的食物。从妊娠第 3 个月开始，按元素铁 60 mg/d 口服补铁，必要时可延续至产后；同时补充小剂量叶酸（400 μg/d）及其他维生素和矿物质。分娩时延迟脐带结扎 2—3 分钟，可增加婴儿铁储备。

（2）婴儿

早产 / 低出生体重儿应从 4 周龄开始补铁，剂量为每日 2 mg/kg 元素铁，直至 1 周岁。纯母乳喂养或以母乳喂养为主的足月儿从 4 月龄开始补铁，剂量为每日 1 mg/kg 元素铁；人工喂养婴儿应采用铁强化配方奶。

（3）幼儿

注意食物的均衡和营养，多提供富含铁食物，鼓励进食蔬菜和水果，促进肠道铁吸收，纠正儿童厌食和偏食等不良习惯。

2. 寄生虫感染防治

在寄生虫感染的高发地区，应在防治贫血同时进行驱虫治疗。

（三）维生素 D 缺乏性佝偻病照料

1. 母亲

孕妇应经常户外活动，进食富含钙、磷的食物。妊娠后期为冬春季的妇女宜适当补充

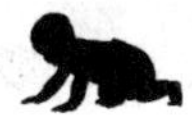

维生素 D 400—1000 IU/d（10—25 μg/d），以预防先天性佝偻病的发生。使用维生素 A 维生素 D 复合制剂应避免维生素 A 中毒，维生素 A 摄入量＜1 万 IU/d。

2. 婴幼儿

（1）户外活动

婴幼儿适当进行户外活动接受日光照射，每日 1—2 小时，尽量暴露身体部位。

（2）维生素 D 补充

婴儿（尤其是纯母乳喂养儿）生后数天开始补充维生素 D 400 IU/d（10 μg/d）。

（3）高危人群补充

早产儿、双胎儿生后即应补充维生素 D 800 IU/d（20 μg/d），3 个月后改为 400 IU/d（10 μg/d）。有条件可监测血生化指标，根据结果适当调整剂量。

（4）维生素 D 治疗

活动期佝偻病儿童建议口服维生素 D 治疗，剂量为 800 IU/d（20 μg/d）连服 3—4 个月或 2000—4000 IU/d（50—100 μg/d）连服 1 个月，之后改为 400 IU/d（10 μg/d）。口服困难或腹泻等影响吸收时，可采用大剂量突击疗法，一次性肌注维生素 D 15 万—30 万 IU（3.75—7.5 mg）。若治疗后上述指征改善，1—3 个月后口服维生素 D 400 IU/d（10 μg/d）维持。大剂量治疗中应监测血生化指标，避免高钙血症、高钙尿症。

（5）其他治疗

1）户外活动：在日光充足、温度适宜时每天活动 1—2 小时，充分暴露皮肤。

2）钙剂补充：乳类是婴幼儿钙营养的优质来源，乳量充足的足月儿可不额外补充钙剂。膳食中钙摄入不足者，可适当补充钙剂。

3）加强营养：应注意多种营养素的补充。

（四）超重 / 肥胖照料

1. 婴儿期

（1）孕期合理营养，保持孕期体重正常增长，避免新生儿出生时体重过重或低出生体重。

（2）提倡 6 个月以内纯母乳喂养，在及时、合理添加食物的基础上继续母乳喂养至 2 岁。

（3）控制超重 / 肥胖婴儿的体重增长速度，无须采取减重措施。

（4）监测体重、身长的增长和发育状况，强调合理膳食，避免过度喂养。

（5）避免低出生体重儿过度追赶生长。

2. 幼儿期

（1）每月测量一次体重，每 3 个月测量一次身长，监测体格生长情况，避免过度喂养和过度进食，适当控制体重增长速度，不能使用饥饿、药物等影响儿童健康的减重措施。

（2）采用行为疗法改变不良的饮食行为，培养健康的饮食习惯。

（3）养成良好的运动习惯和生活方式，多进行户外活动，尽量不看电视或电子媒体。

二、心理行为发育问题儿童的照料

儿童心理行为发育随年龄增长而发育，由简单到复杂逐渐达到成熟。心理行为发育问题儿童应根据其实际发育年龄进行预见性指导，从而促进心理行为发育。

（一）新生儿期

1. 强调母婴交流的重要性，鼓励父母多与新生儿接触，如说话、微笑、怀抱等。

2. 学会辨识新生婴儿哭声，及时安抚情绪并满足其需求，如按需哺乳。

3. 新生儿喂奶 1 小时后可进行俯卧练习，每天可进行 1—2 次婴儿被动操。

4. 给新生儿抚触，让新生儿看人脸或鲜艳玩具、听悦耳铃声和音乐等，促进其感知觉的发展。

（二）1—3 个月

1. 注重亲子交流，在哺喂、护理过程中多与婴儿带有情感的说话、逗弄，对婴儿发声要用微笑、声音或点头应答，强调目光交流。

2. 通过俯卧、竖抱练习、被动操等，锻炼婴儿头颈部的运动和控制能力。

3. 增加适度的听觉、视觉和触觉刺激，听悦耳的音乐或带响声的玩具，用鲜艳的玩具吸引婴儿注视和跟踪。

（三）3—6 个月

1. 鼓励父母亲自养育婴儿，主动识别并及时有效的应答婴儿的生理与心理需求，逐渐建立安全的亲子依恋关系。

2. 培养规律的进食、睡眠等生活习惯，多与婴儿玩看镜子、藏猫猫、寻找声音来源等亲子游戏。

3. 营造丰富的语言环境，多与婴儿说话、模仿婴儿发声以鼓励婴儿发音，达到“交流应答”的目的。

4. 鼓励婴儿自由翻身、适当练习扶坐；让婴儿多伸手抓握不同质地的玩具和物品，促进手眼协调能力发展。

（四）6—8 个月

1. 父母多陪伴和关注婴儿，在保证婴儿安全的情况下扩大活动范围，鼓励与外界环境和人接触。

2. 经常叫婴儿名字，说家中物品名称，培养婴儿对语言的理解能力。引导婴儿发“ba ba”“ma ma”等语音，提高其对发音的兴趣。

3. 帮助婴儿练习独坐和匍匐爬行，扶腋下蹦跳；练习伸手够远处玩具、双手传递玩具、撕纸等双手配合和手指抓捏动作，提高手眼协调能力。

（五）8—12 个月

1. 帮助婴儿识别他人的不同表情；当婴儿出现生气、厌烦、不愉快等负性情绪时，转移其注意力；受到挫折时给予鼓励和支持。

 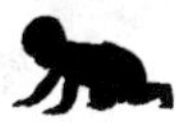

2. 丰富婴儿语言环境，经常同婴儿讲话、看图画。让婴儿按指令做出动作和表情，如叫名字有应答，懂得挥手“再见”。

3. 帮助婴儿多练习手—膝爬行，学习扶着物品站立和行走；给婴儿提供杯子、积木、球等安全玩具玩耍，发展手眼协调和相对准确的操作能力。

4. 增加模仿性游戏，如拍手“欢迎”、捏有响声的玩具、拍娃娃、拖动毯子取得玩具等。

（六）12—18 个月

1. 给予幼儿探索环境、表达愿望和情绪的机会。经常带幼儿玩亲子互动游戏，如相互滚球、爬行比赛等；引导幼儿玩功能性游戏，如模仿给娃娃喂饭、拍睡觉等。

2. 多给幼儿讲故事、说儿歌，教幼儿指认书中图画和身体部位，引导幼儿将语言与实物联系起来，鼓励幼儿有意识地用语言表达。

3. 给幼儿提供安全的活动场所，通过练习独立行走、扔球、踢球、拉着玩具走等活动，提高控制平衡的能力。

4. 鼓励幼儿多做翻书页、盖瓶盖、用笔涂鸦、垒积木等游戏，提高认知及手眼协调能力。

（七）18—24 个月

1. 家长对待幼儿的养育态度和行为要一致。在保证安全的前提下，给幼儿自主做事情的机会，对幼儿每一次的努力都给予鼓励和赞扬，培养其独立性和自信心。

2. 学习更多词汇，说出身边物品名称、短语，鼓励用语言表达需求和简单对话；学习区分大小，匹配形状和颜色等。

3. 提高幼儿身体动作协调能力，学习扶着栏杆上下楼梯、踢皮球、踮着脚尖走和跑，握笔模仿画线，积木叠高等。

4. 培养幼儿生活自理能力，如用匙进食、用杯子喝水，学习脱袜子、脱鞋；固定大小便场所，练习示意大小便。

（八）24—30 个月

1. 鼓励幼儿帮助家长做一些简单的家务活动，如收拾玩具、扫地、帮忙拿东西等，促进自信心的发展，激发参与热情。

2. 当幼儿企图做危险的活动时，应当及时制止；出现无理哭闹等不适宜的行为时，可采用消退（不予理睬）或转移等行为矫正方法，让幼儿懂得日常行为的对与错，逐步养成良好的行为习惯。

3. 教幼儿说出自己的姓名、性别、身体部位以及一些短句和歌谣。学习执行指令，用较准确的语言表达需求；培养幼儿理解“里外”“上下”“前后”等空间概念。

4. 学习独自上下楼梯、单腿站，提高身体协调及大运动能力；通过搭积木、串珠子、系扣子、画画等游戏，提高精细动作能力。

（九）30—36 个月

1. 提供与幼儿玩耍的机会，鼓励幼儿发展同伴关系，学习轮流、等待、合作、互助与分享，培养爱心、同情心和自我控制能力。

2. 通过与幼儿玩“开火车”“骑竹竿”“过家家”等想象性和角色扮演游戏，保护和培养幼儿的兴趣和想象力。

3. 经常给幼儿讲故事，并鼓励幼儿复述简单故事，教幼儿说歌谣、唱儿歌、讲述图画，不断地丰富词汇，提高语言表达能力。

4. 练习双脚交替上楼梯、走脚印、跳远等，提高身体协调能力。通过画水平线、画圆形、扣扣子、穿鞋子等，提高精细动作能力。

5. 逐步培养规律的生活习惯，学习自己洗手、进食、穿衣、大小便等生活技能。帮助幼儿学会适应新环境，做好入园准备。

三、早产 / 低出生体重儿出院后的营养管理

早产 / 低出生体重儿出院后营养管理的目标是：促进适宜的追赶生长，预防各种营养素的缺失或过剩，保证神经系统的良好结局，有利于远期健康。

早产 / 低出生体重儿追赶性生长的最佳时期是生后第 1 年，尤其是前 6 个月。若出院后喂养得当，营养摄入充足均衡，无严重疾病，大多适于胎龄的早产儿在 1—2 年内能追赶上同年龄婴幼儿。影响早产儿 / 低出生体重儿追赶性生长的因素包括胎龄、出生体重、疾病程度、住院期间的营养和出院前的生长状况等。适于胎龄早产儿达到校正月（年）龄的第 25 百分位—第 50 百分位，小于胎龄早产儿至第 10 百分位应视为追赶生长比较满意。

（一）乳类喂养

1. 强化营养

出院后母乳为首选喂养方式，并至少应持续至 6 个月以上。根据早产儿的吸吮、吞咽、呼吸和三者间协调的发育成熟情况，选择经口喂养或管饲喂养。对吸吮力弱的早产儿，可将母亲的乳汁挤在杯中，用滴管喂养；喂养前母亲可洗手后将手指放入新生儿口中，刺激和促进吸吮反射的建立，以便主动吸吮乳头。按矫正年龄的体重未达到第 25 百分位的适于胎龄早产儿及未达到第 10 百分位的小于胎龄早产儿，出院后均需继续强化营养。达到上述体格生长标准时，应逐渐减低强化营养的热量密度，期间密切监测生长速度及血生化指标，直至停用。对出生体重＜ 2000 g、胎龄＜ 34 周、出生后病情危重或并发症多、完全肠外营养＞ 4 周或体重增长缓慢的早产 / 低出生体重儿，出院后需到有诊治条件的医疗保健机构定期随访，在专科医生的指导下进行强化母乳、早产儿配方奶或早产儿出院后配方奶喂养。母乳强化剂可加入人乳中以强化蛋白质、矿物质、维生素含量，早产儿配方奶适用于胎龄＜ 34 周、出生体重＜ 2000 g 的早产儿在住院期间应用，对于胎龄＞ 34 周的早产儿或出院后早产儿，可选择早产儿过度配方奶。

2. 非强化营养

出生体重≥ 2000 g，且无以上高危因素的早产 / 低出生体重儿，出院后仍首选纯母乳喂养，注意补充多种维生素、铁、钙、磷等营养素，仅在母乳不足或无母乳时考虑应用婴儿配

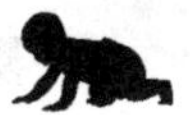

方奶，乳母的饮食和营养均衡对早产/低出生体重儿尤为重要。

（二）食物转换

早产/低出生体重儿引入其他食物的年龄有个体差异，与其发育成熟水平有关。胎龄小的早产/低出生体重儿引入时间相对较晚，一般不宜早于矫正月龄4月龄，不迟于矫正月龄6月龄。在保证足量母乳和/或婴儿配方奶等乳类喂养的前提下，根据早产/低出生体重儿发育和生理成熟水平及追赶生长情况，一般在矫正4—6月龄开始逐渐引入泥糊状及固体食物。

（三）营养素补充

1. 铁剂补充

早产/低出生体重儿须继续补充铁剂2 mg/（kg·d），酌情补充至矫正12月龄。使用母乳强化剂、强化铁的配方奶及其他富含铁的食物时，酌情减少铁剂的补充剂量。

2. 维生素A、D和钙、磷补充

早产/低出生体重儿须继续补充维生素D 800—1000 IU/d，3个月后改为400 IU/d，直至2岁，酌情补充维生素A、钙和磷。

四、眼病高危儿童的随访与康复

眼病高危儿童的随访的目的是要早期发现，早期诊断、早期治疗某些可以治疗的小儿眼病，如早产儿视网膜病变、视网膜母细胞瘤、先天性青光眼、白内障、上睑下垂、斜视等眼病。具有眼病高危因素的新生儿，应当在出生后尽早由眼科医师进行检查。出生体重＜2000 g的早产儿和低出生体重儿，应当在生后4—6周或矫正胎龄32周，由具有足够经验和相关知识的眼科医师进行首次眼底病变筛查。对于有新生儿眼病高危因素（如：高浓度氧气吸入的低出生体重儿）者，即使当时检查没有明显阳性体征，也要积极进行随访并指导家长学会观察方法，以及时发现问题。对于复杂病例和需要手术治疗的患儿，需及时转入专业眼科治疗。

眼病高危儿童应当定期接受眼病筛查和视力评估，若出现眼红、畏光、流泪、分泌物多、瞳孔区发白、眼位偏斜或歪头视物、眼球震颤、不能追视、视物距离过近或眯眼、暗处行走困难等异常情况，应当及时到医院检查。

（一）及时转诊

出现以下情况之一者，应当予以及时转诊至眼病专科门诊进一步诊治。

1. 眼睑、结膜、角膜和瞳孔等检查发现可疑结构异常。

2. 检查配合的婴儿经反复检测均不能引出光照反应及瞬目反射。

3. 注视和跟随试验检查异常。

4. 具有任何一种视物行为异常的表现。

5. 眼位检查和眼球运动检查发现眼位偏斜或运动不协调。

6. 复查后视力，4 岁儿童≤ 0.6，5 岁及以上儿童≤ 0.8，或两眼视力相差两行及以上。

（二）注意用眼卫生

1. 培养良好的用眼卫生习惯，包括培养正确的看书、写字姿势，正确的握笔方法，在良好的照明环境下读书、游戏。

2. 儿童持续近距离注视时间每次不宜超过 30 分钟，操作各种电子视频产品时间每次不宜超过 20 分钟，每天累计时间建议不超过 1 小时。2 岁以下儿童尽量避免操作各种电子视频产品。眼睛与各种电子产品荧光屏的距离一般为屏面对角线的 5—7 倍，屏面略低于眼高。

3. 屈光不正儿童要到具有相应资质的医疗机构或眼镜验配机构进行正规散瞳验光，调整眼镜屈光度，不要使用劣质及不合格眼镜。

4. 不要盲目使用眼保健产品，要在专业医师指导下合理、适度使用。

5. 合理营养，平衡膳食。经常到户外活动，每天不少于 2 小时。

五、听障高危儿童的随访与康复

听障高危儿童的随访目的是早期发现听力障碍，及时进行听觉言语干预及康复，保护和促进儿童的听觉和言语发育，减少儿童听力和言语残疾，提高儿童健康水平。

出现以下情况之一者，应当予以及时转诊至儿童听力检测机构做进一步诊断：

1. 听觉行为观察法筛查任一项结果阳性。

2. 听觉评估仪筛查任一项结果阳性。

3. 耳声发射筛查未通过。

具有听力障碍高危因素的早产儿，即使通过新生儿听力筛查，仍应在 3 年内每年至少进行 1 次听力筛查；在随访过程中怀疑有听力障碍时，应及时转至儿童听力诊断中心进行听力综合评估。

确诊为永久性听力障碍的早产儿，应在出生后 6 个月内进行相应的临床医学和听力学干预。确诊为永久性听障儿童，应及早转介到康复干预机构或在康复干预机构的指导下开展社区家庭早期干预。干预内容包括助听器验配、人工耳蜗植入及系统的听觉言语康复训练，并定期进行康复效果评估。婴幼儿早期人工耳蜗植入，最小植入者报道仅 4 个月，早期植入可缩短患儿听力剥夺时间，在国外有早期植入的趋势。轻度、中度听力障碍可验配助听器，重度听力障碍要验配助听器或人工耳蜗植入，极重度听力障碍需人工耳蜗植入。

助听器验配、人工耳蜗植入后婴幼儿要进行系统的听觉言语康复训练，应根据不同发育年龄，选择不同的干预方法。

3 岁以下：应在专业人员指导下进行积极的以家庭为主的言语康复训练。

3—7 岁：首选进入康复机构训练，无条件的可进行家庭康复训练。

7 岁以上：应在特教学校或普通小学接受教育，进行听觉言语学习。要定期对助听效果或人工耳蜗效果进行评估。

 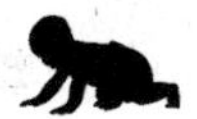

本章小结

高危儿(high risk infant)不是一类疾病或综合征，是在胎儿期和新生儿期以及其后的发育期中存在对胎儿和婴幼儿身心发育有危险因素的儿童，属于健康儿童范畴，但存在生长发育和神经精神发育障碍、感知觉障碍等潜在危险，需要进行医学监测。在儿童健康检查同时可使用儿童发育问题预警征象进行高危儿童发育问题监测评估。体格生长发育偏离儿童转入儿童营养性疾病管理，心理行为发育问题儿童，根据其实际发育年龄进行预见性指导和教育康复训练。早产儿、低出生体重儿出院后进行营养管理，促进适宜的追赶生长。对眼病高危儿童随访，早期发现、诊断、治疗某些可以治疗的小儿眼病。对听障高危儿童随访，早期发现听力障碍，及时进行听觉言语干预及系统的听觉言语康复训练。总之，通过定期健康检查，对儿童生长发育进行监测和评价，可早期发现异常和疾病，及时进行干预，做好科学育儿及疾病预防，促进儿童健康成长。

延伸学习

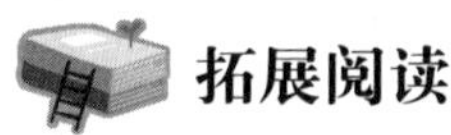

拓展阅读

高危儿童家庭养育

高危儿童家庭养育行为包括喂养养育行为、睡眠养育行为、交往玩耍行为等方面。家庭养育核心原则：创造安全有趣的环境，营造良好的学习环境，父母要坚定的管教，拥有现实的期望并且照顾好自己。

在高危儿童喂养过程中的行为管理上应避免放牧式喂养，正餐和零食的搭配与年龄要匹配，用餐时间限制在20—30分钟内，在适合孩子发育水平的地方用餐(如高脚椅)，在两餐和零食的间隔期不提供果汁或含糖饮料，仅提供饮水。让用餐变得有趣，让孩子帮助准备食物，家人都坐在一起用餐，避免会分散注意力的事物(例如电视、电话)，尝试各种食物，限制用餐的持续时间，鼓励顺应喂养，避免强迫进食，提倡顺应喂养，为高危儿童提供多样化、与其年龄相适应的食物。

高危儿童常见睡眠问题：入睡困难、夜醒、睡眠节律紊乱、打鼾、抽搐等，20%—25%的儿童在成长过程中经历过一种或多种的睡眠问题。在高危儿童睡眠养育过程中的行为管理上应建立规律的睡眠作息。固定就寝时间，晚7:30—8:30，晚上入睡前应保持4小时以上清醒时间，坚持在孩子醒着的时候将他(她)放到小床上，白天小睡和晚上睡眠一样，保持规律性，准时上床，准时起床。建立稳定的睡眠常规，帮助孩子区分睡觉时间和白天时间。建立合理、固定的入睡前常规，帮助孩子学习如何自己入睡，帮助孩子顺利完成整个夜间连续睡眠。自我平静是婴幼儿情感发育的必要过程，也是孩子学会从觉醒状态转入睡眠状态的基本前提。因此，应避免不必要的入睡“安慰物”和“安慰行为”，如：安慰物——奶瓶、

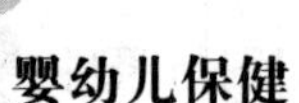

奶嘴、毛巾等，安慰行为——拍抱、摇晃等。

高危儿童常见社交情绪问题：胆小退缩、严重分离焦虑、不愿意分享、抢玩具等。儿童早期社交情绪发展状况与其将来能否与他人建立良好关系和学习能力的发展均密切相关。10%—15% 婴幼儿存在极度悲伤、分裂性愤怒和恐惧等情绪失调问题，32% 的儿童社交情绪能力滞后。在高危儿童交往玩耍行为的管理上应培养良好的沟通和社交能力、管理情绪的能力、独立的能力、解决问题的能力。开展挫折教育，创设或利用某种情景，提出某种难题，从而使儿童逐步形成对困难的承受能力和对环境的适应能力。挫折教育首先要破除儿童的依赖性，让儿童在各种学习活动中自己感受困难，并为克服困难作出自己的努力。挫折教育注意事项：适度和适量。面临的难题一次不能太多。当儿童遇到困难或快要退缩时，要及时鼓励；当儿童作出努力时要给予肯定，让他（她）充分体验成功的喜悦。

学习活动

提供高危儿童案例，通过案例分析，进一步巩固和加深对高危儿童的认识，安排见习，增加感性认识。

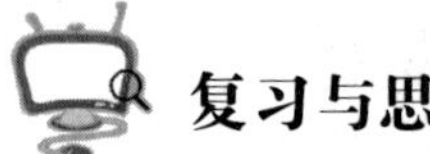

复习与思考

1. 简述高危儿概念、范畴，儿童发育问题预警征象有哪些？

2. 举例说明胎儿期和新生儿期以及其后的发育期中存在的高危因素。

3. 简述体格生长发育偏离儿童、心理行为发育问题儿童、眼病及听力障碍高危儿童的临床表现。

4. 高危儿童的筛查评估方法有哪些？如何进行随访与康复？

5. 早产儿、低出生体重儿出院后怎么进行营养管理？

参 考 文 献

[1] 柏树令，应大君. 系统解剖学[M]. 第 8 版. 北京：人民卫生出版社，2013.

[2] 王雁. 人体解剖生理学[M]. 北京：北京师范大学出版社，2013.

[3] 唐晓伟，唐省三. 人体解剖生理学[M]. 第 3 版. 北京：中国医药科技出版社，2017.

[4] 高明灿. 人体解剖生理学基础[M]. 北京：人民卫生出版社，2003.

[5] 邹锦慧，洪乐鹏，岳应权. 人体解剖学[M]. 北京：科学出版社，2016.

[6] 郑玉涛. 人体解剖生理学[M]. 北京：北京大学医学出版社，2013.

[7] 毛萌，李延玉. 儿童保健学[M]. 第 3 版. 北京：人民卫生出版社，2014.

[8] 黎海芪. 实用儿童保健学[M]. 北京：人民卫生出版社，2016.

[9] 朱家雄，汪乃铭，戈柔. 学前儿童卫生学[M]. 第 2 版. 上海：华东师范大学出版社，2006.

[10] 张兰香，潘秀萍. 学前儿童卫生与保健[M]. 北京：北京师范大学出版社，2011.

[11] 王卫平. 儿科学[M]. 第 8 版. 北京：人民卫生出版社，2013.

[12] 郑修霞. 妇产科护理学[M]. 第 5 版. 北京：人民卫生出版社，2012.

[13] 兰贯虹，欧萍，徐玉英. 育婴员[M]. 第 2 版. 北京：海洋出版社，2013.

[14] 兰贯虹，欧萍，徐玉英. 育婴员实训教程[M]. 北京：海洋出版社，2014.

[15] 胡祖斌，杨莉. 妈妈宝宝口腔保健[M]. 武汉：湖北科学技术出版社，2013.

[16] 孟斐. 育儿百科[M]. 天津：天津科学技术出版社，2014.

[17] 路永红. 皮肤病性病诊断与治疗[M]. 成都：四川科学技术出版社，2013.

[18] 武洪民，等. 中西医结合基层儿科使用手册[M]. 北京：中医古籍出版社，2013.

[19] [美]温斯顿，[美]凯勒，[美]莫雷利著. 项蕾红，姚志荣译. 儿童皮肤病学[M]. 北京：人民军医出版社，2009.

[20] 巨天中. 睡眠的艺术[M]. 北京：民主与建设出版社，2002.

[21] 张雪梅，张倩. 0—3 岁科学育儿百科全书[M]. 哈尔滨：黑龙江科学技术出版社，2010.

[22] 吴汉荣. 给孩子智慧的教育：0—3 岁婴幼儿感觉统合训练与潜能开发[M]. 呼和浩特：内蒙古人民出版社，2004.

[23] Jane Squires 著. 卞晓燕译. ASQ-3 使用指南[M]. 尤金：保罗·布鲁克斯出版有限公司，2009.

[24] 傅华. 临床预防医学[M]. 第 2 版. 上海：复旦大学出版社，2014.

[25] 崔焱. 儿科护理学[M]. 第 5 版. 北京：人民卫生出版社，2012.

[26] 贝因美. 造就冠军宝贝——婴幼儿成功生养教之道[M]. 第 2 版. 上海：百家出版社，2007.

[27] 封锦芳. 婴幼儿护理[M]. 北京：中国劳动社会保障出版社，2004.

[28] 时亚平，林振浪，贾玉双. 早产儿家庭护理全攻略[M]. 武汉：华中科技大学出版社，2009.

[29] 赵堪兴，杨培增主编. 眼科学[M]. 第 7 版. 北京：人民卫生出版社，2008.

[30] 刘湘云，陈荣华，赵正言. 儿童保健学[M]. 第 4 版. 南京：江苏科学技术出版社，2011.

[31] 孔维佳. 耳鼻咽喉头颈外科学[M]. 第 2 版. 北京：人民卫生出版社，2010.

[32] 汪贺媛，曹丽敏，李健鹰. 残疾预防与康复让孩子远离听力障碍——儿童听力障碍早期发现及干预[M]. 北京：华夏出版社，2009.

[33] 世界卫生组织. 韩德民主译. 耳及听力初级保健教材（高级读本）[M]. 北京：人民卫生出版社出版，

2009.
[34] 国家卫生和计划生育委员会 . 卫生部关于印发 “新生儿疾病筛查技术规范” 的通知 [Z]. 卫办妇社发〔2010〕96 号文件, 2010.
[35] 国家卫生和计划生育委员会 . 卫生部关于印发 “儿童眼及视力保健等儿童保健相关技术规范” 的通知 [Z]. 卫办妇社发〔2013〕26 号文件, 2013.
[36] 吴皓 . 儿童迟发性听力障碍的听力与基因联合筛查 [J]. 中国医学文摘 (耳鼻咽喉科学), 2015, 30: 189.
[37] 张亚梅, 张天宇 . 实用小儿耳鼻咽喉科学 [M]. 北京: 人民卫生出版社, 2011.
[38] 皮昕 . 口腔解剖生理学 [M]. 第 6 版 . 北京: 人民卫生出版, 2007.
[39] 葛立宏 . 儿童口腔医学 [M]. 第 4 版 . 北京: 人民卫生出版, 2012.
[40] 樊明文 . 牙体牙髓病学 [M]. 第 4 版 . 北京: 人民卫生出版, 2012.
[41] 沈晓明, 王卫平 . 儿科学 [M]. 北京: 人民卫生出版社, 2010.
[42] 陈文彬, 潘祥林 . 诊断学 [M]. 北京: 人民卫生出版社, 2008.
[43] 廖清奎 . 儿科症状鉴别诊断学 [M]. 北京: 人民卫生出版社, 2005.
[44] 黎海芪, 毛萌 . 儿童保健学 [M]. 北京: 人民卫生出版社, 2009.
[45] 张学军 . 皮肤性病学 [M]. 北京: 人民卫生出版社, 2006.
[46] 申昆玲, 易著文 . 儿科临床技能 [M]. 北京: 人民军医出版社, 2010.
[47] 朱启镕, 方峰 . 小儿传染病学 [M]. 北京: 人民卫生出版社, 2009.
[48] 孙锟, 沈颖 . 小儿内科学 [M]. 北京: 人民卫生出版社, 2009.
[49] 施诚仁, 金先庆, 李仲智 . 小儿外科学 [M]. 北京: 人民卫生出版社, 2009.
[50] 赵祥文 . 儿科急诊医学 [M]. 北京: 人民卫生出版社, 2011.
[51] 中华医学会儿科学分会 . 儿童保健与发育行为诊疗规范 [M]. 北京: 人民卫生出版社, 2015.
[52] 刘湘云, 陈荣华 . 儿童保健学 [M]. 第 3 版 . 南京: 江苏科学技术出版社, 2006.
[53] 邹小兵, 静进 . 发育行为儿科学 [M]. 北京: 人民卫生出版社, 2005.
[54] 季成叶 . 儿童少年卫生学 [M]. 北京: 人民卫生出版社, 1980.
[55] 徐海青, 刘兴莲 . 高危儿管理与干预 [M]. 北京: 人民卫生出版社, 2014.

后　记

随着“全面两孩政策”贯彻实施，0—3岁婴幼儿保育教育问题得到了社会各界广泛的关注与讨论。一方面，家庭亟需专业支持与指导；另一方面，现有的公共托育服务机构远远无法满足实际需要。为了更好地服务家庭、提升0—3岁婴幼儿保育教育质量，国家积极制定、颁布纲领性文件，加强对我国0—3岁婴幼儿保育教育的规范和管理。为了贯彻国家的政策，顺应社会发展的需要，促进我国0—3岁婴幼儿保育教育事业更好更快地发展，上海科技教育出版社积极发起并组织全国部分高校长期从事早期教育的专家学者，编写了一套关于0—3岁婴幼儿保育教育的丛书，并且邀请参与讨论、制定相关文件的专家对本套丛书进行审核，力求保证本套丛书具有鲜明的理念引领性、教育科学性和实践指导性。

婴幼儿保育教育质量关系到人一生的身心健康，但是要顺利实施科学有效的保育教育却是非常困难的。一方面，目前关于婴幼儿保育教育的理论阐释还比较少，没有形成完善的理论体系。为了弥补这一缺憾，本套丛书的编者广泛收集国内外相关资料开展深入研究，深入浅出地阐释了婴幼儿动作、语言、认知、情感与社会性、心理等方面发展的相关理论。同时，结合托育服务机构多年的实践经验，撰写了大量的教育教学活动观察案例，辅助实施保育教育活动的教师更好地理解和运用。另一方面，由于0—3岁的婴幼儿还不能完全表达自己的需要与情感，对于教师和家庭的主要抚养者而言，如何准确地觉察他们的需要和情感，提供适宜的支持性环境显得至关重要。因此，本套丛书从实践需要出发，就婴幼儿行为观察、婴幼儿家庭保育教育、特殊婴幼儿的保育教育等方面进行翔实的阐述，以期对家庭和早教机构起到积极的指导作用。与此同时，为了更好地推动我国0—3岁早期教育健康发展，提升0—3岁婴幼儿保育教育质量，本套丛书还对如何研究婴幼儿身心发展、如何推进家庭保育教育、如何管理早教机构等问题进行了思考与总结，相信这些努力会对0—3岁婴幼儿保育教育发展产生广泛而深远的影响。

本套丛书的组织编写与出版凝聚了许多人的心血与热情，也得到了多方面的帮助与支持，正是基于此，本套丛书才能按时顺利出版。在此，首先感谢丛书的所有编者们，大家对于丛书的编写倾注了大量的心血和努力。其次，感谢上海科技教育出版社领导的理解与支持，感谢有关编辑为本套丛书的出版付出了大量的精力与时间。同时，也要感谢幼教界同人的关心和鼓励。此外，丛书还引用了国内外同行的研究成果，在此一并表示衷心的感谢。由于时间紧张，难免有不妥之处，敬请批评指正，以期不断修正、完善。

中国学前教育研究会教师发展专业委员会
张明红
2017年7月于华东师范大学